高级脑功能障碍康复评估与治疗流程

主编 ［日］下田 信明（下田 信明）
［日］高杉 润（高杉 潤）

主译 霍 明 陈立嘉 李德盛

主审 ［日］丸山 仁司

北方联合出版传媒（集团）股份有限公司
辽宁科学技术出版社

图书在版编目（CIP）数据

高级脑功能障碍康复评估与治疗流程 / (日) 下田　信明,(日) 高杉　润主编；霍明, 陈立嘉, 李德盛主译. -- 沈阳：辽宁科学技术出版社, 2025. 5. -- ISBN 978-7-5591-4085-2

I. R742.09

中国国家版本馆CIP数据核字第2025YR9820号

出版发行：辽宁科学技术出版社
（地址：沈阳市和平区十一纬路25号　邮编：110003）
印 刷 者：河南瑞之光印刷股份有限公司
经 销 者：各地新华书店
幅面尺寸：185mm × 260mm
印　　张：20.5
字　　数：450 千字
出版时间：2025年5月第 1 版
印刷时间：2025年5月第 1 次印刷
出 品 人：陈　刚
责任编辑：赫　昊
封面设计：郭芷夷
版式设计：袁　舒
责任校对：闻　洋

书　　号：ISBN 978-7-5591-4085-2
定　　价：248.00 元

投稿热线：024-23284363
邮购热线：024-23284502
E-mail:lnkj_hehao@163.com
http://www.lnkj.com.cn

敬告读者

作者与出版社已竭尽所能，以出版时的最新信息为依据，确保本书中所描述的诊断与治疗方法准确无误。然而，由于医学与医疗保健的进步会使本书中的信息不再准确与完整，因此在实际的诊断与治疗中，使用到不熟悉或未广泛使用的新药等药品，以及进行测试与解读时，请首先查阅药品说明书、设备及试剂说明书，并在充分考虑医疗技术的情形下，始终保持小心谨慎。

请注意在本书发行后本书所述的诊断方法、治疗方法、药品、测试方法及疾病适应证等，会随着医学研究与医疗进展而发生变化，作者及出版社对由此而导致的意外事故不能负责，敬请谅解。

译者名单

主　译

霍　明　陈立嘉　李德盛

副主译

刘惠林　黄秋晨　王勇勇　张君涛　王洪昭

译　者

邵双燕　陈　雷　季铁城　于苏理　范佳林

张　鑫　曲明慧　单钰淇　解化龙　徐　辉

刘瑶瑶　刘　珊　曲　钰　彭　宏

编者名单

※下文显示的是执笔当时的隶属关系

主　编

下田　信明　东京家政大学健康科学部康复学科
（下田　信明　東京家政大学健康科学部リハビリテーション学科）

高杉　　润　东都大学幕张人文关怀学部物理治疗学科
（高杉　　潤　東都大学幕張ヒューマンケア学部理学療法学科）

编　者（按编写顺序排列）

下田　信明　东京家政大学健康科学部康复学科
（下田　信明　東京家政大学健康科学部リハビリテーション学科）

高杉　　润　东都大学幕张人文关怀学部物理治疗学科
（高杉　　潤　東都大学幕張ヒューマンケア学部理学療法学科）

竹田　里江　杏林大学保健学部康复学科
（竹田　里江　杏林大学保健学部リハビリテーション学科）

田平　隆行　鹿儿岛大学医学部保健学科
（田平　隆行　鹿児島大学医学部保健学科）

小森　规代　国际医疗福祉大学保健医疗学部言语听觉学科
（小森　規代　国際医療福祉大学保健医療学部言語聴覚学科）

大松　聪子　国立残疾人康复中心医院
（大松　聡子　国立障害者リハビリテーションセンター病院）

矶　　直树　东京家政大学健康科学部康复学科
（磯　　直樹　東京家政大学健康科学部リハビリテーション学科）

铃木　　诚　东京家政大学健康科学部康复学科
（鈴木　　誠　東京家政大学健康科学部リハビリテーション学科）

铃木优喜子　杏林大学保健学部康复学科作业疗法专业
（鈴木優喜子　杏林大学保健学部リハビリテーション学科作業療法学専攻）

扬户　　薰　千叶县千叶康复中心
（揚戸　　薫　千葉県千葉リハビリテーションセンター）

坂本　一世　东京都康复医院
（坂本　一世　東京都リハビリテーション病院）

内田　武正　甲州康复医院
（内田　武正　甲州リハビリテーション病院）

村山　尊司　千叶县千叶康复中心
（村山　尊司　千葉県千葉リハビリテーションセンター）

冈部　拓大　东京家政大学健康科学部康复学科
（岡部　拓大　東京家政大学健康科学部リハビリテーション学科）

赵　　吉春　东京家政大学健康科学部康复学科
（趙　　吉春　東京家政大学健康科学部リハビリテーション学科）

推荐序

在当今社会，随着人口老龄化加剧以及各种脑部疾病的高发，高级脑功能障碍逐渐成为影响人们生活质量和健康水平的重要问题。这类障碍不仅给患者本人带来极大的困扰，也给家庭和社会造成了沉重的负担。因此，深入研究和探索高级脑功能障碍的康复方法，对于提高患者生活质量和减轻社会负担具有极为重要的意义。

本书旨在为从事神经康复、认知障碍研究以及相关领域的专业人士提供一部系统、全面且实用的参考书。全书内容丰富，结构清晰，涵盖了高级脑功能障碍的基础理论、具体障碍的分类与应对、康复方法以及测试的实际运用等多个方面。

开篇，本书深入阐述了高级脑功能障碍的基础知识，包括其定义、与疾病的关系、在行政部门中的诊断标准等，为读者建立起对这一领域的全面认知框架。随后，详细探讨了与高级脑功能障碍密切相关的各类疾病，如脑卒中、脑外伤、帕金森病等，分析了这些疾病如何引发高级脑功能障碍，以及在日常生活中患者所面临的困难，帮助读者深刻理解疾病与功能障碍之间的紧密联系。

在核心章节中，对各类具体的高级脑功能障碍进行了细致入微的剖析。从意识、觉醒度及注意障碍，到情绪、动机与社会行为障碍，再到记忆、语言、执行功能与工作记忆障碍等，每一类障碍都从定义、症状、相关疾病、脑功能与解剖、病灶与机制、评估及应对措施等多个维度展开论述。这种全面而系统的阐述方式，不仅有助于读者深入理解每种障碍的特点和成因，还为临床实践中的精准评估和有效干预提供了坚实的理论依据。

康复方法部分是本书的一大亮点，针对不同类型的高级脑功能障碍，书中详细介绍了相应的康复策略和具体实施方法。无论注意障碍的功能训练，还是行为抑制障碍的康复训练，抑或是记忆、语言、执行功能等方面的障碍应对，都提供了具有可操作性的指导，为康复治疗师和相关从业者在实际工作中提供了宝贵的参考。

此外，书中还专门探讨了高级脑功能测试的实际运用，涵盖了智力评估测试、认知功能筛查测试、注意功能评估测试等多种测试方法，以及失语症、失认症、失用症等疾病的评估测试和应用于精神疾病的测试。这些内容不仅有助于准确评估患者的脑功能状态，也为制定个性化的康复方案提供了有力支持。

本书以其全面性、系统性和实用性，成为高级脑功能障碍康复领域不可或缺的重要著作。它不仅凝聚了众多专家学者的智慧和经验，还为推动该领域的研究和实践的发展提供了宝贵的资源和指导。相信广大读者在阅读本书后，能够从中汲取知识和灵感，为改善高级脑功能障碍患者的生活质量贡献更多力量。

日本福冈国际医疗福祉大学

丸山　仁司

2025年3月26日

前 言

对于在校学习的物理治疗师（PT）与作业治疗师（OT）来说，高级脑功能障碍实为一种较难理解的障碍。而这对于刚刚开始临床生涯的PT与OT来说，或许也是如此。原因在于：需要结合复杂的脑结构和功能，来理解上述障碍；与运动障碍相比，上述障碍的症状并不显著；即使疾病名称相同，不同患者的症状差异也很大；多个高级脑功能障碍无法明确分类，而且彼此关联；研究人员仍在针对上述障碍的定义和命名而争论不休；测试数量庞大，测试结果并不总是与日常生活中的困难相对应等。

本书由奋战在该领域一线的PT、OT与言语治疗师（ST）等专业人士撰写，在注重最新证据的同时，尽可能以通俗易懂的方式介绍较难理解的高级脑功能障碍及其康复。我们相信，在理解了第1章“总论”与第2章“高级脑功能障碍各论”之后，再阅读第3章“高级脑功能障碍康复方法”，您就会仿佛身临其境一般，深刻理解各位治疗师在康复训练临床实践中的智慧与巧思。第4章“高级脑功能测试的实际运用”给出了最具代表性测试的释义。有别于其他书籍的是，本书还记载了精神分裂症的测试。

通常，有关高级脑功能障碍的教科书，往往侧重于脑卒中的记载。但在编写本书时，编者产生了这样的想法，即尽可能不将脑卒中、认知症、内科疾病、精神疾病、发育障碍等割裂开来，而是基于“无论哪种疾病引起的高级脑功能障碍，都是脑功能障碍引起的症状”这样的认识，加深PT与OT对高级脑功能障碍的理解，并丰富他们的临床知识。此外，我们也认为PT与OT的职责是，应将更多的精力投入到解决日常生活中的困难，而不仅仅关注测试结果。于是，我们制作了“日常生活中的困难与高级脑功能障碍、疾病之间的关联一览表”（见第34页）。目前，该表尚处于试验性编制阶段。我们希望收到读者的反馈意见，并对其进行进一步改进，以帮助从事高级脑功能障碍临床工作的PT与OT理解整体状况。此外，我们还制作了立方体组合测试和HDS-R的测试实操视频。但这样的视频还是很少。希望您能在授课中善加利用。

作为PT与OT均可使用的教科书，本书旨在为PT与OT以及刚刚开始临床生涯的PT与OT提供帮助，为“康复流程明解”全新系列丛书中的首册。期待本书能帮助学生与初学者直观地了解高级脑功能障碍的康复过程。

最后，我们要向从事临床、教育和研究工作的PT、OT和ST表达诚挚的谢意，感谢他们从百忙之中抽出时间撰写本书，同时也要感谢以株式会社羊土社的增本奈津美女士为首的各位编辑，感谢他们细致入微地发现并处理了连编委自己都没有注意到的细节问题。

下田　信明（下田　信明）

高杉　润（高杉　潤）

2023年9月

主编简介

下田　信明（下田　信明）

东京家政大学健康科学部康复学科作业疗法学科　教授
（東京家政大学健康科学部リハビリテーション学科作業療法学専攻・教授）

1988年国立疗养院东京医院附属康复学院（国立療養所東京病院附属リハビリテーション学院）作业治疗学科毕业。2009年获得博士学位（保健医疗学）。历经昭岛医院（昭島病院）（1988—）、国际保健福祉大学（日本在宅ケア学会）（1995—）、杏林大学（2011—）等职历，2018年起担任现职。日本家庭护理学会理事，日本家庭护理教育中心（日本在宅ケア教育センター）理事。主要著作包括作为主编参与的《ADL第2版》（羊土社）、《康复基础评估学 第2版》（羊土社），以及作为编委参与的*Handedness: Theories, Genetics and Psychology*（Nova Science Publisher）、《家庭护理学的基本思路（家庭护理学 第1卷）》［世界规划出版社（ワールドプランニング社）］，作为合译者参与的《运动控制：从实验室到临床实践 原著第5版》［医齿药出版社（医歯薬出版）］等。

高杉　润（高杉　潤）

东都大学幕张人文关怀学部物理治疗学科　教授
（東都大学幕張ヒューマンケア学部理学療法学科・教授）

1993年千叶县医疗技术大学（千葉県医療技術大学校）物理治疗学科毕业，2004年获得硕士学位（人类环境信息），2011年获得博士学位（医学）。1993年千叶县千叶康复中心（千葉県千葉リハビリテーションセンター）物理治疗学科，2004年担任千叶县医疗技术大学（千葉県医療技術大学校）物理治疗学科助教，2010年担任千叶县立保健医学大学（千葉県立保健医療大学）健康科学系康复学科物理治疗学专业讲师，2019年起担任现职。脑功能与康复研究协会（脳機能とリハビリテーション研究会）理事、千叶县物理治疗师协会（千葉県理学療法士会）理事。主要著作包括作为合著者参与的《理学疗法测试与测量图解指南 第3版》（文光堂）、《标准理学疗法学：理学疗法评估学 第4版》［医学书院（医学書院）］、《最新理学疗法学讲座：理学疗法评估学》［医齿药出版社（医歯薬出版）］、《脑功能基础知识与神经症状病例研究 修订第2版》［Medical View（メジカルビュー社）］、《脑功能与神经病学证据与神经精神病例研究》（中外医学社）等。

目录概要

第1章 总论

第2章 高级脑功能障碍各论

第3章 高级脑功能障碍康复方法

第4章 高级脑功能测试的实际运用

康复流程明解

高级脑功能障碍 康复评估与治疗流程

目录 contents

第1章 总论

第2章　高级脑功能障碍各论

第3章 高级脑功能障碍康复方法

缩写一览表

缩写	英文	日文	中文
A-FROM	The living with aphasia：Framework for outcome measurement	–	–
ADS	action disorganization syndrome	–	–
AHP	Anosognosia for Hemiplegia	片麻痺に対する病態失認	对偏瘫的疾病失认症
ALA	The Assessment for Living with Aphasia	–	–
AMPS	Assessment of Motor and Process Skills	–	–
ARAS	Ascending Reticular Activating System	上行性網様体賦活系	上行网状激活系统
ASN	anosognosia for spatial neglect	無視症状に対する病態失認	对忽略症症状的疾病失认症
BACS-J	Brief Assessment of Cognition in Schizophrenia Japanese version	統合失調症認知機能簡易評価尺度日本語版	精神分裂症认知功能简易评估量表，日本版
BADS	Behavioural Assessment of the Dysexecutive Syndrome	遂行機能障害症候群の行動評価	执行功能障碍综合征的行为评估
BIT	Behavioural Inattention Test	–	–
BMT	Bilateral Movement Training	–	–
BPSD	Behavioral and Psychological Symptoms of Dementia	行動・心理症状	认知症的精神行为症状
CAS	Clinical Assessment for Spontaneity	標準意欲評価表	标准动机评估量表
CAT	Clinical Assessment for Attention	標準注意検査法	注意力临床评估
CBS	Catherine Bergego Scale	日常生活における行動観察	日常生活中的行为观察
CCAS	cerebellar cognitive affective syndrome	小脳障害に伴う高次脳機能障害	小脑认知情感综合征
CETI	The Communicative Effectiveness Index	–	–
CIAT	Constraint-Induced Aphasia Therapy	–	–
CIMT	Constraint-Induced Movement Therapy	–	–
CI疗法	constraint-induced movement therapy	–	–
CKD	chronic kidney disease	慢性腎臓病	慢性肾病
CPT	Continuous Performance Task	–	–
DAD	Disability Assessment for Dementia	–	–
DAI	diffuse axonal injury	びまん性軸索損傷	弥漫性轴索损伤
DSM-5	Diagnostic and Statistical Manual of Mental Disorders	精神疾患の診断マニュアル第5版	精神疾病诊断手册第5版
FAB	Frontal Assessment Battery	前頭葉機能検査	额叶功能评估量表
FIM	Functional Independence Measure	機能的自立度評価法	功能独立量表
FSIQ	Full scale intelligence quotient	全検査IQ	全量表IQ
G-DR任务	Goal directed Delayed Response task	目的志向的遅延反応課題	目标导向的延迟反应任务
GCS	Glasgow Coma Scale	–	–

缩写	英文	日文	中文
GMT	Goal Management Training	ゴールマネジメントトレーニング	目标管理训练
IADL	instrumental ADL	手段的日常生活動作	工具性日常生活活动
ICD-10	International Statistical Classification of Diseases and Related Health Problems	国際疾病分類第10版	国际疾病分类第10版
ICF	International Classification of Functioning, Disability and Health	国際生活機能分類	国际生活功能分类
IFOF	Inferior Fronto-Occipital Fasciculus	下前頭後頭束	额枕下束
IPS	Intraparietal Sulcus	頭頂間溝	顶内沟
JACFEE	Japanese and Caucasian Facial Expressions of Emotion	–	–
JART	Japanese Adult Reading Test	–	–
JCS	Japan Coma Scale	–	–
KF-NAP™	Kessler Foundation Neglect Assessment Process	–	–
LAQOL-11	Life stage Aphasia Quality of Life scale-11	–	–
LASMI	Life Assessment Scale for the Mentally Ⅲ	精神障害者社会生活評価尺度	精神障碍患者社会生活评估量表
LTG	long term goal	長期目標	长期目标
lvPPA	logopenic variant PPA	ロゴペニック型PPA	少词型PPA
MCI	Mild Cognitive Impairment	軽度認知障害	轻度认知障碍
MMSE	Mini Mental State Examination	–	–
MoCA-J	Montreal Cognitive Assessment	–	–
MS	Manchester Scale（曼切斯特COPD疲劳量表）日本版	–	–
MUNA	Motor Unawareness Assessment	運動障害に対する無自覚評価	针对运动障碍的无自觉评估
nfvPPA	non-fluent/agrammatic variant PPA	非流暢失文法型PPA	非流利型/语法错乱型PPA
NIHSS	National Institute of Health Stroke Scale	脳卒中スケール	美国国立卫生研究院脑卒中量表
NPI	Neuropsychiatric Inventory	–	–
NPI-Q	Neuropsychiatric Inventory Questionnaire	–	–
PACE训练	Promoting Aphasic's Communicative Effectiveness	–	–
PANSS	Positive and Negative Syndrome Scale	陽性·陰性症状評価尺度	阳性及阴性症状量表
PASAT	Paced Auditory Serial Addition Test	–	节奏听觉连续加法测试
PPA	Primary Progressive Aphasia	原発性進行性失語	原发性进行性失语症
PRI	Perceptual Reasoning Index	知覚推理指標	知觉推理指数
PSI	Processing Speed Index	処理速度指標	处理速度指数
PST	Problem Solving Training	問題解決トレーニング	问题解决训练
PTSD	Post Traumatic Stress Disorder	心的外傷後ストレス障害	创伤后应激障碍

缩写一览表

缩写	英文	日文	中文
RBMT	Rivermead Behavioural Memory Test	リバーミード行動記憶検査	里弗米德行为记忆测试
RCPM	Raven's Coloured Progressive Matrices	–	–
RO法	Reality Orientation Method	–	现实定向疗法
rTMS	repetitive transcranial magnetic stimulation	反復経頭蓋磁気刺激	重复经颅磁刺激
S-PA	Standard verbal paired-associate learning test	標準言語生体連合学習検査	标准语言配对联想学习测试
SIAS	Stroke Impairment Assessment Set	–	–
SLF	superior iongitudinal fasciculus	上縦束	上纵束
SLTA	Standard Language Test of Aphasia	標準失語症検査	标准失语症检查
SPL	Superior Parietal Lobule	上頭頂小葉	顶上小叶
SPTA	Standard Performance Test of Action	標準高次動作性検査	标准高级动作性测试
SSRI	selective serotonin reuptake inhibitor	選択的セロトニン再取り込み阻害薬	选择性5-羟色胺再摄取抑制剂
STG	short term goal	短期目標	短期目标
svPPA	semantic variant PPA	意味型PPA	语义型原PPA
TBI	traumatic brain injury	脳外傷	脑外伤
tDCS	transcranial direct current stimulation	経頭蓋直流電気刺激	经颅直流电刺激
TGA	Transient Global Amnesia	一過性健忘	短暂性全面遗忘
TMT-A	Trail Making Test part A	–	–
TMT-B	Trail Making Test part B	–	–
ToM	theory of mind	心の理論	心理推测能力
TPJ	temporoparietal junction	側頭頭頂接合部	颞顶联合皮质
USN，SN	（Unilateral）Spatial Neglect	半側空間無視	半侧空间忽略症
VCI	Verbal Comprehension Index	言語理解指標	语言理解指数
VPTA	Visual Perception Test for Agnosia	標準高次視知覚検査	标准高级视觉感知测试
VR	virtual reality	仮想現実	虚拟现实
WAB	Western Aphasia Battery	西部失語症検査バッテリー	西方失语症成套测试
WCST	Wisconsin Card Sorting Test	ウィスコンシンカードソーティングテスト	Wisconsin卡片分类测试
WMI	Working Memory Index	ワーキングメモリ指標	工作记忆指数
ZBI	Zarit Burden Interview	–	–

第1章

总论

1 高级脑功能障碍

学习目标

- 能够描述高级脑功能
- 能够描述高级脑功能康复
- 能够简要概述每种高级脑功能障碍

1 高级脑功能

- **高级脑功能**用于分析从视觉、听觉、触觉和运动位置等感官系统输入的信息，并将这些信息与自身的信息进行整合，从而正确认识事物并采取相应的行动，**主要是由大脑负责的系列功能**。
- 虽然大脑主要负责高级脑功能，但**间脑**的**丘脑**[1]与**小脑**[2]也在高级脑功能中发挥重要作用。
- 具体的高级脑功能包括意识、注意、记忆、工作记忆、定向力、语言、计算、物体识别、高级动作与行为、思维和执行功能（图1）。
- 感情（情绪）、动机与主动性和社会行为功能也属于高级脑功能。然而，也有人认为，情绪与高级脑功能是分开处理的[4]。
- 山鸟[5]将意识、定向力、情感/情绪与动机归纳为**背景症状**，与独特的高级脑功能分开。并且将注意障碍、精神反应延迟与持续性失语症归纳为**一般症状**。
- 音乐、心理想象与运动想象功能●1等也属于高级脑功能。

参见●1
→第5栏 第157页

- 各项高级脑功能并不是都并行成立的。可将其分为**基本与基础功能、个体与要素功能以及整合功能**（图1）。
- 即使是个体功能与要素功能也是相互关联的，并非所有功能都能完全独立运作。例如，语言功能是思维的工具，数字诵读障碍与空间认知障碍及计算功能障碍有关。
- Rusk（瑞斯克）医学研究院提出的神经心理学金字塔[6]结构有助于理解高级脑功能的层次结构（图2）。

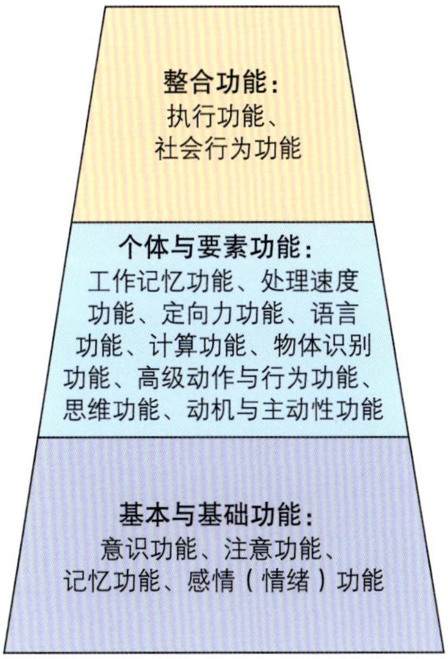

整合功能：
执行功能、
社会行为功能

个体与要素功能：
工作记忆功能、处理速度功能、定向力功能、语言功能、计算功能、物体识别功能、高级动作与行为功能、思维功能、动机与主动性功能

基本与基础功能：
意识功能、注意功能、记忆功能、感情（情绪）功能

图1　高级脑功能的层次结构
参考文献[3]编写。

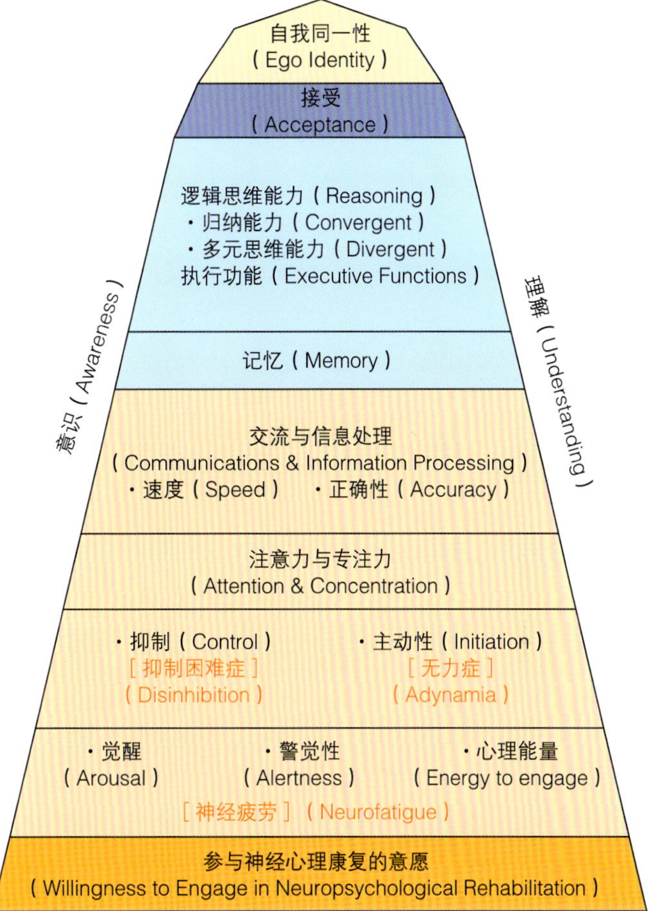

图2　Rusk（瑞斯克）医学研究院提出的神经心理学金字塔结构（2008年9月以后）
摘自文献[6]。

2 疾病与高级脑功能障碍

- 相对于高级脑功能，**低级功能**一词也会被用到，尽管用得很少。
- 一种流传得非常广泛的观点认为：由脑干控制的呼吸和循环属于低级功能，而由大脑新皮质控制的语言、思维与记忆力，则属于人类特有的高级功能。上述观点似乎是基于**麦克莱恩假说而确立的**。
- 麦克莱恩提出的“三位一体大脑模型”概要如下[7]。
  - 人类大脑中最古老的部分是脑干和基底神经节，被称为爬行动物脑（反射脑）。其外侧被哺乳动物的原脑（情感脑）所覆盖，而最外面部分则被新哺乳动物脑（理性脑）所覆盖。大脑从爬虫类大脑，线性进化到拥有崇高理性的人类大脑。
- 然而，近年来通过对基因表达的比较分析发现，大脑的基本结构3亿年来从未改变，所有脊椎动物都普遍存在“等同于”大脑皮质的脑区域[8]。
- 换言之，人脑由爬行动物脑、低等哺乳动物脑及高等哺乳动物脑组成这一观点是错误的[9]。

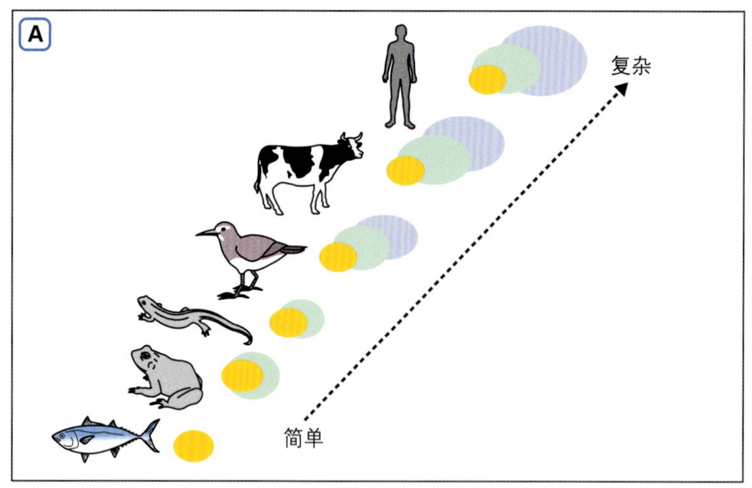

20世纪的观点（错误）

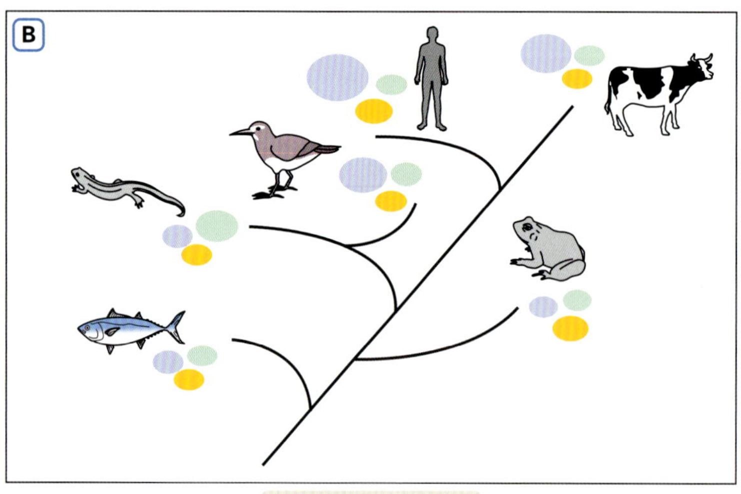

全新的观点（事实）

图3　关于脊椎动物大脑进化的20世纪（A）与21世纪（B）的观点

20世纪（A）普遍认为大脑是由鱼类的简单大脑在添加新的大脑后进化而来的。21世纪（B）大脑结构被认为在鱼类阶段已经完成了，其中包括大脑、间脑、中脑、小脑、脑桥和延髓等部分。

（摘自文献[10]）。

- 大脑以线性方式从低等鱼类进化到高等人类的观点也是错误的。现代动物被认为都处于进化的最前沿，是由同一祖先演化而来的。换言之，**认为人类处于脊椎动物进化最前沿的观点是错误的**[9]。
- 据说大脑进化也是如此（图3）[10]。

- 小鼠会表现出同理心和嫉妒心[11]，鸟类也会表现出与人类惊人相似的功能[12]。
- 据报告，鱼类也能认知镜像自我[10]●2。
- 日语中的“高级”与“低级”，是表达价值观的词汇。在《広辞苑 第七版》中，将高级定义为“①高维度、程度高，②（省略），③在大脑生理学中涉及大脑皮质相关区域的大脑活动”[13]；将低级定义为“①低维度、对事物的判断力

参见●2
→第7栏 第200页

或兴趣较低，②（省略），③在大脑生理学中不涉及大脑皮质相关区域的大脑活动”[13]。

- 如果高级和低级的定义，均遵从①的解释，那么维持生命所必需的呼吸和循环是最低级的功能，这就意味着其价值最低。但事实并非如此，可以认为维持生命，就是价值最高的。
- 不能断言人类是最高等生物，而其他动物都比人类低等。
- 正如我们所看到的，最近关于脊椎动物进化的观点发生了变化，考虑到日语中“高级”与“低级”是表达价值的词汇，对何为高级脑功能这一问题，我们不得不重新加以思考。

3 高级脑功能与认知功能

- 日语中与高级脑功能相对应的英语术语是“higher brain function”。然而，这一词汇在使用英语的国家很少使用。在PubMed上搜索到486条结果（截至2023年8月10日）。
- 在使用英语的国家中，“cognitive function”经常被用到，它在PubMed上的搜索结果则为50 854条（截至2023年8月10日）。“cognitive function”的日语翻译为“认知功能”。
- 认知功能和高级脑功能几乎是同义词，但认知功能更倾向于被视为一个**“整体”**，而高级脑功能则**更倾向于从分析的角度来理解各个认知领域**[4]。
- 所谓认知（cognition），不仅包括关注、感知和理解外部世界与自身信息的能力，还包括操纵、整合与维护信息的能力，以及对外界采取主动行动和与他人交流互动的能力[14]。
- 可能会出现以下的争论，即在遥远的将来，随着全球化的进展和与使用英语的国家接触的进一步增加，以及对人类以外的其他脊椎动物的脑功能和进化有了更多的了解，可以说使用认知功能一词，或许比高级脑功能更为恰当。
- 另一方面，认知功能和认知功能障碍这两个词，常常与认知相混淆，后者用于目标认知障碍、认知症以及感觉、知觉和认知过程中的认知。而一旦使用认知功能和认知功能障碍等片假名词，可能会完美解决这一问题，并使与使用英语的国家的交流更加顺畅。在日本，“康复”一词，其地位已经在片假名中得以确立，因此人们才认为可能会发生上述争论。

4 高级脑功能障碍

- 所谓高级脑功能障碍，一般是指由大脑器质性病变引起，并伴有较为局部且显著的**局灶性症状**[※1]，如失语症、失用症和失认症，注意障碍和记忆障碍等**缺损症状**，以及情感障碍及幻觉、妄想等，**人格变化、判断力与解决问题能力障碍，以及行为异常的状态**[15]。

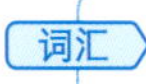 ※1　**局灶性症状**

局灶性症状是因大脑局部病变而出现的症状和体征[16]。

- 神经心理学，原本是为了阐明大脑器质性病变中的高级脑功能障碍[17]，高级脑功能障碍一词，通常指**大脑存在损伤与器质性病变的疾病**，如脑卒中、头部外伤或阿尔茨海默病等导致。
- 精神分裂症、抑郁症和双相情感障碍等**精神疾病**属于**功能性精神疾病**※2，大脑并无明显的器质性病变，而是神经递质的功能异常。随着精神疾病的生物学研究方法日益受到重视，精神疾病中的**认知功能障碍***也开始受到人们的关注[17]，开始出现了从神经心理学角度重新考虑精神病学的讨论[18]。

* 在讨论精神疾病时，通常使用认知功能障碍一词，而不是高级脑功能障碍。这可能是因为精神分裂症、抑郁症与双相情感障碍等精神疾病，均属于功能性疾病的缘故。

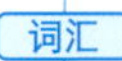 ※2　**功能性精神疾病**

所谓功能性精神疾病，是指精神分裂症和双相情感障碍等，未发现身体有器质性病变的精神疾病。在作为精神障碍诊断指南的DSM-Ⅳ中，取消了器质性精神障碍中的“器质性”一词[19]。所谓器质性变化，是指由于感染、炎症、血管疾病、退行性疾病等导致的细胞和组织被破坏与变化。

- 有关精神分裂症[20]与双相情感障碍[21]中大脑结构有变化的报道越来越多。目前，对妄想症的神经心理学研究也在稳步进行中[22]。所以，可以认为器质性疾病和功能性疾病只是相对而言的区别。
- 今后随着精神障碍中脑结构和脑功能的进一步阐明，是使用高级脑功能障碍还是认知功能障碍，可能会与脑卒中等导致大脑有明确器质性病变时的术语统一起来。

5　行政部门中的高级脑功能障碍诊断标准

- 因脑外伤导致高级脑功能障碍，并在日常生活、社会生活和职业生活中受到严重限制，同时在医疗和福利方面也存在问题，例如医疗费只能部分报销，可享受的福利服务内容也不完全相同。
- 厚生劳动省从2001年（平成13年）起实施了为期5年的**高级脑功能障碍支援示范项目**，并根据项目内容制定了**高级脑功能障碍诊断标准**。
  - 在这个诊断标准中，列出了记忆障碍、注意障碍、执行功能障碍和社会行为障碍这4个主要症状。因为该诊断标准是作为示范项目的其中一部分而制定的，该项目旨在研究因交通事故等造成脑外伤而导致生活困难的患者是否需要得到行政支持。
- 目前，在日本如果患者被诊断为因高级脑功能障碍而导致日常生活或社会生活受到限制，则有资格作为器质性精神障碍患者申请《精神障碍者保健和福利手册》。

6 高级脑功能及其障碍概述

本章概述各个高级脑功能及其障碍。更多详情请参见第2章“高级脑功能障碍各论”，但首先希望读者通过本章对高级脑功能及其障碍有一个整体的掌握。

将高级脑功能障碍的发生原因按频率降序排列，顺序依次为失语症、半侧空间忽略症、注意障碍、记忆障碍、失用症、执行功能障碍、半侧躯体失认症、地理认知障碍与（其他）导致失认症[23]。

1）基本与基础功能及其障碍

1 意识功能及其障碍

- 意识包括**意识水平（Vigilance）与意识内容（Awareness）**两方面（图4）。
- 意识水平障碍是指被外界刺激后无法觉醒。
- 意识内容障碍是指无法认知自己和周围的状态。

2 注意功能及其障碍

- 注意是将意识集中、维持和转移至适当事件的过程，是准备和维持的功能[4]。
- 注意可分为**广泛性注意与方向性注意**。前者为广泛性注意障碍，后者为半侧空间忽略症[14]。
- 注意被认为至少有3个组成部分：“维持觉醒或注意”“注意选择功能”与“注意控制功能”[14]。

3 记忆功能及其障碍

- 记忆是指对新经验进行保存，并在意识和行动中再现的现象[25]。
- 记忆可根据内容和存储时间进行分类。
  - 按内容分类，可分为**陈述记忆**（情节记忆、语义记忆）与**非陈述记忆**（启动记

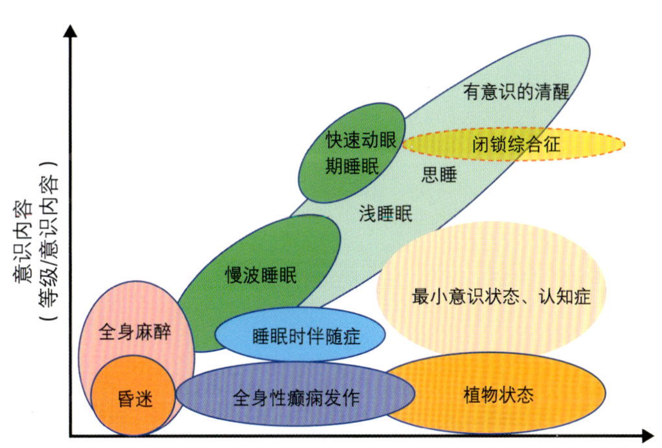

图4 作为实践性与伦理性问题进行的意识评估
摘自文献[24]。日本版翻译由原书作者完成。

忆、程序记忆）。

  - 按存储时间分类，可分为**瞬时记忆**、**近期记忆**、**远程记忆**或**短时记忆**与**长时记忆**。

- 记忆障碍可按发病起点分类：**顺行性遗忘症**（无法记住比发病起点更新的信息）与**逆行性遗忘症**（不记得发病以前的信息）。
- **情节记忆障碍**，是指对个人经历与事件的记忆障碍。
- **语义记忆障碍**，是指对语义与知识的记忆障碍。
- **程序性记忆障碍**，是指对行为的记忆障碍。

4 感情（情绪）功能及其障碍

- **感情**（feeling），是一种主观的心理状态，如高兴、不高兴、喜怒哀乐等情绪[19]。
- **心情**（mood），是一种相对持久的感情状态，没有特定的对象或内容，如抑郁或快乐的情绪[19]。
- **情绪**（emotion），是一种短暂的感情变动，是对某种情景做出的迅速反应，如喜悦、悲伤或愤怒，强度大，有时还会伴有自主神经反应的身体变化[19]。
- 感情（情绪）功能障碍，通常在精神医学及其诊疗中作为精神症状处理。
- 感情异常表现为情绪异常，如**情绪低落**、**心情舒畅**与**欣快症**[19]。
- 感情兴奋性降低，表现为**感情麻木**、**情绪瘫痪**和**丧失快感**[19]。
- 感情兴奋亢进［易怒（irritability）、焦躁］，表现为烦躁、易怒与不愉快情绪亢进的状态[19]。
- 感情调节异常［情绪失禁（emotional incontinence）］，患者会因小事而大哭、大笑或暴怒[19]。

2）个体与要素功能及其障碍

1 工作记忆功能及其障碍

- 工作记忆是一种暂时保存记忆和信息，并对其进行处理/操作的记忆机制[25]。
- 工作记忆的作用是将注意力集中于必要的信息上，并使相关信息保持在激活状态，直至目标实现[26]。
- 工作记忆可以为各种日常行为提供支持[26]。
- 因此，如果工作记忆受损，则各种日常行为和活动，尤其是同时进行多种动作、行动和活动的操作，就会出现障碍。
- 关于注意功能、工作记忆功能与执行功能这3种功能具有多大程度的相似性和差异性，目前尚无定论[27]。

2 处理速度

- 处理速度是WAIS-Ⅳ智力测试中4个测试指标之一，其他指标还包括语言理解能力、知觉推理能力和工作记忆能力。
- 在WAIS-Ⅳ智力测试中，通过符号查找、符号与图片划消来评估处理速度。
- 精神分裂症患者，其处理速度会下降[17]。

3 定向力功能及其障碍

- 所谓定向力功能，是指正确识别人物、时间与地点的能力。
- 在大多数情形下，关于时间与地点的定向力功能，并不是表现为独立的症状，而是注意、意识和记忆障碍的表现[5]。

4 语言功能及其障碍

- 从最广泛的意义上来说，符号系统称为语言。人类语言被称为自然语言，是有别于动物交流方式的其他符号系统[28]。
- 语言功能障碍包括**运动障碍性构音障碍、失语症和语言发育障碍**。
- 失语症，是指由于大脑损伤从而导致曾获得的操作语言符号的能力下降或丧失[5]。
- 失语症，表现为“听”“说”“读”“写”各个方面均有某种程度的障碍[26]。
- 阅读方面的高级障碍，被称为**失读症**[29]。
- 书写方面的高级障碍，被称为**失写症**[29]。

5 计算功能及其障碍

- 数字处理和计算方面受损的状态，被称为**失算症**[25]。
- 失算症的分类，如表1所示[25]。

6 忽略综合征

- 忽略综合征，是指无法识别病灶的对侧空间或身体中的刺激症状[30]。
- 主要组成要素包括以下5项：① 不注意（inattention）；② 半侧空间忽略（hemispatial neglect）；③ 半侧不动症（hemiakinesia）；④ 知觉转换（allesthesia）；⑤ 抹消现象（extinction）[30]。
- 相关体征可能会伴有**疾病失认、忽视疾病与情绪扁平化**等[30]。

表1　失算症的分类

1. 数字处理障碍（number processing disorders）
（1）数字认知障碍（disorders of numerical cognition） （2）数字转换障碍（number transcoding disorders）
2. 计算障碍
（1）原发性失算症 1）算术事实检索障碍（disorders of arithmetic facts retrieval） 2）计算程序障碍（disorders of calculation procedures） 3）算术符号识别障碍（recognition disorders for arithmetic signs） 4）算术概念知识缺陷（deficits for conceptual knowledge of arithmetic）
（2）继发性失算症 1）与失语症相关的失算症（aphasia acalculia） 2）与视觉空间障碍相关的失算症（spatial acalculia） 3）与广泛性注意力障碍及智力下降相关的失算症（acalculia due to generalized cognitive deficits）

摘自文献[25]。

7 对象认知功能及其障碍

- 对象认知功能障碍，被称为**失认症**。
- 失认症，是指即使保持有基本感觉，也无法以特定的感觉方式（例如视觉、听觉和触觉）认知对象[4]。
- 失认症的类型包括**视觉性失认**［视觉形态失认、联合型视觉失认（单纯性）、整合型视觉失认、视觉失语症］、**相貌失认**、**地形定向力障碍**、**听觉性失认**与**触觉性失认**等[3]。

8 高级动作与行为功能及其障碍

- **失用**是为实现行为与动作而特定的大脑结构障碍所导致的行为与运动障碍[25]。
- 国际趋势是将高级运动控制障碍也统称为失用症[4]。
- 失用及其相关行为和运动障碍如表2所示[25]。
- **哑剧失用**，是一种在哑剧条件下，再现信号动作※3与使用工具的动作时发生的障碍[25]。传统上，这种障碍通常被称为意念性运动失用，但最近被称为哑剧失用症[25]。

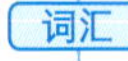
※3　信号动作

信号动作是表达某种意图的动作[31]。

- 哑剧失用的患者不能做的动作，或在接到刷牙指令时，会像用牙刷一样来用自己的手指刷牙齿。
- 意念性运动失用最重要的特征，是无法有意做在其他情形下完全可以做到的相同动作[5]。

表2　失用或与失用相似的相关行为与运动障碍

		症状名称
运动与感觉层面的障碍	动作笨拙	瘫痪导致的动作笨拙
		由行动障碍症（肢体动作失用*）导致的动作笨拙
		由躯体感觉障碍导致的对象操作时的动作笨拙
	动作到位障碍（错位）	视觉性共济失调（optische Ataxie）、周边视觉下共济失调（ataxie optique）
	抓握动作障碍	（无症状名）
有意义的行为与动作障碍	失用症	哑剧失用（意念性运动失用**） 使用失用（意念性失用***）
其他行为与动作障碍（行为与动作协调障碍）		间歇性动作启动困难 运动忽视 拮抗性失用 强迫性使用工具
空间操作能力障碍	失用相关障碍	构成障碍 穿衣障碍

*：虽然症状名称为失用，由于是运动水平的障碍，并不被视为失用。
，*：传统上分别称为意念性运动失用与意念性失用，但最近逐渐称为哑剧失用与使用失用。
摘自文献[25]。

- **使用失用症**是指无法使用工具的状态。其传统名称为意念性失用，但最近被称为使用失用症[25]。
- 无论操作单个物品还是多个物品，均可能会出现使用失用。
- 第58届日本物理治疗师和作业治疗师考试（2023年2月举行）中，使用了意念性运动失用症与意念性失用症这两个词。

> **备忘录** Action disorganization syndrome（ADS）
> 指在日常行为程序中，由于不适当地使用某种物品或混入其他行为中而出现目的行为障碍。将ADS与同样有对多个物品进行系列操作障碍的意念性失用相比较发现，ADS会在日常生活中出现行为障碍，意念性失用会在检查时及有意图做动作时出现行为障碍，而在日常生活中会减轻。在一项关于行为障碍的定性研究中，意念性失用患者会出现工具的动作倒错，如用梳子刷牙或用牙刷理发，然而，ADS患者则不会出现上述工具的动作倒错[32]。

- 肢体运动失用，是指一种通常被称为"手指有分离运动，没有明显存在运动瘫痪，但精细动作表现运动拙劣"的状况，有人认为应该采用**肢体运动失用**这一术语，也有人认为由于这是在运动水平上的障碍而不应视为失用[25]。
- 除四肢以外的失用症还有**口面部失用**[25]。这是一种哑剧失用症。伸舌或咂舌等动作都出现障碍[25]。
- **运动性忽略症**是指虽然没有明显运动或感觉障碍但仍不适用病灶与对侧的上下肢的症状。

9 思维功能及其障碍

- 思维（thinking）是以语言为媒介，向着某一目标回忆概念并进行逻辑联系，根据事实进行判断和分析并解决问题的心理活动[19]。
- 思维障碍，通常在精神医学及诊疗中作为精神症状处理。
- 思维过程的异常称为**思维障碍，包括迂回、持续、思考中断和联想松弛等现象**[19]。
- 思维内容的异常称为**妄想**，根据其内容可分为**被害妄想、夸大妄想和缩小妄想**[19]。
- 而妄想可分为原发性妄想与继发性妄想。
  - **原发性妄想**是指在没有心理原因的前提下，突然出现非理性的想法，并坚信。例如，某人脑海里浮现出"我有天皇血统"的想法，并对此深信不疑[25]。
  - **继发性妄想**是根据患者的经历、情绪、人格特征和环境，可以从心理上理解妄想的表达和内容。例如，患者忘记自己的钱包放在哪里，又因记忆障碍而找不到钱包时，就会怀疑别人偷了他的钱包，产生被盗妄想[25]。

10 意志、主动性功能及其障碍

- 意志（volition），是有意识地自发执行或停止执行某一动作的行为[33]。
- 主动性障碍被认为是一种类似于冷漠的病理现象[25]。
- **冷漠**是指目标导向行为的数量减少持续至少4周，行为/认知活动、情绪活动与社交活动等领域中，至少有2个受损的状态[25]。
- 区分冷漠与抑郁，其意义非凡。抑郁症的基本特征是**情绪低落**，并伴有焦虑与烦

表3　动机得分（Apathy Scale）

		3分	2分	1分	0分
（1）	您想学习新知识吗?	完全没有	有一点	相当有	非常想
（2）	有什么您感兴趣的事吗?	完全没有	有一点	相当有	非常有
（3）	您是否担心自己的健康?	完全没有	有一点	相当有	非常有
（4）	您能全身心地投入事情中吗?	完全没有	有一点	相当有	非常有
（5）	您是否总是想做点什么?	完全没有	有一点	相当有	非常想
（6）	您对未来有什么计划或目标吗?	完全没有	有一点	相当有	非常有
（7）	您是否有想做点什么的动力?	完全没有	有一点	相当有	非常有
（8）	您是否每天都精神饱满?	完全没有	有一点	相当有	非常有
		0分	1分	2分	3分
（9）	您需要别人告诉自己每天该做什么吗?	根本不是	有一点	相当有	的确如此
（10）	无论对任何事情您都漠不关心吗?	根本不是	有一点	相当有	的确如此
（11）	没有任何事能让您感兴趣吗?	根本不是	有一点	相当有	的确如此
（12）	除非有人告诉您，否则您会毫无作为吗?	根本不是	有一点	相当有	的确如此
（13）	您会感觉不喜不悲，心情介于两者之间吗?	根本不是	有一点	相当有	的确如此
（14）	您是否认为自己缺乏动力?	根本不是	有一点	相当有	的确如此

总分16分或以上，则被视作冷漠。
摘自文献[25]。

表4　基于亨森理论的失歌症分类（Benton，1977）

运动障碍
・丧失歌唱能力（有歌词/无歌词） ・丧失演奏乐器的能力 ・丧失谱写音符的能力
感觉障碍
・包括对自己耳熟能详的音乐也完全无法辨识的状态 ・丧失读谱能力

摘自文献[34]。

躁的感觉，而冷漠则情绪平淡，呈现出**缺乏情绪反应的状态**[25]。神经影像学研究表明冷漠和抑郁有着不同的神经基础[25]。

- 动机得分（Apathy Scale），如表3[25]所示。

11 音乐功能及其障碍

- 音乐功能障碍，被称为**失歌症**。
- 失歌症的症状，如表4所示[34]。

12 心理意象功能

- 心理意象指的是唤起对过去经历中的事物与地点的场景记忆，就好像视觉感知确实发生过一样[35]。

13 运动想象功能

- 运动意象功能是一种脑功能，它在没有实际运动的状况下，在头脑中模拟运动，同时预测与目标运动有关的各种感觉[36]。

3）整合功能及其障碍

1 执行功能及其障碍

- 执行功能，是完成一系列有目的的行动所必需的功能，该功能障碍会导致无法设定目标、制定计划、确立计划并实施、控制和修正行动并监测结果[37]。
- 一旦执行功能受损，一个人或许能够完成单个动作（如用刀切胡萝卜），但可能难以**同时完成多个动作**（如边煮味噌汤边洗米和设定好电饭煲）。

2 社会行为功能及其障碍

- 厚生劳动省将社会行为障碍定义为动机和主动性降低、情绪控制能力障碍、人际关系障碍、依赖行为与固执[38]。
- 社会行为障碍的基础之一是社会认知障碍，如对他人情绪的识别和反应等[39]。

备忘录 **元认知**

元认知是一种广泛的心理现象，包括关于认知过程的知识、对自身认知状态与过程的评估、对认知过程与策略的执行控制，以及与认知活动相关的情绪评估[28]。

欲望

欲望（drive），又称生理需求或原生需要（primary need），是一种从内心驱动人类，并促使他们采取必要行动，以维持生命与生计的力量。欲望包括食欲、性欲、睡眠欲、排泄欲、休息欲等[19]。

自发性

所谓自发性，是指在不受他人影响的情形下，自己主动发起有目的或有意识的行为的能力[40]。与主动性几乎可以互换使用，但主动性具有更基本、有生命的意义，主动性是基于欲望在行动中出现的行为，而自发性是基于意志※4的行为[41]。

词汇 **※4 意志（will）**

意志是心理的一个过程，当思想和行动被有意识地、主动地展开与执行时，这个过程就开始运作[28]。

文献

[1] 西尾慶之，森 悦朗：記憶の神経解剖学的ネットワークと健忘－視床からの視点．BRAIN and NERVE，67：1481-1494，2015.
[2] 東山雄一，他：小脳と高次脳機能．神経内科，78：667-673，2013.
[3] 「リハビリテーション基礎評価学　第2版」（潮見泰藏，下田信明／編），p102，羊土社，2019.
[4] 「高次脳機能障害学 第3版」（石合純夫/著），医歯薬出版，2022.
[5] 「神経心理学入門」（山鳥 重/著），医学書院，1985.
[6] 「前頭葉機能不全 その先の戦略」（Yehuda Ben-Yishay，大橋正洋/監，立神粧子/著），医学書院，2010.
[7] 「三つの脳の進化 新装版」（ポール・D・マクリーン/著，法橋 登/編訳，解説），工作舎，2018.
[8] 野村 真：羊膜類の脳進化機構の解明．生化学，92：200-209，2020.
[9] 篠塚一貴，清水 透：比較神経科学からみた進化にまつわる誤解と解説．心理学ワールド，75：17-20，2016.
[10] 「魚にも自分がわかる」（幸田正典/著），筑摩書房，2021.

[11] 渡辺 茂：不公平を嫌うのは人間だけか．日本重症心身障害学会誌，44：7–13，2019.
[12]「鳥脳力」（渡辺 茂/著），化学同人，2022.
[13]「広辞苑 第七版」（新村 出/編），岩波書店，2018.
[14]「高次脳機能障害のリハビリテーション Ver.3」（武田克彦，他/編著），医歯薬出版，2018.
[15] 三村 將：高次脳機能障害とその問題点—精神科の立場から—．失語症研究，22：185–193，2002.
[16]「リハビリテーション医学大辞典」（上田 敏，大川弥生/編），医歯薬出版，1996.
[17] 松井三枝：精神疾患を対象とした神経心理学的アプローチ．神経心理学，33：94–103，2017.
[18]「精神医学再考」（大東祥孝/著，山鳥 重，他/シリーズ編集），医学書院，2011.
[19]「標準精神医学 第8版」（尾崎紀夫，他/編），医学書院，2021.
[20] 笠井清登：精神医学における仮説の形成と検証 神経発達障害仮説の形成と検証 統合失調症の臨床病期ごとの脳病態解明を目指して．精神医学の基盤，5：109–116，2021.
[21] 越山太輔，他：統合失調症・双極性障害に共通する大脳白質の微細構造変化．精神科臨床legato，7：90–93，2021.
[22] 平山和美：錯覚と妄想の神経心理学．神経心理学，32：52–64，2016.
[23] 高次脳機能障害全国実態調査委員会：高次脳機能障害全国実態調査報告．高次脳機能研究，26：209–218，2006.
[24] Boly M, et al：Consciousness in humans and non–human animals: recent advances and future directions. Front Psychol, 4：625, 2013.
[25]「神経心理学への誘い 高次脳機能障害の評価」（田川皓一，池田 学/編），西村書店，2020.
[26] 吉村貴子，他：アルツハイマー型認知症とワーキングメモリ．神経心理学，38：175–185，2022.
[27] 船山道隆：注意機能・ワーキングメモリ・遂行機能．神経心理学，38：193–200，2022.
[28]「心理学辞典」（中島義明，他/編），有斐閣，1999.
[29]「高次脳機能障害の作業療法」（鎌倉矩子，本田留美/著），三輪書店，2010.
[30] 前島伸一郎：脳血管障害–無視症候群．MB Medical Rehabilitation，223：96–103，2018.
[31]「臨床神経学・高次脳機能障害学」（岩田 誠，鹿島晴雄/編），医学書院，2006.
[32] 爲季周平，他：Action disorganization syndrome（ADS）を呈した脳梁離断症候群の一例．高次脳機能研究，29：348–355，2009.
[33]「ステッドマン医学大辞典 改訂第6版」（高久史麿/総監修，ステッドマン医学大辞典編集委員会/編），メジカルビュー社，2008.
[34]「音楽の神経心理学」（緑川 晶/著，山鳥 重，他/シリーズ編集），医学書院，2013.
[35]「心的イメージとは何か」（S・M・コスリン，他/著，武田克彦/監訳），北大路書房，2009.
[36] 内藤栄一，他：運動イメージにおける脳内機構–リハビリテーションへの応用を目指して–．脳科学とリハビリテーション，13：1–10，2013.
[37] 前島伸一郎，大沢愛子：高次脳機能障害への対応．日本臨牀，80：632–636，2022.
[38] 厚生労働省社会・援護局障害保健福祉部 国立障害者リハビリテーションセンター：高次脳機能障害者支援の手引き 改訂第2版．2008.
[39] 上田敬太：社会的行動障害の精神医学的側面．高次脳機能研究，37：281–287，2017.
[40]「講談社精神医学大事典」（新福尚武/編），講談社，1984.
[41] 先崎 章：発動性と自発性，発動性低下とうつ状態．総合リハビリテーション，33：782，2005.

2 疾病与高级脑功能障碍

学习目标

- 能够解释大脑的结构与功能及其障碍
- 能够解释侧性化与功能连接
- 能够解释每种疾病的高级脑功能障碍

1 脑结构与功能及其疾病

1）中枢神经系统

- 中枢神经系统由脑与脊髓组成。
- 脑由大脑［大脑新皮质、边缘叶、海马体、基底节（纹状体等）等］、间脑（丘脑、下丘脑等）、脑干（中脑、脑桥、延髓）、小脑组成[1]。
- 中枢神经系统各组成部分的位置和方位，参照3条轴线，分别是吻侧–尾侧、背侧–腹侧、内侧–外侧[2]。
- 吻侧是指鼻子的方向，尾侧是指尾部的方向。在脊髓中，吻侧是指头部的方向，尾侧是指尾骨的方向。腹侧（前方）是指腹部方向，背侧（后方）是指背部方向。

2）大脑皮质

1 大脑皮质的构成

- 大脑被大脑纵裂分为左右两个大脑半球。
- 左右大脑半球由胼胝体连接。
- 大脑半球外表面的皮质分为额叶、顶叶、颞叶与枕叶。在内侧表面，边缘叶位于胼胝体的上表面。此外，从外侧沟（外侧裂）进入内侧时有岛叶（岛叶皮质）。
- Brodmann根据大脑皮质细胞结构的差异，对皮质区域进行了分类（图1～图3、表1）[3]。

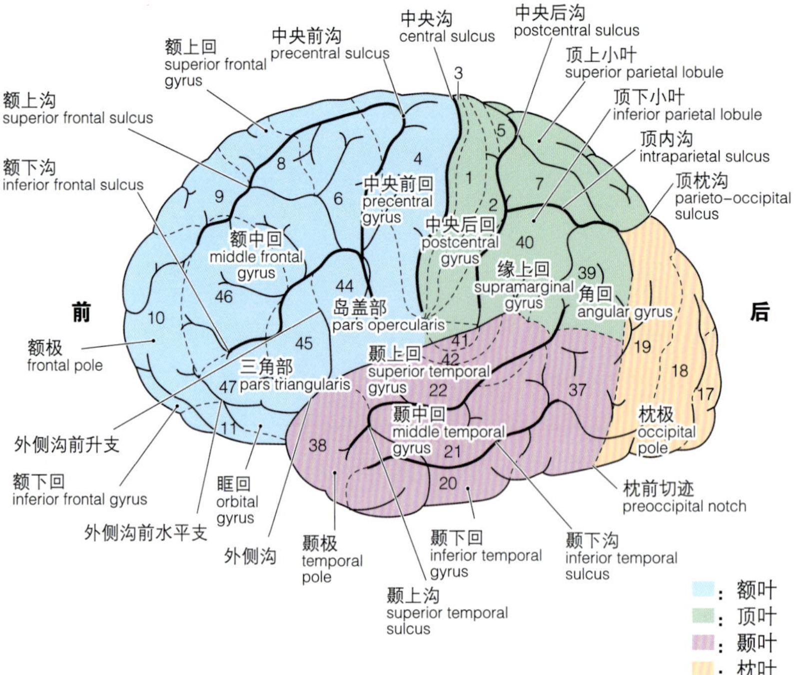

图1　大脑皮质外侧面

参考文献[3]编写。

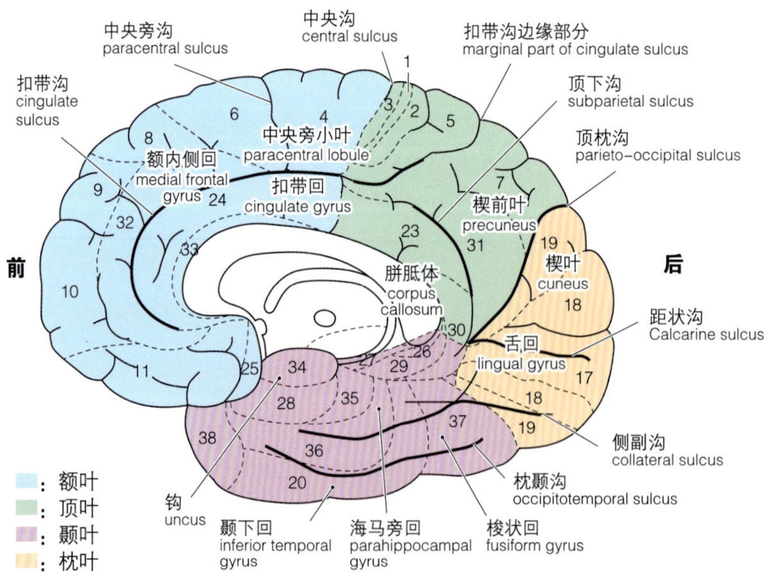

图2　大脑皮质内侧面

参考文献[3]编写。

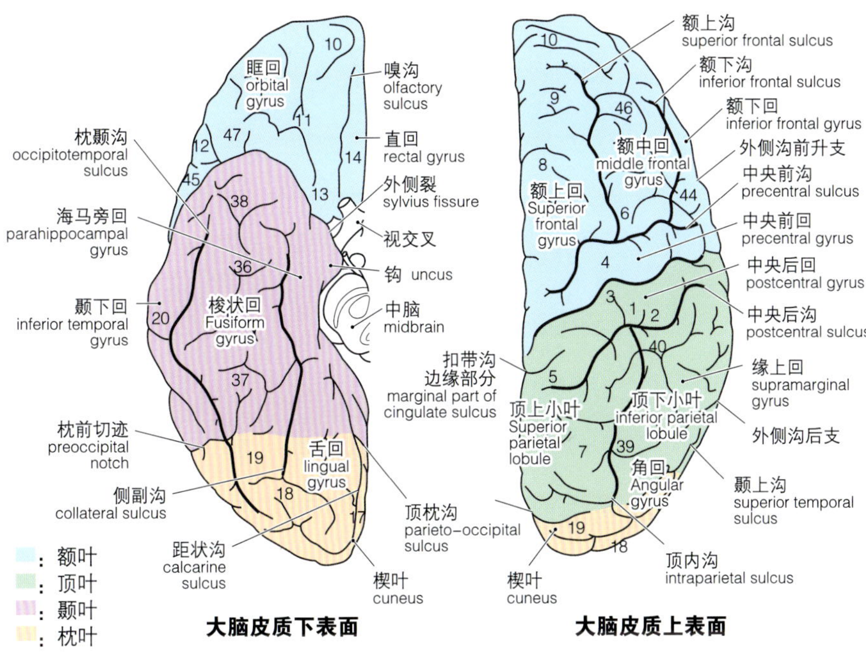

图3　大脑皮质下表面及上表面

参考文献[3]编写。

表1　Brodmann分区

分区	中文	English
1, 2, 3	初级躯体感觉皮质	primary somatosensory cortex
4	初级运动皮质	primary motor cortex
5	体感联合皮质	somatosensory association cortex
6	前运动皮质/辅助运动皮质	premotor/supplementary motor cortex
7	体感联合皮质	somatosensory association cortex
8	额叶眼动区	frontal eye field
9	背外侧前额叶皮质	dorsolateral prefrontal cortex
10	额极/额前外侧皮质	frontal pole/rostrolateral pre-frontal cortex
11, 12	额前眶额叶	orbitofrontal area
13	岛叶皮质	insular cortex
17	初级视觉皮质	primary visual cortex（V1）
18	次级视觉皮质	secondary visual cortex（V2）
19	视觉联合皮质	visual association cortex（V3）
20	颞下回	inferior temporal gyrus
21	颞中回	middle temporal gyrus
22	颞上回	superior temporal gyrus
23	腹侧后扣带皮质	ventral posterior cingulate cortex
24	腹侧前扣带皮质	ventral anterior cingulate cortex
25	膝下皮质	subgenual cortex
26	压外区	ectosplenial area
27	梨状皮质	piriform cortex
28	后内嗅皮质	posterior entorhinal cortex
29	扣带回皮质	retrosplenial cingulate cortex
30	扣带皮质部分	part of cingulate cortex
31	背侧后扣带皮质	dorsal posterior cingulate cortex
32	背侧前扣带皮质	dorsal anterior cingulate cortex
33	前扣带皮质部分	part of anterior cingulate cortex
34	前内嗅皮质	anterior entorhinal cortex
35	鼻周皮质	perirhinal cortex
36	海马旁回皮质	parahippocampal cortex
37	梭状回	fusiform gyrus
38	颞极	temporal pole
39	角回	angular gyrus
40	缘上回	supramarginal gyrus
41	初级听觉皮质	primary auditory cortex
42	听觉联合皮质	auditory association cortex
43	中央下区	subcentral area
44	岛盖部	pars opercularis
45	额下回三角部	pars triangularis
46	背外侧前额叶皮质	dorsolateral prefrontal cortex
47	额中央前回	inferior prefrontal gyrus

参考文献[3]编写。

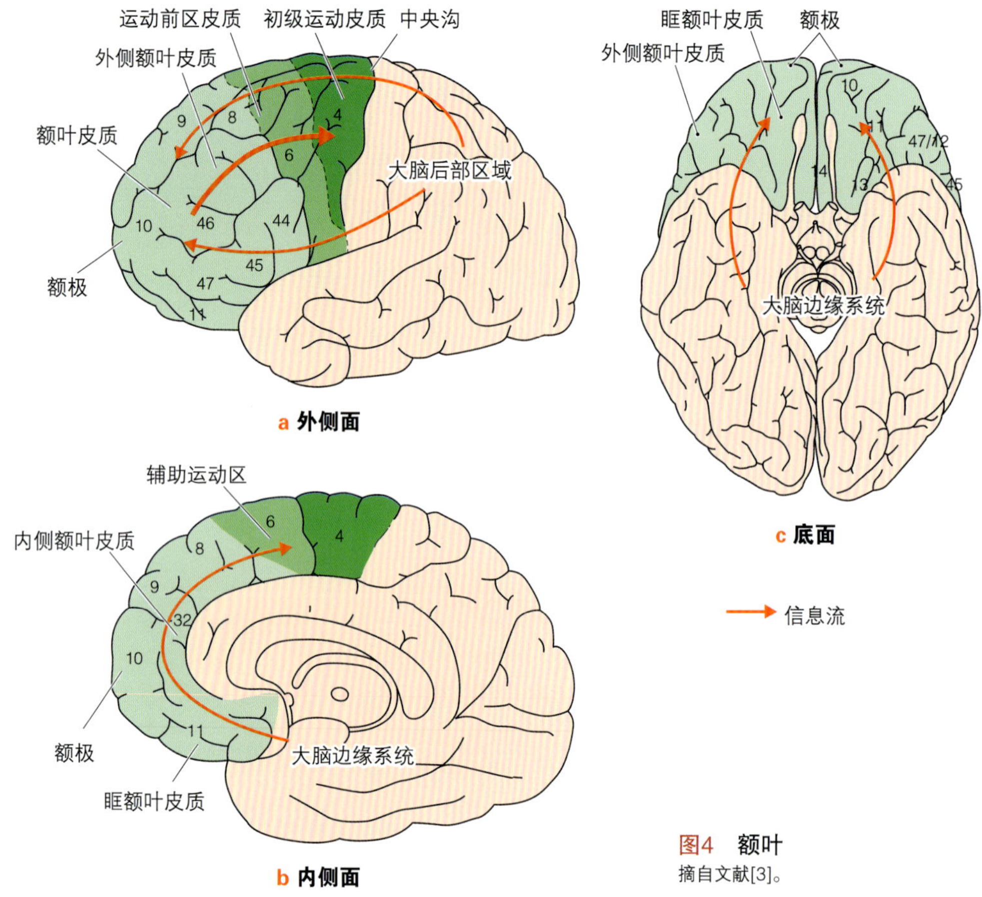

图4 额叶
摘自文献[3]。

2 额叶（图4）[3]

- 额叶被大致分为**初级运动皮质**（Brodmann第4区）、**高级运动皮质**［运动前区（Brodmann第6区：大脑皮质外侧部）、辅助运动区（Brodmann第6区：大脑皮质内侧部）等］、前额叶3个部分。
- 初级运动皮质涉及运动的执行。
- 初级运动皮质或其皮质下区域的病变**会导致对侧肢体的运动瘫痪**，尤其是指尖的分离运动（isolated movement）容易受损[4]。
- 运动前区皮质分为背侧区和腹侧区。
- 作为大脑的高级运动区，运动前区皮质具有以下重要作用：①运动与动作的诱导；②感觉信息与动作的关联；③运动计划的形成[5]。
- 辅助运动区皮质受损，会导致**运动启动困难**。
- 前额叶皮质分为**外侧额叶皮质**（背外侧额叶皮质与腹外侧额叶皮质）、**眶额叶皮质与内侧额叶皮质**等。
  - **背外侧额叶皮质**的功能，包括执行功能、工作记忆、记忆力、注意力、基于意志的行为与语言。
  - **腹外侧额叶皮质**中的Brodmann第44、45区（额下回外侧与额下回三角部）为Broca区（运动语言中枢）。
  - 眶额叶皮质与边缘系统密切协作。一旦该区域受损，行为抑制就会减弱，人就

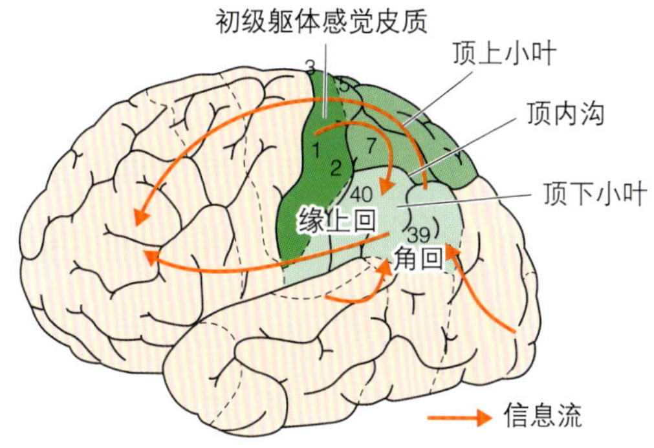

图5　顶叶
摘自文献[3]。

会变得**冲动**[6]。此外，它还与奖惩等价值表征有关。

▸ 内侧额叶皮质中的内侧额叶皮层与自我参照的处理有关，也会涉及自体记忆的检索[7]。

▸ 内侧额叶皮质是处理情景记忆、认知控制和识别他人的重要脑区之一[7]。

3 顶叶（图5）[3]

- 顶叶分为**初级躯体感觉皮质**、**顶叶联合皮质**（顶上小叶、顶下小叶、内部皮质，如顶内沟与顶叶内侧）。
- 不能完成某些特定行为的症状大多数不是因为瘫痪或感觉障碍低下，而是由顶叶受损引起的[8]。
- 如果用一句话来描述顶叶的功能，那就是处理有关空间中物体、自己的身体及其各部位的位置与运动的信息[8]。
- 初级躯体感觉皮质处理通过丘脑输入的深部感觉与**表浅感觉**等体感信息。
- 自我身体定向障碍的病灶，是双侧的**顶上小叶**[9]。患者无法正确定位自己的身体相对于外界物体的位置，也无法进行一些活动，例如背靠背坐在椅子上，或以正确的身体方向躺在床上[8]。
- 顶下小叶具有进化上的新功能，并且功能存在较大的半球差异。因此，即使是半侧病变，也会导致身体双侧出现症状。左侧病变会导致意念性运动失用与使用失用（意念性失用症），而右侧病变则会导致穿衣失用[8]。
- 一旦顶内沟内侧区域受损会导致**视觉性共济失调**[8]。
- 一旦顶内沟外侧区域受损会导致患者即使没有视觉、听觉或眼球运动障碍，也无法正确地将眼睛对准要看的物体[8]。
- 腹侧顶内沟区域受损时出现的问题之一，是**光流**※1（optic flow）认知障碍[8]。

> 词汇　**※1　光流**
> 当我们移动时，景物会以行进方向为中心，呈放射状向外移动，这便是所谓的“光流”。光流对于行走或驾驶时，无意识地调整行进方向非常重要[10]。

- 额顶内沟前侧区域受损将会导致抓握障碍[8]。
- 人类大脑的视觉信息处理被认为有3个主要流程（图6）[11]。

▸ （1）腹侧流从枕叶到颞叶，用于分析颜色与形状，以识别物体并获得与之相关的知识。

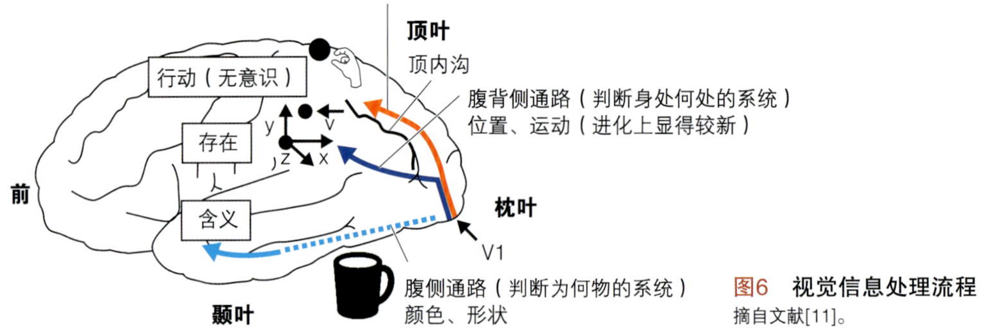

图6　视觉信息处理流程
摘自文献[11]。

- （2）腹背侧流流向顶下小叶，参与分析物体的位置与运动，并意识到物体的存在。
- （3）背侧流流向顶内沟与顶上小叶，并通过分析物体的位置、运动和形状，来参与无意识地控制针对物体的行为。
- 腹背流产生病变，可导致**失运动视症**、**视觉注意障碍**与**半侧空间忽略**。
- 背侧流病变可导致**视觉性运动失调**、**抓握障碍**与**自我定向障碍**[11]。

4 颞叶（图7）[3]

- 颞叶的外侧面分为**初级听觉皮质**与**颞叶联合皮质**。颞叶内侧包含**海马旁回**、**海马体**、**杏仁核**等。
- 初级听觉皮质首先接收来自丘脑内侧膝状体的听觉信息。
- 一旦腹侧视觉信息流受到干扰，左半球受损的患者会出现**单纯性失读**与**颜色失认**，左侧双侧枕叶受损的患者会出现物品失认症。右半球受损的症状包括相貌失认与街景失认。然而，尽管相貌失认可能出现在右侧半侧病变中，但通常出现在双侧病变中[12]。

5 枕叶

- 枕叶包含**初级视觉皮质**，视觉信息首先从这里输入。
- 一旦双侧视觉区域严重受损，就会导致**皮质盲**[12]。

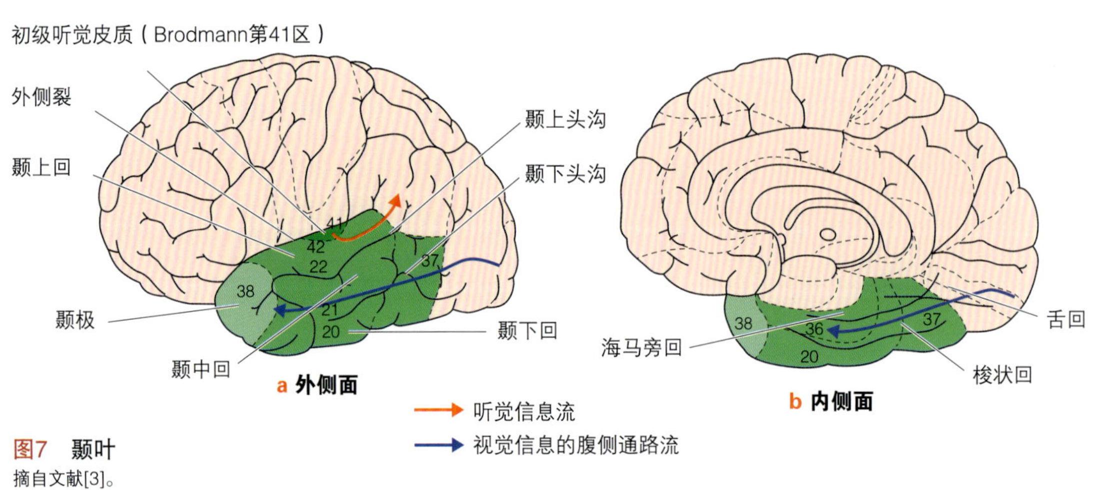

图7　颞叶
摘自文献[3]。

6 岛叶（岛叶皮质）

- 前岛叶皮质主要参与认知与情感处理，而后岛叶皮质则主要涉及感觉–运动处理[13]。
- 感觉–运动处理包括内脏感觉、自主神经控制、内感受性感觉※2（interoception）、躯体感觉处理与疼痛、听觉处理、化学感觉功能与前庭功能[13]。

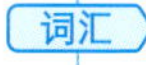
※2 内感受性感觉
内感受性感觉是由心房、颈动脉与主动脉中的牵张感受器、颈动脉窦中的化学感受器、门静脉循环中的脂质感受器，以及主动脉中的骨骼肌代谢感受器所产生的感觉[14]。

- 社会情感处理包括情感体验、共情和社会认知以及风险判断[13]的处理。
- 认知功能包括处理注意力和显著性※3（salience）以及说话等功能[13]。

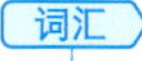
※3 显著性
在日语中，salience具有显著的含义。感觉刺激是指那些引起自下而上的注意的性质。自下而上的注意是指在众多刺激中，注意力会自动被吸引到唯一的异色或异形等刺激上。因此，这是一种由外部刺激自动驱动的注意。

3）大脑边缘系统[4]

- 大脑边缘系统位于大脑内侧，涉及情绪行为。
- 由**扣带回**、**杏仁核**、**海马**、**海马旁回**、**脑弓**、**齿状回与乳头体**等组成。
- **Papez（帕佩兹）环路**如图8[15]所示。
- 传统上认为Papez环路的空间配置，是由海马结构→脑弓→乳头体→丘脑前核→带状回→带状束→海马旁回→海马体形成一个闭环。不过，目前上述器官都已被细分，其复杂的联系结构也变得清晰[16]。
- Papez环路与记忆有关，**顺行性遗忘**常常与该环路的损伤有关。
- 杏仁核→丘脑下脚→丘脑背内侧核→额叶眶区→前颞叶→杏仁核的闭合环路，被称为**Yakovlev（雅科夫列夫）环路**，它涉及记忆力与情绪。

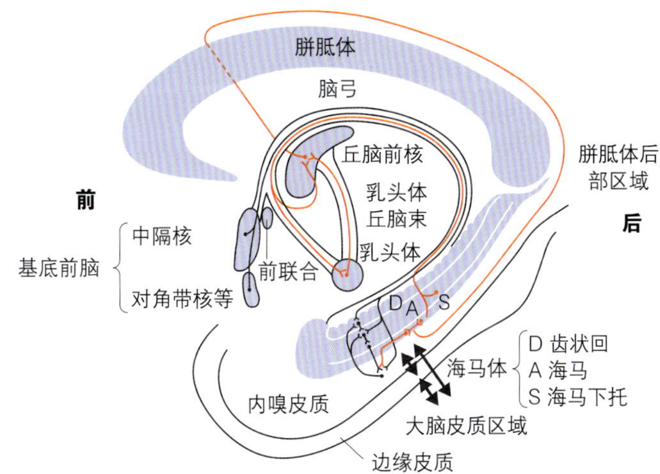

图8 Papez环路
摘自文献[15]。

- **扣带回**涉及知觉处理、情绪、记忆力与共情。
- **杏仁核**涉及情绪、记忆力与社会认知。
- **海马体**涉及记忆力与空间记忆。

4）丘脑、下丘脑[3]

1 丘脑

- 丘脑由许多核团组成，每个核团的主要功能各不相同（表2）[3]。
- 作为感觉症状，丘脑疾病的临床综合征包括**面部、躯干与四肢的感觉障碍**，2种类型的感觉异常［痛觉过敏（hyperpathia）与自发性疼痛（丘脑痛）］。
- 运动症状有**不自主运动**。
- 认知与精神症状有**健忘症**、**持续性失语症**、**皮质下失语**（左侧病变）、**半侧空间忽略**（右侧病变）、**意识障碍**等。

2 下丘脑

- 下丘脑控制体温调节、水分调节、摄食、内分泌等功能。
- 下丘脑存在涉及本能行为与情绪表达的多个中枢[6]。

5）基底神经节[17]

- 基底神经节是位于大脑中央的灰质。
- 基底神经节由**尾状核**、**壳核**与**苍白球**这3个神经核组成。此外还有杏仁核与屏状核[18]。

表2 丘脑的主要核团、血管支配与主要功能

组别	丘脑核团	血管支配	输入	输出	主要功能	受损时的神经症状
前区	前核群（A）	丘脑结节动脉	乳头丘脑束	扣带回	记忆、情绪	健忘、自发性降低、定向力障碍及其他
内侧	背内侧核（DM）	丘脑结节动脉、丘脑旁中央动脉	颞叶内侧与杏仁核	额叶（眶回面）		
腹外侧	前腹侧核（VA）	丘脑结节动脉	基底神经节	运动前区皮质	运动管制	不自主运动
	腹外侧核（VL）	丘脑结节动脉、丘脑膝状体动脉	小脑	初级运动皮质（第4区）	运动控制	小脑性共济失调
	腹后外侧核（VPL）	丘脑膝状体动脉	后索－内侧丘系、脊髓丘脑侧束、三叉丘脑束	初级躯体感觉皮质（第3、1、2区）	躯体感觉（肢体、躯干）	躯体感觉障碍（肢体、躯干）
	腹后内侧核（VPM）	丘脑膝状体动脉（丘脑旁中央动脉）			躯体感觉（面部）	躯体感觉障碍（面部）
后部	丘脑枕（P）	脉络膜后动脉	上丘	顶叶（联合皮质）	视觉注意力	注意障碍
	外侧膝状体（LGB）		视束	初级视觉皮质（第17区）	视觉	视觉障碍（同向性偏盲）
	内侧膝状体（MGB）		下丘	初级听觉皮质（第41、42区）	听觉	听觉障碍发生双侧障碍时

摘自文献[3]。

- 丘脑下核、黑质与红核在功能方面也与基底神经节密切相关，也可以归入基底神经节[17]。
- 一旦基底神经节受损，就会出现帕金森病（震颤、肌肉僵硬/强直、运动迟缓、姿势反射障碍）及**不自主运动**等运动症状。
- 在讨论由基底神经节引起的认知功能障碍时，有必要将其视为神经环路的组成部分：大脑皮质→基底神经节→丘脑→大脑皮质。
- 有关基底神经节高级脑功能方面发挥多大作用，目前尚无定论[19]。
- 基底神经节在决策和认知学习中发挥着重要作用[20]。
- 作为基底神经节的一部分，腹侧纹状体的伏隔核涉及奖赏与禁忌学习[21]。

6）小脑

- 小脑的主要功能是调节眼球运动与身体平衡、调节肌肉活动与运动学习等。
- 小脑受损会出现**眼球震颤**、**共济失调**与**肌张力低下**等症状。
- Schmahmann等将与小脑障碍相关的高级脑功能障碍报告为**小脑认知情感综合征**（cerebellar cognitive affective syndrome，CCAS）。其症状包括执行功能与工作记忆、集合转换、语言流畅性、抽象推理（abstract reasoning）、视觉空间认知、言语障碍，还有情感迟钝与行为失控[22]。

7）脑干

- 脑干由中脑、脑桥与延髓组成。间脑（丘脑和下丘脑）也可以包括在脑干中。
- 脑干包含第Ⅲ～Ⅻ脑神经核，负责维持意识、呼吸和循环等，是维持生命必不可少的重要功能。
- 从延髓延伸至中脑的脑干网状结构再延伸到大脑皮质的神经结构“上升网状激活系统”，对意识功能至关重要。
- 脑干基本上由**旁正中动脉**、**短周围动脉**与**长周围动脉**供血[23]。

2 侧性化

- 左右大脑半球的高级脑功能分工被称为**侧性化**（lateralization）[24]。
- 图9[25]显示了大脑半球功能的侧性化。
- 左半球是语言优势半球，而右半球的侧性化则是空间性注意的功能[24]。
- 摄食行为、书写、踢腿动作等在身体的一侧优先进行，被称为**侧性**[26]。
- 在利手测试中，国际上通用的是**爱丁堡利手测试**（表3）[27]。
- 近年来，经过可信度和可效度论证的利手测试中，包括**日本版弗兰德斯（FLANDERS）利手测试**（表4）[29]。

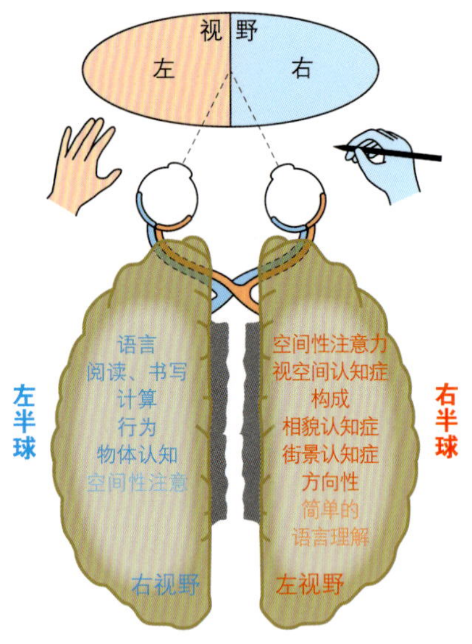

图9　通过分离脑研究和病灶研究推测的大脑半球功能侧性化

摘自文献[25]。

表3　爱丁堡利手测试

项目	左手	右手
(1) 写字		
(2) 画图		
(3) 投球		
(4) 使用剪刀		
(5) 使用牙刷		
(6) 使用刀(没有叉子时)		
(7) 手拿勺子		
(8) 两只手拿起扫帚时放在上面		
(9) 划火柴		
(10) 打开箱盖		

参考文献[28]编写。

表4　弗兰德斯利手检查

弗兰德斯利手测试(FLANDERS)

姓名 ....

出生日期 ....　　性别 ....

以下将询问您在不同状况下使用哪只手。针对下表所示10项中的每一项，分别选择"左手""左右双手""右手"的其中之一，通过画圈(○)来回答。如果您左右两只手使用的程度完全相同，则请只选择"左右双手"这一选项。请答完所有项目。或许在10项中，有一些您几乎从未经历的事情，即使未曾经历，也请想象一下相关场景或任务并回答。

		左手	左右双手	右手
1	写字时，您会用哪只手握笔?			
2	吃饭时，您用哪只手握勺子?			
3	刷牙时，您会用哪只手握牙刷?			
4	划火柴时，您会用哪只手握火柴棍?			
5	用橡皮擦擦去字迹时，您会用哪只手握橡皮擦?			
6	做针线活时，您会用哪只手持针?			
7	在面包上涂抹黄油时，您会用哪只手握刀?			
8	敲钉子时，您用哪只手握钉子锤?			
9	削苹果皮时，您用哪只手握削皮器?			
10	画图时，您用哪只手握画笔或画刷?			
利手得分(请勿填写)				

摘自文献[29]。

3 功能连接网络

- 仅仅理解各脑区域分别做什么，并不足以充分解释整个脑如何产生行为[30]。
- 当2个脑区的活动相关时，有可能共享相同的信息，或参与相同的过程。这种相关性被解释为**功能连通性**（functional connectivity）的指标[30]。
- 大脑皮层的三大功能连接网络，包括默认**模式网络**（DMN）、**中央执行网络**（CEN）、**突显网络**（SEN）[31]。
- 近年来，在神经变性疾病的病理研究中脑内神经环路分析受到关注。这种分析有望解开传统方法未知的各种病理结果，成为早期诊断和进展的生物标志[32]。

1）默认模式网络

- 所谓默认模式网络，是在安静时而非执行任务时同步活跃的多个脑区的总称。
- 默认模式网络形成了一个涵盖认知活动的整合系统，包括自传事务、自我监控与社会功能。一个大范围的脑网络通常会在处理由刺激引起的认知期间降低活跃度[33]。
- 默认模式网络涉及后部带状皮质（Brodmann第23与31区）、后顶叶（Brodmann第7、39与40区）、腹内侧额叶皮质[34]。
- 默认模式网络被认为**反映心智**与社会性[35]。

2）中央执行网络

- 中央执行网络是负责规划、决策、注意与工作记忆控制等高级认知功能的脑网络[33]。
- 中央执行网络涵盖了背外侧额叶皮层与后顶叶，主要在执行认知任务要求较高的情形下发挥作用[36]。

3）突显网络

- 突显网络是一个大型的脑网络，涉及对显著的外部刺激与内部事件进行检测与定向的反应[33]。
- 突显网络负责切换默认模式网络与中央执行网络[37]。
- 突显网络包括腹外侧额叶皮质、岛叶皮质与扣带皮质前部[38]。

4 疾病与高级脑功能障碍

1）脑卒中

1 何为脑卒中?

- 广义上，脑卒中（stroke）这个词是指由涉及血管的疾病引起的神经学症状或体征，涵盖了血管相关的各种疾病※4。脑卒中通常表现为局部性和急性发作[2]。

- 脑卒中通常分为**脑出血**、**蛛网膜下腔出血**与**脑梗死**这3种常见类型[23]。

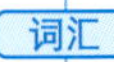
※4　**脑卒中与脑血管障碍及脑血管疾病**

在美国NINDS的第Ⅲ版脑血管障碍分类中，脑血管障碍被大致分为无症状、局部性脑功能障碍、血管性认知症和高血压性脑病这4类，并将局部性脑功能障碍进一步分为短暂性脑缺血发作和脑卒中[23]。由于引起高级脑功能障碍的脑血管障碍，除血管性认知症外，通常被认为是脑卒中，因此在本书中，在描述除的血管性认知症以外的情形时，均将其记述为脑卒中。此外，脑血管障碍与脑血管疾病的含义相同[39]。顺便提一下，在日本医学会医学术语辞典WEB版[40]中，脑血管障碍对应的英文术语有cerebral vascular accident、cerebrovascular accident、cerebrovascular disease、cerebrovascular disorder这4种，而脑血管疾病则是cerebral vascular disease1种。

2 大脑前动脉

- 脑动脉的供血区域，如图10[1]所示。
- 大脑前动脉的供血区域及分支，如图11[23]所示。
- 在Willis动脉环※5末梢处一侧的大脑前动脉闭塞，**能导致对侧下肢的严重瘫痪、失禁、失语、抓握反射、活动减弱与无作为**（abulia）等[23]。

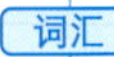
※5　**大脑动脉环（Willis动脉环）**[41]

Willis动脉环由前交通动脉、左侧大脑前动脉、左侧颈内动脉、左侧后交通动脉、左侧大脑后动脉、右侧大脑后动脉、右侧后交通动脉、右侧颈内动脉、右侧大脑前动脉组成。重要作用在于当主动脉干闭塞时，可成为侧支血液循环路径。

- 眶额动脉、额极动脉与额前内侧动脉的区域位于额叶联合皮质，该区域的障碍可导致**判断障碍**、**抑郁状态与失语**等[23]。
- 扣带回由胼周动脉及其他动脉供血，该区域的障碍可导致**记忆与情感障碍**[23]。
- 由大脑前动脉起始段分支的返回动脉闭塞，可能导致运动启动困难[23]。

3 大脑中动脉

- 大脑中动脉的供血区域及分支，如图12[23]所示。
- 大脑中动脉的皮质支向额叶的侧面与下部（皮质运动区、侧视中枢、Broca运动性语言中枢等）、顶叶（皮质感觉区、角回、缘上回）与颞叶上部及岛叶供血[23]。
- 穿通支为壳核、尾状核的头部和体部、外侧苍白球、内囊后脚、放射冠供血[23]。
- 因大脑中动脉的起始段梗死，而导致一侧大脑半球发生广泛性梗死，如果是优势半球障碍会出现**失语症**，如果是非优势半球，则大概率会出现对侧的**视空间失认症**、**疾病失认症**等病症[23]。
- 在因顶前动脉与顶后动脉梗死导致优势半球障碍的病例中，可观察到损害复述能力的**传导性失语**与**意念性运动失用**等[23]。
- 在角回动脉梗死的病例中，会出现**半侧空间忽略**、**疾病失认症**与**结构障碍**等。在优势半球受损的情形下会出现格斯特曼综合征[23]。

冠状断面

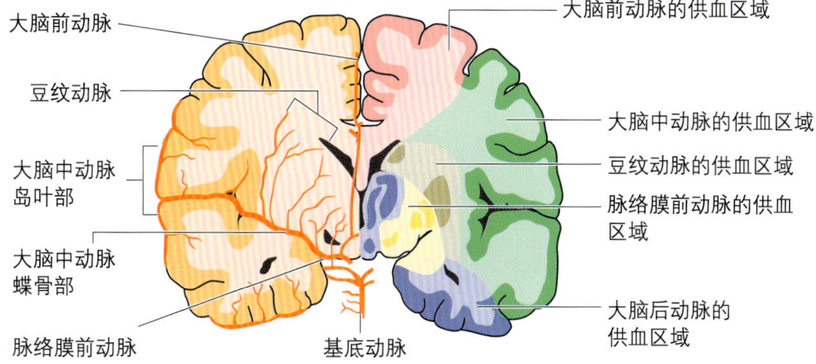

水平断面

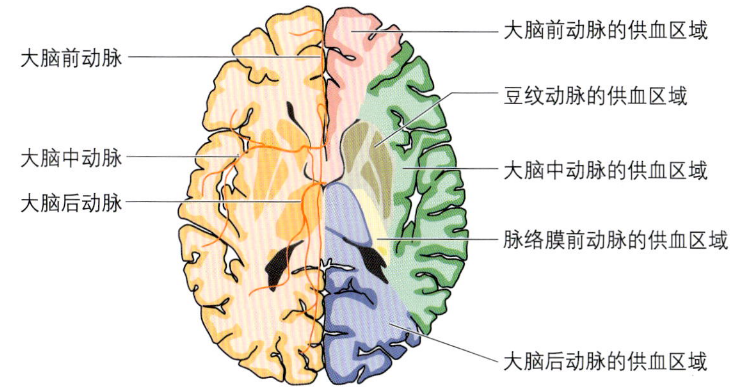

图10　脑动脉的供血区域
摘自文献[1]。

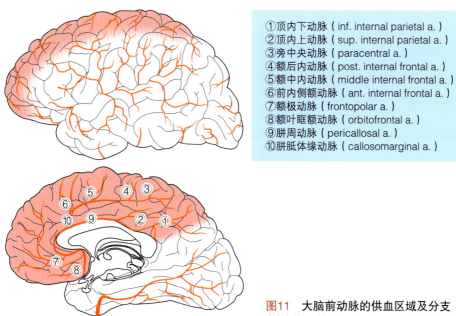

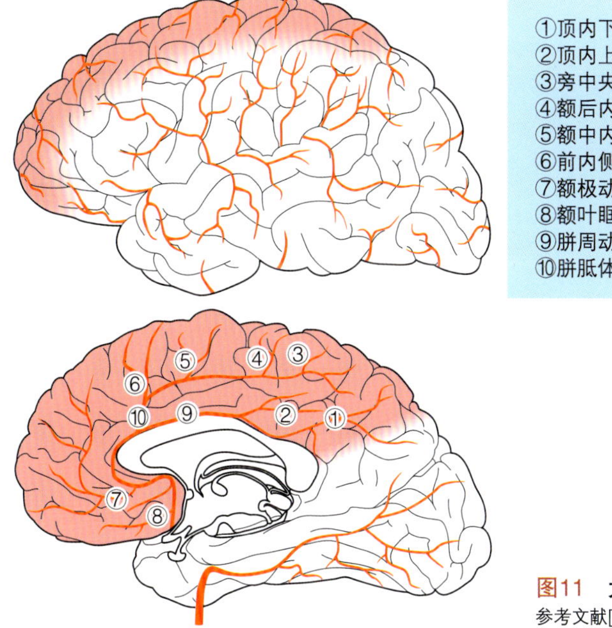

①顶内下动脉（inf. internal parietal a.）
②顶内上动脉（sup. internal parietal a.）
③旁中央动脉（paracentral a.）
④额后内动脉（post. internal frontal a.）
⑤额中内动脉（middle internal frontal a.）
⑥前内侧额动脉（ant. internal frontal a.）
⑦额极动脉（frontopolar a.）
⑧额叶眶额动脉（orbitofrontal a.）
⑨胼周动脉（pericallosal a.）
⑩胼胝体缘动脉（callosomarginal a.）

图11　大脑前动脉的供血区域及分支
参考文献[23]编写。

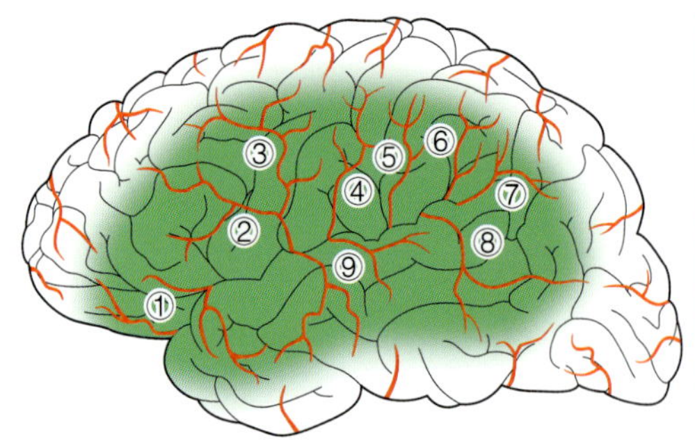

①额叶眶额动脉（orbitofrontal a.）
②额前动脉（prefrontal a.）
③中央前沟动脉（precentral a.）
④中央动脉（central a.）
⑤顶前动脉（ant. parietal a.）
⑥顶后动脉（post. parietal a.）
⑦角回动脉（angular a.）
⑧颞叶后动脉（post. temporal a.）
⑨颞叶中动脉（middle temporal a.）

图12　大脑中动脉的供血区域及分支

参考文献[23]编写。

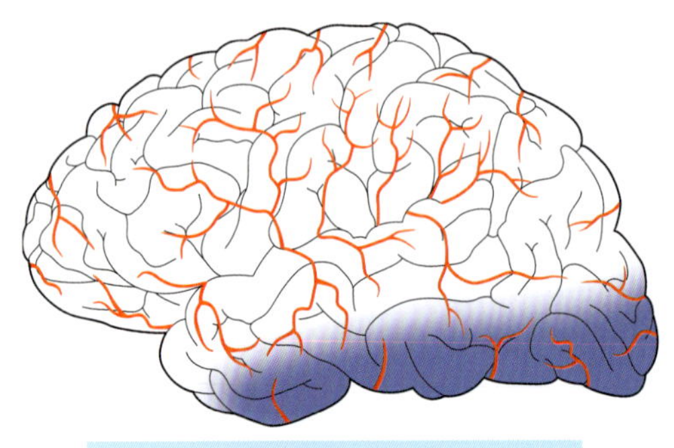

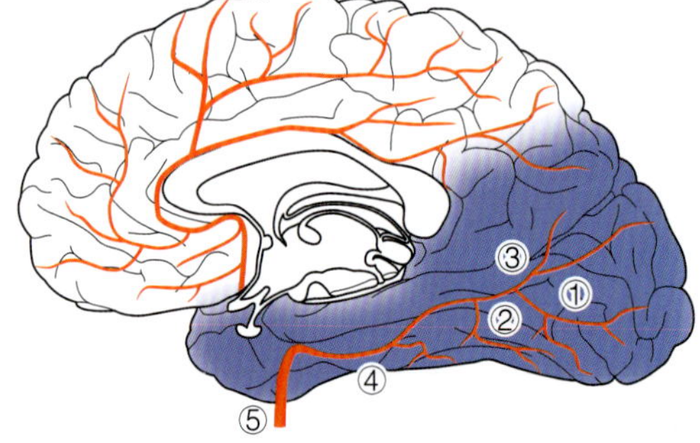

①距状沟动脉（calcarine a.）
②颞叶后动脉（post. temporal a.）
③顶枕动脉（parietooccipital a.）
④大脑后动脉（posterior cerebral a.）
⑤基底动脉（basilar a.）

图13　大脑后动脉的供血区域及分支

参考文献[23]编写。

4 大脑后动脉

- 大脑后动脉的供血区域及分支，如图13[23]所示。
- 在后交通动脉分支及远端大脑后动脉主干闭塞导致的优势半球障碍病例中，可观察到**失语症、失读症与记忆障碍**[23]。
- 由距状沟动脉闭塞引起的劣势半球障碍，可能会导致**相貌失认**[23]。
- 颞叶后动脉闭塞会导致**视觉失认症**[23]。

2）脑外伤

- 头部外伤（traumatic head injury）的定义为“在外力作用下，头部受到外伤”，是范围广泛的概念[15]。
- 脑外伤（traumatic brain injury，TBI）的定义为“在外力作用下，脑部受到损伤”，是范围广泛的概念[15]。
- 损伤分为**局灶性脑损伤与弥漫性脑损伤**。
- 额叶与颞叶的底部及顶部区域最容易受到强烈撞击的挤压。此外，当由于冲击而施加强剪切力时，网状结构、小脑上脚、胼胝体、脑弓与白质会因广泛的轴突索断裂与拉伸而发生损伤，从而导致**弥漫性轴索损伤**（diffuse axonal injury，

DAI）[15]。

- 脑外伤通常会导致神经网络广泛受损，主要是在额叶或颞叶的神经网络，这是受伤机制造成的后果。其结果是，会出现**智力障碍**、**注意力障碍**、**执行功能障碍**、**记忆障碍**、**疾病认知下降**等问题[15]。

3）帕金森病

- 帕金森病是一种病因不明的进行性变性疾病，主要症状为**静止性震颤**、**肌肉强直**、**失动症与姿势反射障碍**，黑质致密部与蓝斑核含有黑色素的细胞出现变性，剩余细胞中出现被称为路易小体的包涵体[4]。
- 除上述4种主要症状外，其他症状还包括**便秘**、**直立性低血压**、神经源性膀胱等**自主神经障碍**、**抑郁**、**焦虑**、**焦躁**、**认知功能下降**、**幻觉与谵妄**等。
- 帕金森病即使在病程的相对早期，也会存在**基本的认知功能障碍**。受损的主要认知功能，包括**执行功能**（计划、集合转换※6和保持、问题解决等）、启动记忆与程序记忆的**记忆功能障碍**、**视觉空间功能**与**注意**等[42]。

参见●1
→第4章 -4 3 第288页

词汇 **※6　集合转换**

集合是指心态。集合转换是指根据状况或任务来转换心态。例如，它是指在执行WCST●1时，当心态指向形式概念时，将心态转换为颜色概念。

- 帕金森病的高级脑功能障碍可大致分为：①评估集合转换的任务能力下降；②需要中央执行系统工作的任务能力下降；③需要视觉空间认知的任务能力下降[19]。
- 帕金森病患者的高级脑功能障碍，表现为属于大脑皮质-基底神经节环路的功能问题，因此可大致归类为额叶功能障碍[19]。但是，上述疾病的具体内容在某些方面与单纯的额叶损伤还是有区别的[19]。

备忘录 **血管性帕金森综合征**

当双侧大脑基底节发现多发性腔隙性梗死时，可能会出现类似帕金森病的症状。这便是所谓的血管性帕金森综合征，由此导致的认知功能降低，较为常见。

4）肌萎缩性侧索硬化

- 肌萎缩性侧索硬化是一种病因不明的疾病，会导致上下运动神经元进行性退化与丧失[4]。
- 虽然肌萎缩性侧索硬化症的高级脑功能障碍未被广泛知晓，但认知症症状、注意力与执行功能障碍以及非运动功能障碍导致的书写障碍均有报道[43,44]。

5）认知症

- 认知症类型包括**阿尔茨海默病**、**血管性认知症**、**Lewy路易小体型认知症**与**额颞叶变性症**。
- 轻度认知障碍（Mild Cognitive Impairment，MCI），被认为是阿尔茨海默病的前兆。

- 阿尔茨海默病的早期症状便是**情景记忆障碍**。
- 由血管性认知症导致的智力下降是不均衡的，因此也被称为**混合型认知症**。人格因此而得以保留。
- Lewy路易小体型认知症的特征是，**幻觉**、**帕金森病症状**、**波动性症状**。
- 额颞叶变性症可导致社交行为问题与**语义记忆障碍**。

参见●2
→第9栏
第274页

6）高血压、心脏病、肾病、糖尿病●2

- 众所周知，中年高血压是老年**认知能力下降**与**认知症危险因素**[45]。
- 心房颤动是脑卒中的危险因素，也是认知症的危险因素。
- 心脏功能衰竭导致脑血流量降低至阈值以下，老年人在内因性脑血流量减少的情形下有**认知能力下降**的危险[45]。
- 慢性肾病（chronic kidney disease，CKD），是**认知功能障碍**的一个危险因素[46]。
- 脑萎缩不仅见于透析过程中发生血流动力学变化的血液透析患者，也见于腹膜透析患者。研究还发现，脑萎缩（额叶萎缩）与执行功能（额叶功能）之间存在显著关联[41]。
- 有报告称，糖尿病患者可见**脑区域萎缩**与**全脑容积减少**[47]。
- 糖尿病会增加**罹患阿尔茨海默病**与**血管性认知症**的风险。

7）精神分裂症

- 精神分裂症表现为感知、思维、情感和动机等多方面**精神功能领域的障碍**，是一种由幻觉、妄想与自我障碍等**阳性症状**与情感麻木、自发性减退与社交退缩等**阴性症状**组成的特殊综合征[48]。
- 精神分裂症中可见**认知功能的下降**，包括记忆力、执行功能、流畅性、注意力以及处理速度等[49]。
- 据报告，认知功能受损的精神分裂症患者会出现**脑结构**与**功能异常**[50]。
- 精神分裂症中的认知功能是治疗的重要目标，由此可以预测患者就业与日常生活技能等功能性转归[51]。
- 对精神分裂症患者的自我感觉或**主动控制感（sense of agency）障碍**，已进行实证研究。主动控制感是一种**主观体验**（agent），即能够按照自己的意愿控制自己的行为以及与之相伴的外部事件[52]。

8）双相情感障碍

- 在双相情感障碍的病程中，可能会出现**抑郁期**、**躁狂期**（与低躁狂期）[48]。
- 在躁狂期，患者的情绪会异常且持续地高涨，变得开朗或易怒。
- 关于双相情感障碍的脑结构性障碍的研究，现正在积极推进中[53]。
- 双相情感障碍的神经心理障碍与精神分裂症相似[54]。
- 双相情感障碍患者的认知功能与社会功能之间存在显著关联[55]。

9）抑郁症

- 抑郁症会出现**情绪低落**及**兴趣、关心、喜悦与快乐的丧失**等症状。
- 据观察，抑郁症患者前喙部扣带回与海马分区的体积减小[56]。
- 一项对抑郁症患者认知评估的荟萃分析发现，抑郁症患者在**执行功能、记忆力与注意力方面存在障碍**[57]。
- **认知行为疗法**是治疗抑郁症、焦虑症与强迫症的方法之一。这里所说的认知，指的是对事物的思考方式。例如，抑郁症患者的悲观思维。
- 贝克（Beck At）揭示了抑郁状态与抑郁症患者扭曲的**认知过程/思考过程**（distorted cognition/thinking），尤其是与抑郁症特有的**消极认知三联组**（negative cognitive triad）以及他称之为自我、世界、未来3个领域中的悲观思维的关系[48]。

10）智力障碍

- 所谓智力障碍，是一种在发育过程中出现的障碍，包括在概念、社会及实用领域的**智力与适应功能缺陷**[58]。
- 智力障碍并不代表特定的疾病[59]。
- 根据智力与适应功能的状态，智力障碍可分为轻度、中度、重度与极重度这4类。
- 轻度智商为50～70，中度智商为35～50，重度智商为20～35，极重度智商低于20。
- 智力功能评估包括日本版WPPSI-Ⅲ智力测试、日本版WISC-Ⅳ智力测试、日本版KABC-Ⅱ。

11）孤独症谱系障碍

- 孤独症谱系障碍是一种发育障碍，其特征在于**社会交往与人际关系的实质异常、兴趣局限及行为模式化**[48]。
- 有执行功能障碍[48]。
- 总结信息，从中提取关键信息并加以利用的中枢整合能力较弱，而且容易沉迷于细节[48]。
- 病因不明。据认为，它是由遗传因素以及受孕和分娩期间的环境因素引起的。
- 虽然曾经有人认为缺乏父母关爱与不适当的养育环境可能是病因，但自20世纪70年代以来，人们认为其病因是上述因素导致的**大脑器质性异常**[48]。
- 心智理论障碍假说是障碍假说之一。心智理论是推测他人心智状态的心智功能[48]。
    - 所谓**心智理论障碍假说**，其理论认为，孤独症谱系障碍的核心障碍是心智理论障碍，因为正常儿童在4～7岁期间，在需要猜测他人心理状态的任务中，回答正确答案的百分比会增加，而孤独症谱系障碍儿童则很难通过上述任务。另一方面，也有报告提出了与该假设完全相反的证据。

12）注意力缺陷、多动症

- 注意力缺陷、多动症，其主要症状是**注意力不集中**、**多动性**与**冲动性**，这些症状在患者12岁之前就开始在生活的多个方面显现出来[48]。
- 儿童对于自己感兴趣的事情能集中精力，但对自己不感兴趣的事情却完全不能集中注意力。
- 经常会丢三落四。
- 会烦躁不安，在课堂上坐不住。
- 还具有容易受伤、容易打架、爱说废话等特征。

5 日常生活中的困难与高级脑功能障碍、疾病之间的关联一览表

最后，第34页的表格列出了与日常生活中的困难相关的高级脑功能障碍、评测和疾病的名称。编制该表的目的是希望让读者了解以下事项。我们打算与广大读者一道，继续完善该表。

（1）参与高级脑功能障碍康复的人员，需要首先关注患者在日常生活中的困难，而不是眼睛只盯着高级脑功能障碍评测的结果。

（2）“高级脑功能障碍”一词往往侧重于脑卒中患者，但精神疾病与发育障碍患者也有类似的困难与症状，并且不乏共同点，有时甚至完全相同。

（3）虽然用科学的方法对高级脑功能障碍和疾病进行了分类，但很难消除它们之间的灰色地带。

■ 文献

[1] 「全部見える　脳・神経疾患」（服部光男/監），成美堂出版，2014.

[2] 「カンデル神経科学」（Kandel ER，他/原著　金澤一郎，宮下保司/日本語版監），メディカル・サイエンス・インターナショナル，2014.

[3] 「脳機能の基礎知識と神経症候ケーススタディ　症例から学ぶリハビリテーション臨床思考 改訂第2版」（脳機能とリハビリテーション研究会/編），メジカルビュー社，2022.

[4] 「標準神経病学 第2版」（水野美邦/監，栗原照幸，中野今治/編），医学書院，2012.

[5] 丹治 順：頭頂連合野と運動前野はなにをしているのか?−その機能的役割について−．理学療法学，40：641−648，2013.

[6] 「標準生理学 第8版」（小澤瀞司，福田康一郎/監，本間研一，他/編），医学書院，2014.

[7] 杉本 光，月浦 崇：社会的文脈における記憶と内側前頭前皮質の役割．BRAIN and NERVE，70：753−761，2018.

[8] 平山和美：高次脳機能障害の理解とリハビリテーションアプローチ．作業療法，41：145−153，2022.

[9] 「高次脳機能障害の理解と診察」（平山和美/編著），中外医学社，2017.

[10] 平山和美：神経心理学よいとこ一度はおいで．神経心理学，35：11−19，2019.

[11] 平山和美：視覚背側経路損傷による症状の概要．高次脳機能研究，35：199−206，2015.

[12] 「神経心理学への誘い 高次脳機能障害の評価」（田川皓一，池田　学/編），西村書店，2020.

[13] Uddin LQ, et al：Structure and Function of the Human Insula. J Clin Neurophysiol, 34：300−306, 2017.

[14] 寺澤悠理：感情認識と内受容感覚—感情関連疾患と内受容感覚の下位概念について—．バイオフィードバック研究，44：97−101，2017.

[15] 「標準リハビリテーション医学 第3版」（上田 敏/監，伊藤利之，他/編），医学書院，2012.

[16] 山川 宏：内観におけるPapez回路の役割について．人工知能学会第15回汎用人工知能研究会，SIG−AGI−015−03, 2020.

[17] 「絵でみる脳と神経 第4版 しくみと障害のメカニズム」（馬場元毅/著），医学書院，2017.

[18] 「解剖学 第5版」（奈良 勲，鎌倉矩子/シリーズ監，野村 嶬/編），医学書院，2020.
[19] 大槻美佳：前頭葉・基底核の高次脳機能障害．高次脳機能研究，32：194–203，2012.
[20] 疋田貴俊：大脳基底核神経回路における腹側淡蒼球の役割解析：日本生物学的精神医学会での交流から．日本生物学的精神医学会誌，30：105–107，2019.
[21] 疋田貴俊：柔軟な行動のための大脳基底核神経回路の恒常性維持機構．日薬理誌，152：295–298，2018.
[22] Schmahmann JD & Sherman JC：The cerebellar cognitive affective syndrome. Brain, 121 (Pt 4)：561–579, 1998.
[23] 「脳卒中ビジュアルテキスト 第4版」（荒木信夫，他/著），医学書院，2015.
[24] 石合純夫：ヒト脳の側性化と臨床—言語と空間性注意の神経ネットワーク—．Jpn J Rehabil Med，59：182–191，2022
[25] 「高次脳機能障害学 第3版」（石合純夫/著），医歯薬出版，2022.
[26] 「APA心理学大辞典」（G.R.ファンデンボス/監，繁桝算男，四本裕子/監訳），培風館，2013.
[27] 山下 光，瀬知亜有未：「左脳と右脳」の現在 右手利きと左手利き．Brain and Nerve，70：1093–1102，2018.
[28] Oldfield RC：The assessment and analysis of handedness: the Edinburgh inventory. Neuropsychologia, 9：97–113, 1971.
[29] 大久保街亜，他：日本語版FLANDERS利き手テスト1—信頼性と妥当性の検討—．心理学研究，85：474–481，2014.
[30] 「カンデル神経科学 第2版」（Kandel ER，他/原著，宮下保司/日本語版監，岡野栄之，他/監訳），メディカル・サイエンス・インターナショナル，2022.
[31] Menon V & Uddin LQ：Saliency, switching, attention and control: a network model of insula function. Brain Struct Funct, 214：655–667, 2010.
[32] 渡辺宏久，他：脳のfunctional connectivity networkと神経疾患．神経治療学，33：186–190，2016.
[33] Menon V：Large-scale brain networks and psychopathology: a unifying triple network model. Trends Cogn Sci, 15：483–506, 2011.
[34] Buckner RL, et al：The brain's default network: anatomy, function, and relevance to disease. Ann N Y Acad Sci, 1124：1–38, 2008.
[35] 友田明美：脳科学的な診断技術の進歩．児童青年精神医学とその近接領域，61：258–262，2020.
[36] Fox MD, et al：Spontaneous neuronal activity distinguishes human dorsal and ventral attention systems. Proc Natl Acad Sci U S A, 103：10046–10051, 2006.
[37] Goulden N, et al：The salience network is responsible for switching between the default mode network and the central executive network: replication from DCM. Neuroimage, 99：180–190, 2014.
[38] Seeley WW, et al：Dissociable intrinsic connectivity networks for salience processing and executive control. J Neurosci, 27：2349–2356, 2007.
[39] 「リハビリテーション医学大辞典」（上田敏，大川弥生/編），医歯薬出版，1996.
[40] 日本医学会：医学用語辞典WEB版．
https://jams.med.or.jp/dic/mdic.html（2022年10月閲覧）
[41] 「標準解剖学」（坂井建雄/著），医学書院，2017.
[42] 立花久大：パーキンソン病の認知機能障害．精神神経学雑誌，115：1142–1149，2013.
[43] 今井 樹，他：筋萎縮性側索硬化症の脳機能．脳科学とリハビリテーション，15：37–43，2015.
[44] 小森規代，他：筋萎縮性側索硬化症患者における書字障害の特性と脳病変との関連性．高次脳機能研究，38：361–369，2018.
[45] 小原克彦：心血管病と認知症．日本循環器病予防学会誌，57：79–86，2022.
[46] 鶴屋和彦：CKDにおける認知症の対策と治療．日本透析医学会雑誌，55：431–439，2022.
[47] 鈴木 亮：糖尿病と脳．東京医科大学雑誌，79：293–300，2021.
[48] 「標準精神医学 第8版」（尾崎紀夫，他/編），医学書院，2021.
[49] 末吉一貴，住吉太幹：経頭蓋直流電気刺激の統合失調症治療への応用；認知機能の向上をめざして．日本生物学的精神医学会誌，33：82–86，2022.
[50] Yasuda Y, et al：Brain morphological and functional features in cognitive subgroups of schizophrenia. Psychiatry Clin Neurosci, 74：191–203, 2020.
[51] 住吉太幹：精神疾患における認知機能障害：機能的転帰との関連．精神科治療学，30：1411–1418，2015.
[52] 前田貴記：Sense of Agency：自己意識の神経心理学．神経心理学，35：178–186，2019.
[53] Woodward ND：The course of neuropsychological impairment and brain structure abnormalities in psychotic disorders. Neurosci Res, 102：39–46, 2016.
[54] Schretlen DJ, et al：Neuropsychological functioning in bipolar disorder and schizophrenia. Biol Psychiatry, 62：179–186, 2007.
[55] Torres IJ, et al：Relationship between cognitive functioning and 6-month clinical and functional outcome in patients with first manic episode bipolar I disorder. Psychol Med, 41：971–982, 2011.
[56] 松田博史：うつ病のバイオマーカとしての構造MRIの可能性．最新医学，71：1447–1452，2016.
[57] Rock PL, et al：Cognitive impairment in depression: a systematic review and meta-analysis. Psychol Med, 44：2029–2040, 2014.
[58] 「DSM-5 精神疾患の診断・統計マニュアル」（高橋三郎，大野 裕/監訳），医学書院，2014.
[59] 「発達過程作業療法学 第2版」（矢谷令子/シリーズ監修，福田恵美子/編，加藤寿宏/編集協力），医学書院，2014.

日常生活中的困难与高级脑功能障碍、疾病之间的关联一览表

判断为主要的符合栏目用●标记。然而，空白栏并不一定意味着不符合。分类中广泛存在着灰色区域与重叠。

日常生活中的困难	高级脑功能障碍			测试	神经疾病			
	第1分类	第2分类	第3分类		脑卒中 左脑损伤	脑卒中 右脑损伤	脑外伤	帕金森病
（1）即使给予疼痛也不会醒来	基本与基础功能障碍	意识与觉醒功能障碍	意识障碍（昏迷）	JCS、GCS、数数	●	●	●	
（2）有些恍惚			意识障碍（失去明晰意识状态）		●	●	●	
（3）容易分心，经常注意力不集中		注意功能障碍	广泛性注意力障碍（选择性注意力障碍）	TMT、CAT、数数	●	●	●	●
（4）走路时只聚焦于脚下（或一点），不能环顾四周			广泛性注意缺陷（分配性注意力障碍）		●	●	●	●
（5）坐不住；没有耐心；难以同时完成多项任务			广泛性注意力障碍（行动步调障碍、多动性与冲动性）		●	●	●	
（6）不吃托盘左侧盘子里的食物。忽略左侧			定向性注意力障碍（左半侧空间忽略）	BIT，catherine bergego scale（CBS）		●		
（7）过分专注于兴趣而不注意周围环境			过度集中、过度关注（分配性注意力障碍）	TMT、CAT				
（8）有些忘事。忘记自己吃过晚饭		记忆功能障碍	情景记忆（自传体记忆）	HDS-R、MMSE-J、MoCA-J、WMS-R、RBMT、Rey复杂图形测试、三宅式记忆测试、自传体记忆测试	●	●	●	●
（9）记不住过去的重大新闻，如东日本大地震			情景记忆（社会事件）		●	●	●	
（10）无法回忆起他们曾经知道的事情，如日本的首都			语义记忆		●	●	●	
（11）以前能做的事现在做不到了，如菜刀用得笨拙了			程序记忆					●
（12）容易生气、焦躁		情感（情绪）功能障碍（动机与主动性障碍）	易受刺激、烦躁	汉密尔顿抑郁量表、PANSS	●	●	●	
（13）感觉抑郁或不想做任何事			抑郁状态		●	●	●	●
（14）情绪激动、兴高采烈、焦躁不安			躁狂状态					
（15）日常工作失误越来越多。时常忘记日程	个体与要素功能障碍	工作记忆障碍		WAIS-Ⅳ、BACS-J、延迟回放任务	●	●	●	●
（16）日常工作耗费时间		处理速度降低			●	●	●	●
（17）不知道现在是什么时间，是早上还是傍晚		定向力功能障碍	时间	HDS-R、MMSE-J	●	●	●	
（18）不知道自己现在身处何方			位置		●	●	●	
（19）即使看着家人的脸，也不知道他们是谁			人	理解患者所说的话	●	●	●	
（20）无法通畅地表达。单词与文字发音错误		语言功能障碍	运动性失语	SLTA、WAB	●			
（21）无法理解对方在说什么			感觉性失语		●			
（22）无法阅读			失读		●			
（23）无法书写			失写		●			
（24）无法算出购买物品的总金额		计算功能障碍	失算（失去计算功能）		●			
（25）不吃托盘左侧的食物		忽略综合征	半侧空间忽略症	BIT，Catherine Bergego Scale（CBS）		●		
（26）虽然存在运动麻痹，却一口咬定“自己的手可以动，并没有瘫痪”			疾病失认	Bisiach/Berti（比西亚奇/贝尔蒂）测试、MUNA		●		
（27）看到物体时分辨不出是什么，但触摸后则能分辨		对象认识功能障碍	物体失认	VPTA	●	●		视觉空间认知症障碍
（28）不能通过看面部辨识出家人，但能通过声音辨识			相貌失认		●	●		
（29）迷路，无法到达目的地（无法回到自己的病房或家中）			街景失认，方向性障碍			●		
（30）能看到工具并解释如何使用，但不能说出工具的名称			视觉失语		●			
（31）环境声响与音乐听起来像噪声			听觉失认	使其听到环境声响	●	●		
（32）即使摸到口袋中的物品，也不知其为何物			触觉失认	蒙上受试者眼睛，并让他触摸钥匙、勺子等物品	●	●		
（33）不能指出或叫出身体部位			身体部位失认	要求指出身体部位并说出其名称	●	●		
（34）将自己患病的手说成是别人的手，如母亲的手			身体妄想	（将患手放在明显位置）并提出“这是什么”“这是谁的手”等问题		●		
（35）难以通过手势进行交流		高级动作与行为功能障碍	哑剧失用	SPTA	●			
（36）不适当使用器皿，如试图用汤匙柄舀食物			使用失用		●			
（37）双手被摩擦时会紧握			病理性抓握现象：抓握反射	FAB	●	●		
（38）根据形状抓取手碰触到的物体、抓取进入视野的物体			病理性抓握现象：本能性抓握反应		●	●		
（39）对于摆放在眼前的工具，无意之中便摆弄起来			强迫性使用工具		●			
（40）说话拐弯抹角，内容晦涩难懂		思维功能障碍	思路障碍：转弯抹角	PANSS				
（41）话说着说着突然说不下去			思维障碍：中断					
（42）抱怨隔壁邻居要杀自己			被害妄想（原发性妄想）					
（43）声称自己有天皇血统等			血统妄想（原发性妄想）					
（44）抱怨妻子不给自己饭吃			妄想症（继发性妄想）					
（45）抱怨自己的钱包被偷			被害妄想、被盗妄想（继发性妄想）					
（46）怀疑丈夫与年轻女子有染			嫉妒妄想（继发性妄想）					
（47）幻想自己犯了滔天大罪，即使活着也只会给家人带来麻烦，并为此而苦不堪言			罪孽妄想（抑郁）					
（48）产生出想要创办一家能日进斗金的公司，而到处打电话给自己认识的人			夸大妄想（躁狂状态）					
（49）看到自己妻子，声称她虽然看起来像妻子，却是个陌生人			卡普格拉妄想症	理解患者的诉求		●	●	
（50）做饭与处理日常工作的能力变差	整合功能障碍	执行功能障碍		BADS、FAB、汉诺塔、BACS-J	●	●	●	●
（51）一旦日程增多，就会变得混乱不堪					●	●	●	●
（52）什么都不想做，整日躺在床上		社会与行为功能障碍	动机与主动性降低	标准化动机评估方法、TBI-31、赌博任务、WCST			●	
（53）易怒，使用暴力			情绪控制障碍				●	
（54）从商店零元购							●	
（55）说出寡廉鲜耻之语							●	
（56）对初次见到的人表现出亲昵的态度			人际关系障碍				●	
（57）要求家人做自己力所能及的事，如更衣			依赖行为				●	
（58）即使下大雨，也会坚持每天走相同的路线散步，对于习惯非常执着			固执				●	

神经疾病						内科系统疾病	精神疾病			发育障碍				参考页
肌萎缩性侧索硬化	认知症					高血压、心脏病、肾病、糖尿病	精神分裂症	躁郁症（抑郁症）	抑郁症	智力障碍（智力发育症）	孤独症谱系障碍	注意力缺陷、多动症（ADHD）		
	阿尔茨海默病	脑血管型	Lewy路易小体型	额颞叶变性症	MCI							儿童期至成年期	被误诊为认知症的老年人ADHD	
	●	●	●	●						●				270
●	●	●	●	●	●		●	●	●	●	●	●	●	241
	●	●	●	●										
											●	●		
												●		
●	●	●	●	●	●	智力功能、记忆功能下降风险				●			●	
	●	●	●	●						●				
●	●	●	●	●						●				203
														203
●	●	●	●	●			●	●	●	●	●	●		
●	●	●	●	●			●	●	●	●	●	●		
								●						
	●	●	●	●	●		●	●	●	●	●	●		
	●	●	●	●	●		●	●	●	●	●	●		203
	●	●	●	●						●	●			
	●	●	●	●						●	●			
	●	●	●	●						●				
进行性非流利性失语症										语言功能下降	语言功能下降			
														203、215、241
●														
										●	●			
														233
														252
														261
														261
														194
							●							
							●							
							●							
							●							
	●													
	●		●											
	●													
								●	●					
								●						
			●				●							
●	●	●	●	●	●		●	●	●	●	●	●	●	182
●	●	●	●	●	●		●	●	●	●	●	●	●	182
●							●	●	●	社会行为功能障碍				203、224
●				●			●	●						
				●										
				●										
											人际关系障碍			
				●										

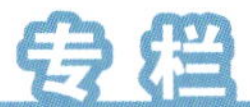

1. 左利手与右利手的认知功能差异

尽管不同国家和文化之间存在差异，但大约90%的人是右利手，10%的人是左利手。多年来，人们一直在研究利手差异对脑功能与认知功能的影响。据报告，在语言功能方面，96%的右利手与70%的左利手，其大脑左半球占优，15%左利手的大脑两半球占优，15%左利手的大脑右半球占优[1]。在人脸识别中，右利手的梭状回激活显示出右半球优势，而左利手则并未显示出这种优势[2]。据报告，两组受试者在手部心理旋转任务（参见第4栏）中的反应时间也有所不同[3,4]。此外，还论证了失用症会因利手而出现多大程度的差异这一课题[5]。一项关于智商的荟萃分析表明[6]，右利手的智商明显高于左利手，尽管两者之间的实质性差异很小。然而，对于利手差异研究的评估，存在利手评估方法不一致、左利手样本量不足、负面研究结果发表可能性较小等发表困难的问题。而非积极的研究结果，我们必须小心诸如偏见之类的问题。

无论人类还是动物，都倾向于排斥少数群体。就左利手而言，各种宗教和文化中都有妖魔化左利手的象征意义，同时还存在歧视与偏见[7]。将左利手矫正为右利手的教育也源远流长。另一方面，也有一些言论在毫无根据的情形下，对左利手赞美有加。正如世间万物一样，我们需要警惕对左利手的歧视、偏见和廉价的赞美（参见第6栏）。

■ 文献

[1] Carey DP & Johnstone LT：Quantifying cerebral asymmetries for language in dextrals and adextrals with random-effects meta analysis. Front Psychol, 5：1128, 2014.

[2] Bukowski H, et al：Cerebral lateralization of face-sensitive areas in left-handers: only the FFA does not get it right. Cortex, 49：2583-2589, 2013.

[3] Takeda K, et al：Reaction time differences between left- and right-handers during mental rotation of hand pictures. Laterality, 15：415-425, 2010.

[4] Jones HG, et al：The effect of handedness on mental rotation of hands: a systematic review and meta-analysis. Psychol Res, 85：2829-2881, 2021.

[5] Goldenberg G：Apraxia in left-handers. Brain, 136：2592-2601, 2013.

[6] Ntolka E & Papadatou-Pastou M：Right-handers have negligibly higher IQ scores than left-handers: Systematic review and meta-analyses. Neurosci Biobehav Rev, 84：376-393, 2018.

[7] 山下 光，瀬知亜有未：右手利きと左手利き．BRAIN and NERVE，70：1093-1102，2018.

3 高级脑功能障碍康复的基本思路

学习目标

- 能够解释高级脑功能障碍的康复基础
- 能够解释康复方法
- 能够解释指南中关于高级脑功能障碍康复的推荐等级与证据等级

1 康复

- 康复原本是表示名誉恢复的词语。而到了现代，则指的是意在恢复或重建因疾病、残疾或其他因素而丧失的人类尊严、权利、人权和应有的生活、人生的所有援助行动。
- 因此，康复并不是一个仅指个性化功能恢复方法的词语。
- 国际功能、残疾与健康分类（International Classification of Functioning, Disability and Health：ICF）中规定，康复的最终目标是实现更好地参与，包括身心功能、身体结构、活动及参与。一个人的尊严、权利、人权、生活与人生，取决于他人与家庭、他人和社会之间的关系。改善他人与家庭、他人和社会之间的关系，也就是更好地参与，对人类来说意义非凡。
- 在高级脑功能障碍康复训练中，始终牢记这一点至关重要。

2 高级脑功能障碍的康复基础

1）脑损伤后脑功能的恢复过程

- 脑损伤后脑功能的恢复过程，**有局部变化**与**脑重建/重组**这两个主要方面。
- 局部变化包括**改善水肿**、**改善半暗带**与**改善功能分离**等。
- 脑重建/重组**有突触活性强度与数量的变化**，**解除（Unmasking）——显性**[※1]、**生长（Sprouting）——神经发芽**[※2]等突触连接的变化过程。这种突触连接的变化特性被称为**神经可塑性**。

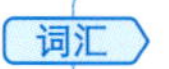
※1　解除（Unmasking）——显性

解除（Unmasking），是指通常状况下被抑制而无功能的突触，由于中枢神经系统的障碍而被解除抑制，功能呈显性并被发现的过程。

※2　生长（Sprouting）——神经发芽

生长（Sprouting），指神经轴突的生长过程。

2）脑可塑性

- 神经可塑性，是指神经系统在刺激和活动的作用下，在功能和结构上发生变化的特性，存在于从细胞水平到脑区网络连接等各个层面[1]。
- 因使用、经验和学习所产生的脑可塑性，被称为**使用依赖可塑性**。学习新技能时，使用依赖可塑性是其基础[1]。
- Nudo等进行的一系列研究[2,3]，揭示了神经损伤后的使用依赖可塑性。Nudo等在松鼠猴的初级运动皮质制造了梗死灶，导致其前肢运动瘫痪。随后，他们的研究表明，当让松鼠猴练习用瘫痪的肢体取食时，大脑的手部区域会扩展到初级运动皮质的肘部及肩部区域[3]。
- 根据动物实验中获得的使用依赖可塑性研究结果，由Taub开发的CI疗法（constraint-induced movement therapy）已被应用于人类临床医学。
- 最近的研究表明，使用假肢的运动员，仅在最终操纵假肢的肌肉中，使用**同侧皮层脊髓束**[4]。该报告也揭示了中枢神经系统的使用依赖可塑性。

3）神经调控

- 调控意味着调节。神经调控是一种通过使用电刺激、磁刺激、药物等手段，来改变与调节神经系统功能障碍的技术。
- **经颅直流电刺激**（transcranial direct current stimulation，tDCS）通过在头皮上配置电极，并在其间传递微弱的直流电流，来刺激脑皮质。据报告，它具有**改善运动功能**[5]与**认知功能**[6]的功效。
- **重复经颅磁刺激**（repetitive transcranial magnetic stimulation，rTMS）是一种通过在大脑皮质上，连续施加磁刺激的方法。通过在损伤半球施加高频磁刺激，来增强皮质兴奋性。同时还采用一种策略，即对非损伤半球施加低频磁刺激，以抑制非损伤半球的皮质兴奋性。这样做的目的是抑制非损伤半球的功能，从而增强损伤半球的功能，因为非损伤半球的功能可能会抑制损伤半球的功能，这是由于在健康大脑中观察到的半侧半球功能的半球抑制，其中对侧半球功能受到抑制。
- 据报告，rTMS可有效治疗**半侧空间忽略症**[7]与**失语症**[8]。
- **脑机接口**是指将大脑神经系统的活动与机械装置的运作实时相对应，使其作为1个系统进行功能操作的计算装置[9]。具体来说，就是对脑卒中偏瘫患者上肢运动练习时的头皮脑电图进行分析，使患者通过自己的测试结果来尝试适当的运动，以提高脑皮质的兴奋性。
- 广泛用于治疗抑郁症的选择性5-羟色胺再摄取抑制剂（selective serotonin reuptake inhibitor，SSRI），是近期有望促进脑损伤后功能恢复的候选药物。左旋多巴

（L-dopa）、马来酸盐艾多奈匹（edonerpic maleate）等药物的效果，也正处于论证阶段[10]。

- 对于上述神经调节，当前的论证主要围绕其对运动功能障碍的功效进行展开。未来的研发有望用于治疗高级脑功能障碍。

4）影响康复的因素

- 脑损伤的大小或神经网络破裂的程度，对恢复的影响最大。
- 年龄、性别和手或脑的侧化性，也会影响恢复训练。
- 長谷川列举了许多具体事例，用以阐述独立性、角色、乐趣和与他人的互动对康复训练的重要性[11,12]。

3 康复方法

1）注意事项

1 对障碍的自我认识（意识）

- 所谓意识，是指对自己的状况与障碍的一种觉悟。对于脑卒中患者，尤其是脑功能障碍程度较高的患者来说，意识到这一点可能很困难，而且意识到这一点会影响康复转归，应始终牢记。

备忘录 **意识时机**

不到30年前所发生的一幕，令我终生难忘。某位脑卒中患者（右半球损伤，发病6个月，虽然仍有中度运动瘫痪与轻度半侧空间忽略症等问题，但能够在户外行走和自主进行日常生活活动），他还是在出院回家当天来向我问好。当时他说：“我终于发现自己得了重病。”在进行日常作业治疗而与患者打交道的过程中，我曾一厢情愿地认为他们对自己的疾病了如指掌，却被现实无情打脸，最终意识到自己犯了一个很大的错误。对于没有明显的症状，如疾病失认症，脑卒中或脑部功能障碍程度较高的患者，也可能难以察觉与识别出自己的病情。

2 高度个性化的方法

- 高级脑功能障碍患者表现出的症状，即使病名相同，具有高度个体化，症状也因人而异。就像脑卒中导致的运动瘫痪一样，即使测试结果大致相同，其症状与日常生活中的问题也不尽相同。
- 因此，无论对患者个体的评估、治疗方法、生活方面的巧思，还是对参与方面所提供的协助，都必须对症下药。

3 寻找力所能及的事情

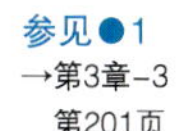
参见●1 →第3章-3 第201页

- 关键在于要寻找患者力所能及的事情，而不是只关注高级脑功能障碍评测的低分，或患者在日常生活中不能做的事情。虽然语言记忆功能下降，但视觉记忆功能仍然存在，或者记忆功能明显下降，但围棋能力仍然存在●1，尽力寻找患者力所能及的事情。这对康复方法与紧随其后的生活动力有着重要的积极影响。

4 设定具体且高度可实现的目标

- 康复治疗的目标，并非是提高高级脑功能障碍评测的分数，而是尽力减少受试者日常生活中的困难，从而尽可能地增加受试者享受生活的时间与天数。
- 因此，目标设定必须**具体**且**可实现性强**。

2）诊断

- 从急性期开始诊断高级脑功能障碍的流程，如图1所示[13]。从确定病变部位到对康复治疗方针进行检讨，其流程图示非常清晰明了。物理治疗师与作业治疗师需要了解该图所示的诊断流程，再开始治疗。

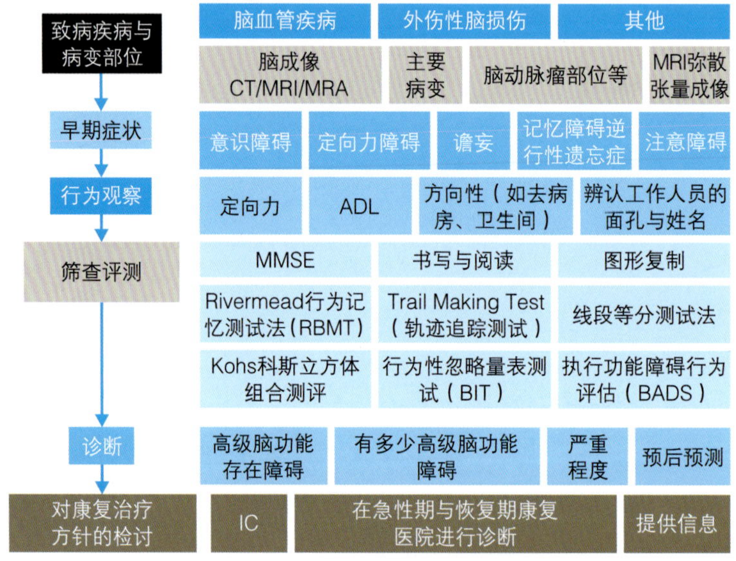

图1　高级脑功能障碍的诊断：以急性期为起点的流程
摘自文献[13]。

3）相关方法的3个方面

1 高级脑（认知）功能的恢复方法（功能障碍）

- 高级脑（认知）功能的恢复方法本身应在有可能恢复时执行。
  - 例如，针对注意力障碍的注意力过程训练（attention process training）（基于计算机的注意力训练软件。这包括诸如以相反的顺序回答以语音呈现的数字等任务）、桌旁练习、针对记忆障碍的**重复记忆任务**、针对失语症的**语言训练**以及针对半侧空间忽略症的**视觉扫描训练**。
- 请始终牢记，尽管在某项任务中的表现可能会有所改善，但很难泛化至日常生活任务中。

- 应密切掌握测试结果变化并评估其影响，避免在没有积极变化的状况下，仍漫不经心地继续下去。

2 重新掌握生活技能（活动）

- 为了解决日常生活中的困难，重新获得日常生活技能，应反复练习实际的日常生活任务，并采取补偿措施，以减少日常生活任务中的困难。
  - 例如，如果半侧空间忽略症的患者错过了横写书的左侧，请一边在书的左边缘画一条红线，一边练习阅读。
  - 建议记忆障碍患者练习使用记忆笔记本、日记本和智能手机闹钟功能，并决定好重要日常用品（如钱包、智能手机、钥匙）的放置位置。
  - 使用VR（virtual reality：虚拟现实）进行购物练习也有报道[14]。
- 重要的是，要充分利用自己在过去案例中所积累的经验、周围治疗师的指导和建议、案例文献等，并针对目前的案例进行反复钻研。

3 社会参与支持（参与）

A. 病友会、家属协会与家人支持。

- 以参加病友会为契机，患者的生活积极性往往会得到提高。家人也是如此，积极鼓励其参加病友会与家属协会。
  - 例如，有脑功能障碍患者及其家属的协会[15]。
- 如果家人对患者的行为感到困扰，需要让他们明白这种行为是脑功能障碍所产生的结果。
- 家人应始终牢记，患者**很容易精疲力竭**。

B. 兴趣爱好、与他人交往。

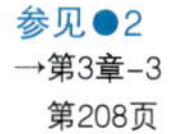
参见●2
→第3章-3
第208页

- 了解患者患病前的兴趣爱好，并探讨是否可以恢复。本书中有活用残余围棋技能●2的病例，极具参考性。
- 探讨再度出门旅行的可能性。也有真正理解残疾者需求的住宿设施以及专为残疾者精心制定旅行日程的旅行社[16]。
- 探索如何恢复与他人的互动。

C. 就业支持。

- 就业包括**一般就业**与**福利就业**。就广义而言，还可包括志愿者活动与社区活动。
- 设有“你好工作”、残疾者职业中心、残疾者就业生活保障中心、残疾者职业能力发展学校、就业过渡支持办公室、就业持续支持办公室等支持机构。
- 作业治疗师与物理治疗师全面掌握患者的高级脑功能障碍、肢体功能、体力、ADL/APDL能力、社会生活能力、处理与工作内容相关的具体问题的能力等，与相关职业及相关支援机构合作，提供就业支援。

D. 求学、复学支持。

- 如果是学生，则与家长、学校、教育委员会、教师等合作，提供就学与复学支持。
- 作业治疗师与物理治疗师的具体作用与就业支持类似。尤其是在未满18岁的情形下，还需考虑其发育特征。

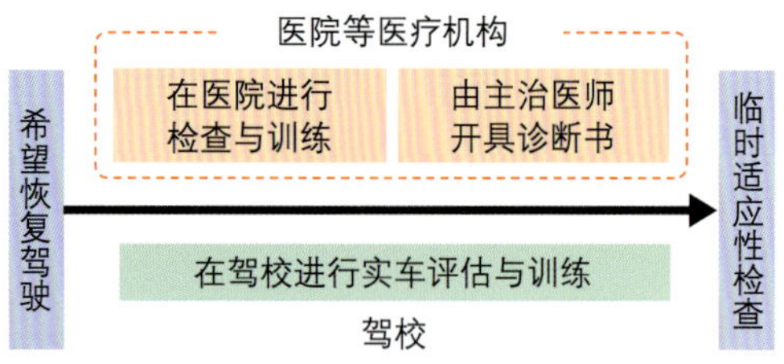

图2　恢复驾驶的支持流程

都道府县的相关规定各不相同：有的地方在驾校进行实车评估后，再进行临时适应性检查；有的地方则是在驾校进行临时适应性检查后，再进行实车评估；还有的地方是不需要提交医疗证明的。摘自文献[17]。

E. 汽车驾驶。

- 对于脑功能障碍程度较高的人和老年人来说，停止驾驶可能会成为引发抑郁症状并减少社会参与的诱因。
- 恢复驾驶的支持流程，如图2所示。
- 作业治疗师可以根据医师的处方进行评估，并向医师提供与诊断书开具相关的信息[17]。
- 所需评估包括注意力功能、空间认知功能、执行功能等**个体认知功能评估**、**SDSA脑卒中驾驶员筛选评估日本版**、**驾驶模拟器评估**。

F. 善用社会资源与制度。

- 与社会福利机构合作，探索申请《**身体残疾者手册**》与《**精神障碍者保健和福利手册**》。
- 探索并利用所有其他社会资源与制度。

4）通过具体病例进行分析

笔者希望通过介绍自己所经历的一位严重右半侧空间忽略症患者的康复方法及疗效，来阐述高级脑功能障碍康复的基本概念。病例介绍与实际病例可能略有出入。

1 病例介绍

- 70岁出头，女性。
- **诊断名称、疾病名称**：脑梗死、右侧偏瘫、失语症、右半侧空间忽略症。
- **现病史**：发病后4个月，从医院转入老年人护理福利机构。
- 由于家庭原因等因素，预计将长期住院或转入老年人护理福利机构。

2 初期评估

- **觉醒度、情绪、智力功能与主动性**：白天未出现嗜睡、易怒或情绪失控现象。没有智力功能普遍下降的迹象。患者几乎没有表现出自发行为，白天一直坐在轮椅上一动不动。即便将饭菜摆在患者眼前，他也不会动筷。
- **失语症**：说的话语完全没有意义，几乎没有发出任何声音，患者无法听从“闭上眼睛”或“举起手来”等简单指令。当笔者与其进行眼神交流并让其闭上眼睛时，患者能够照做，将眼睛闭上。在标准失语症检查中，他未能通过“单词理解”与“称呼”中的所有问题。

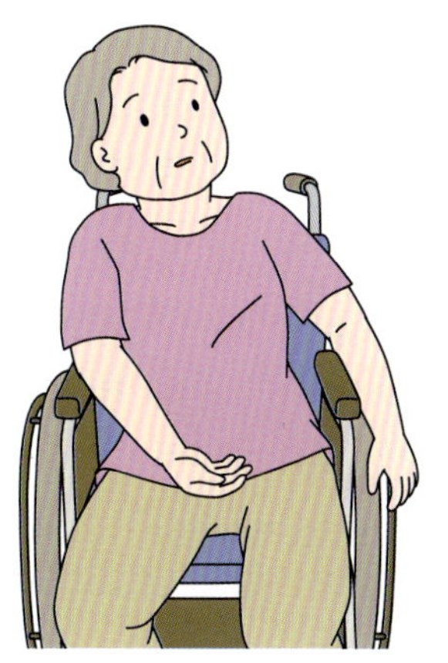
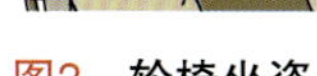
图3 轮椅坐姿

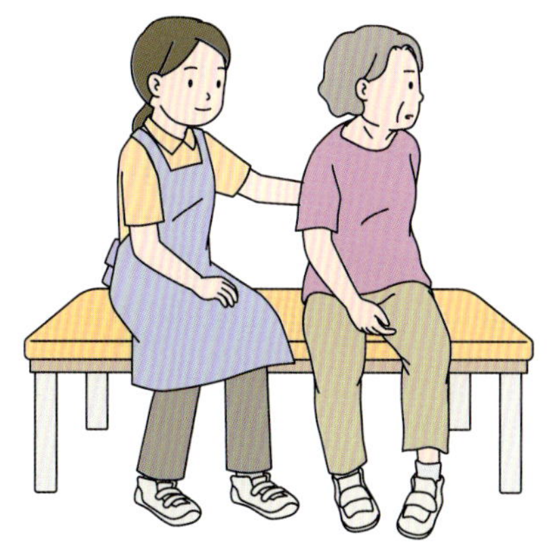
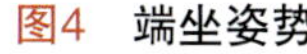
图4 端坐姿势

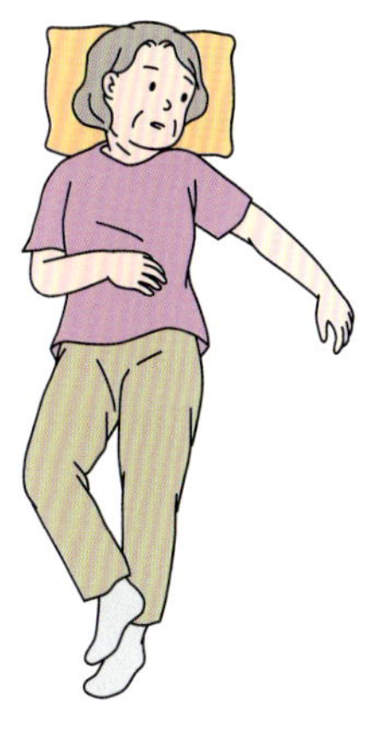
图5 仰卧姿势

- 受失语症的影响，患者无法理解检查内容，因此无法完成桌面测试，如等分线段测试、线段划消测试与复制任务。
- **Brunnstrom恢复阶段**：上下肢Ⅱ期、手指Ⅰ期。
- 在轮椅坐姿中，躯干一直向右侧（瘫痪侧）倾斜。面部总是转向左侧，目光也是如此（图3）。
- 在端坐姿势时，患者需要护理人员的支持。与轮椅坐姿相比，患者的面部进一步转向左侧（图4）。
- 在仰卧姿势中，患者的面部和视线一直朝向左侧，即使在引导下也无法朝向右侧转（图5）。
- 无论翻身、起身、站立、保持站立姿势，还是转移与移动到轮椅上，均需要全程协助。
- **进食**：患者没有注意到餐桌右侧的盘子。例如，在吃咖喱饭时，如果将盘子放在中间，就会吃掉饭菜的左半边，而将右半边剩下。即使被诱导进食，也会立即停止进食动作。即使改变盘子位置，状况也是如此。
- **排泄**：全程协助。
- **更衣**：全程协助。即使让患者用左手拉着前开襟上衣的右袖，并引导其穿出右手时，在尝试数秒后，也会立刻停止。

3 康复训练的思路、目标与方法

将之前对左半侧空间忽略症病例的评估结果与本病例的评估结果进行了对比。此外，本病例的结果是根据过去病例的康复方法和结果推测而得的。例如，在之前的病例中，尽管患者的半侧空间忽略症比本病例更轻，却也无法独立完成更衣动作。

在设定目标时，我们认为本病例或护理人员需要改善的重要困难至关重要，并且实现目标的可行性很高，因此特设定如下。

（1）患者能够从仰卧姿势转为侧卧姿势。如果做不到，则会导致疼痛与压疮。

（2）在转移至西式卫生间时，患者可以利用垂直扶手站立，并能保持站立姿势，直到护理人员将其纸尿裤和裤子拉下。

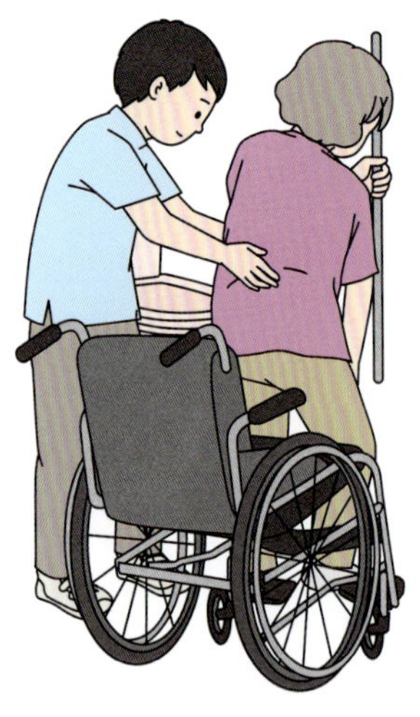

图6　在卫生间里使用垂直扶手保持站立姿势

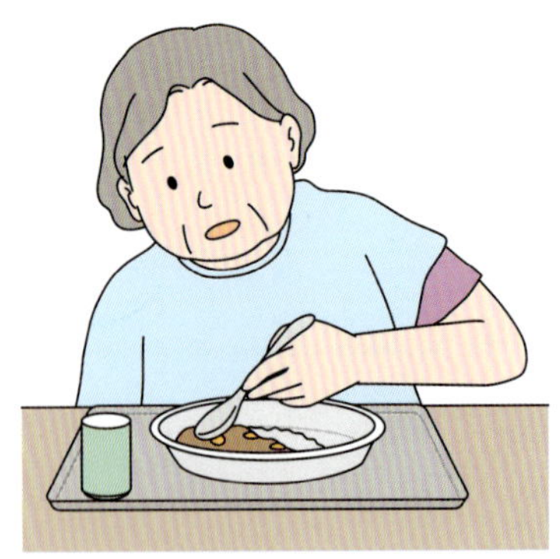

图7　用盘子进食

（3）餐桌上所有的米饭与配菜均可自行进食。

康复的方法是：①从仰卧姿势到侧卧姿势反复练习。②在椅子坐姿的状态下，将小布袋从左侧移至右侧。③在双杠上以站立姿势练习（使用膝关节伸展支撑架）。④使用垂直扶手进行站立练习。⑤午餐时，反复引导拿勺的上肢向右侧移动等。本病例与以往的左半侧空间忽略症病例的主要区别在于，患者患有失语症，无法理解语言，因此我们在治疗过程中，有意识地使用了视觉刺激与身体引导。

4 结果

（1）6个月后（发病后10个月），患者能够从仰卧姿势转为侧卧姿势。

（2）8个月后（发病后12个月），患者能够使用垂直扶手站立，并能保持站立姿势，直到护理人员将其纸尿裤和裤子拉下（图6）。

（3）8个月后（发病后12个月），患者开始注意到餐桌上的所有盘子。当使用盘子进食时，患者几乎可以吃掉所有东西（图7）。

5 反省

本病例所涉及的日常生活中的乐趣抑或是社会参与，都是当时无法考虑到的。ADL则是当时唯一想到的事情。

6 右半侧空间忽略症长期化的机制

大塚[18]介绍了自己经历过的一例右半侧空间忽略症病例导致的头部MRI所见，并引用了Weintraub等的论文[19]，阐明右半侧空间忽略症长期化是由于左半球障碍所致，注意右侧视觉空间和严重的脑白质疏松症（leukoaraiosis）［这被认为是由于神经轴突和少突胶质细胞减少，导致海绵状状态（引用自大塚所写的Bouler论文[20]）］造成的双侧白质损伤，右半球无法补偿右侧视觉空间。

当时本病例的头部MRI所见尚未得到证实。本病例中，右半侧空间忽略症长期化的机制可能与此类似。

4 指南中关于高级脑功能障碍康复的推荐等级与证据等级

1）脑卒中治疗指南 2021[21]

1 失语症

	应对措施	推荐等级	证据等级
（1）	建议对失语症进行系统评估	A	中
	作为失语症的评估方法，建议将标准失语症检查（SLTA）与日本版西方失语症成套测试（WAB）	A	中
（2）	建议为失语症患者提供语言听觉训练	A	高
（3）	提供集体训练与使用计算机设备进行训练是合理的	B	高
（4）	可以考虑进行强制使用口头语言，作为交流手段来进行训练	C	中
（5）	可以考虑进行重复经颅磁刺激（rTMS）与经颅直流电刺激（tDCS）	C	低
（6）	脑卒中后失语症的药物疗法，其疗效尚未确定	C	低

2 高级脑功能障碍（失语症除外）

	应对措施	推荐等级	证据等级
（1）	建议对脑卒中后是否存在认知障碍以及认知障碍的程度进行评估	A	中
	此外，将评估结果告知患者家属也是合适的	B	中
（2）	使用重复经颅磁刺激（rTMS）、经颅直流电刺激（tDCS）、视觉探索训练与棱镜眼镜训练，来治疗半侧空间忽略症是合理的	B	中
	此外，也可考虑使用镜像训练、冷水训练、振动与电刺激以及眼贴，来进行训练	C	低
（3）	对记忆障碍患者进行记忆训练是合理的	B	中
（4）	对注意力障碍患者，采用计算机辅助训练、注意过程训练（APT）、指导代偿方法、体育锻炼与业余活动是合理的	B	中
（5）	对失用症患者进行策略与手势训练是合理的	B	中
（6）	对认知障碍患者进行有氧运动和增加体力活动是合理的	B	中

2）物理治疗指南　第2版[22]

1 物理治疗（limb activation training）对半侧空间忽略症的脑卒中患者是否有用?

推荐	对半侧空间忽略症的脑卒中患者进行物理治疗（limb activation training），有条件地予以推荐
推荐条件	有 ・效果仅针对半侧空间忽略症（严重程度） ・效果持续时间短
推荐力度	对干预措施与受试者，均有条件推荐
证据力度	D（非常弱）

根据文献[22]编写。

2 物理治疗（棱镜调适疗法）对半侧空间忽略症的脑卒中患者是否有用?

推荐	对半侧空间忽略症的脑卒中患者实施棱镜调适治疗，有条件地予以推荐
推荐条件	有 ・针对轻度半侧空间忽略症患者 ・效果仅针对半侧空间忽略症（严重程度）与ADL患者 ・效果持续时间短
推荐力度	有条件推荐
证据力度	D（非常弱）

根据文献[22]编写。

3 是否建议轻度认知障碍（MCI）患者进行体育锻炼?

推荐	有条件地推荐轻度认知障碍（MCI）患者进行体育锻炼
推荐条件	有 ・效果可能因体育锻炼的内容和频率而异
推荐力度	有条件推荐
证据力度	C（弱）

根据文献[22]编写。

3）作业治疗指南　脑卒中[23]

作业治疗对半侧空间忽略症的疗效

A. 使用主动视觉输入的方法（自上而下的方式※3）。

方法	推荐等级
视觉扫描	B
基于计算机的训练（使用虚拟现实技术）	C1
激活策略（眼球运动与肢体运动相结合）	B
反馈策略	B
视野受限	B

B. 使用被动视觉输入的方法（自下而上的方式[※3]）。

方法	推荐等级
感官刺激干预	B
凝视运动刺激	C1

C. 使用非视觉刺激。

方法	推荐等级
温度刺激	C1
前庭电流	C1
躯干旋转治疗	C1
颈部肌肉振动刺激	B

D. 视觉系统刺激法。

方法	推荐等级
经皮神经电刺激（TENS）	C1
重复经颅磁刺激（rTMS）	C1
经颅直流电刺激（tDCS）	C1

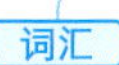

※3　自上而下的方式与自下而上的方式

自上而下的方式，是一种治疗方法，受试者自己知道（理解）治疗策略，其目的是获得代偿方法，以代偿高级脑功能障碍。自下而上的方式，是一种试图通过激活大脑来恢复已减退的高级脑功能障碍的方法，而受试者自己并不知道这一策略[17]。

文献

[1] 服部憲明：使用依存性可塑性．Journal of Clinical Rehabilitation，31：465–470，2022.

[2] Nudo RJ, et al：Use–dependent alterations of movement representations in primary motor cortex of adult squirrel monkeys. J Neurosci, 16：785–807, 1996.

[3] Nudo RJ, et al：Neural substrates for the effects of rehabilitative training on motor recovery after ischemic infarct. Science, 272：1791–1794, 1996.

[4] 中澤公孝：障がいがあるアスリートにみる神経可塑性．基礎心理学研究，40：227–233，2022.

[5] 田代祥一：脳機能修飾を目指した非侵襲的脳刺激法．杏林医学会雑誌，52：239–243，2021.

[6] Zaninotto AL, et al：Transcranial direct current stimulation（tDCS）effects on traumatic brain injury（TBI）recovery: A systematic review. Dement Neuropsychol, 13：172–179, 2019.

[7] M ü ri RM, et al：Non–invasive brain stimulation in neglect rehabilitation: an update. Front Hum Neurosci, 7：248, 2013.

[8] Naeser MA, et al：Improved picture naming in chronic aphasia after TMS to part of right Broca' s area: an open–protocol study. Brain Lang, 93：95–105, 2005.

[9] 牛場潤一：ブレイン・マシン・インターフェースによる脳卒中片麻痺からの機能回復．運動器リハビリテーション，32：271–278，2021.

[10] 實木 亨：脳損傷後の機能回復を促進する薬剤の作用機構．日本薬理学雑誌，157：244–247，2022.

[11]「主体性をひきだすリハビリテーション」（長谷川 幹/著），日本医事新報社，2009.

[12]「修了事例から学ぶ 主体性をひきだす訪問理学・作業療法」（中島鈴美，他/著），日本医事新報社，2019.

[13] 原 寛美：回復期のステージにおける高次脳機能障害リハビリテーション治療．Jpn J Rehabil Med，56：218–226，2019.

[14] 岡橋さやか，木下彩栄：VR/AR高次脳機能リハビリテーション．総合リハビリテーション，50：367–374，2022.
[15] 高次脳機能障害者と家族の会　http://kouji–kazokukai.org.
[16] HISのユニバーサルツーリズムデスク　https://www.his–barrierfree.com.
[17]「高次脳機能作業療法学 第2版」（矢谷令子/シリーズ監修，能登真一/編），医学書院，2019.
[18]「脳機能の基礎知識と神経症候ケーススタディ 改訂第2版」（脳機能とリハビリテーション研究会/編），メジカルビュー社，2022.
[19] Weintraub S, et al：Right sided hemispatial neglect and bilateral cerebral lesions. J Neurol Neurosurg Psychiatry, 60：342–344, 1996.
[20] Bowler JV：Vascular cognitive impairment. J Neurol Neurosurg Psychiatry, 76 Suppl 5：v35–v44, 2005.
[21]「脳卒中治療ガイドライン2021」（脳卒中ガイドライン委員会/編），協和企画，2021.
[22]「理学療法ガイドライン 第2版」（日本理学療法士協会/監，日本理学療法学会連合 理学療法標準化検討委員会ガイドライン部会/編），医学書院，2021.
[23]「作業療法ガイドライン　脳卒中」（日本作業療法士協会 学術部/編），日本作業療法士協会，2019. https://www.jaot.or.jp/files/page/wp–content/uploads/2014/05/guideline_stroke–1.pdf.

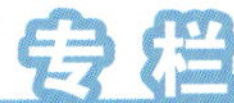

2. 影响行动能力的高级脑功能障碍

本节介绍了高级脑功能障碍影响行走等行动能力的典型示例。物理治疗师尤其应该对此进行仔细研究。

・右半球损伤

“半侧空间忽略症”与“半侧身体失认症”等无视症候群，与无法左转、碰撞左侧物体及摔倒等风险直接相关。此外，“街景失认症”与“方向性障碍”并不存在摔倒的风险，但其特征是会迷路并需要帮助。

・左半球损伤

在哑剧失用症（意念性运动失用症）中，操作和驾驶手杖或轮椅的步骤和顺序越是刻意地进行执行动作就越困难。“单纯性失读”是由于阅读文字与数字困难造成的，有的患者会按错电梯楼层按钮，或者找寻房间时，因念不出自己的病房号或名称而迷路。

・左半球或右半球损伤

受伤半球对侧上下肢出现的“运动忽略症”与“运动开始困难”，会直接影响行走与其他功能（参见第8栏）。在某些场景下，额叶内侧的损伤也会出现病理性抓握现象（尤其是本能性质抓握，参见第3栏），例如患者在医院走廊行走或坐在轮椅上抓握扶手，无法向前移动，行动受到干扰。

第2章

高级脑功能障碍各论

1 意识、觉醒度及注意障碍

学习目标

- 能够定义意识与注意力
- 能够描述意识障碍与注意障碍的症状与病灶
- 能够描述意识障碍与注意障碍的评估与应对措施

1 定义

1）意识

- 按照Zeman[1]的理论，意识有作为**清醒状态的意识**（consciousness as waking state）、作为**主观体验的意识**（consciousness as experience）及作为**所有心智状态的意识**（consciousness as mind）这3个阶段。
- 而意识还有清醒、觉醒与觉察（awake，aroused，alert，vigilant，aware）等含义。
- 本节则着重讨论作为清醒状态的意识（consciousness as waking state）。

2）注意

- 注意的概念宽泛而模糊，不同的研究者对其理解也略有不同。
- 注意被认为是“有意识地将精神能量集中于1个对象或复杂经验的1个组成部分，而排除其他情感或思维内容（Cambell，1981）”，或者被理解为“通过选择必要的信息，保证准确而有组织的行为程序，并通过对行为进程的持续控制，来维持对注意活动选择性特性的保证（Luria，1973，1975）”[2]。
- 注意在临床上可分为**定向注意**与**泛化注意**这两大类。
- 定向注意指的是专门指向某个方向的注意，其障碍的典型表现是半侧空间忽略症。
- 泛化注意则由3个部分组成，可分为：①觉醒性（alertness）或持久性；②选择性；③注意（认知功能）的控制功能[2]。特殊系统包括行动的步调（pacing）功能。

2 症状

意识状态与注意功能是认知活动和行为的心理基础，上述条件会对各种行动造成影响。因此，在对脑损伤患者进行评估时，有必要在各种评测前确认意识障碍与谵妄状态，然后了解注意状态。

1）意识障碍的症状

- 一旦意识出现障碍，警醒度与认知功能就会或多或少受到影响。
- 轻症包括“看不清楚”“神情呆滞”和“什么都想不起来”，重症则包括“即使受到疼痛刺激也不会被警醒”。

2）注意障碍的症状

- 脑损伤后，患者或多或少都会出现某种注意障碍。注意障碍会导致各种认知与行为障碍，在临床上可能也会成为一个主要问题。
- 在许多病例中，即使患者的运动功能良好，但由于“有些注意力不集中和危险”而无法独立，注意障碍也并非罕见。
- 诸如“心不在焉”“缺乏毅力”“缺乏耐心”“由于关注周围环境而难以集中注意力”“能够准确地完成每一项任务，但在被要求同时完成多项任务时却错误百出”等现象，即使它们是由注意障碍引起的，也很容易被误认为是单纯的性格或其他障碍，因此需要格外注意。
- 如果患者的主要神经症状只是注意障碍，那么很容易找出导致行为障碍的因素。但是，如果同时伴有运动瘫痪或其他高级脑功能障碍，则往往难以进行评估。因此，即使是轻度注意障碍，也应通过评测发现。
- 需要有一双善于观察的眼睛，以避免忽略随意动作和行为的障碍。

3 相关疾病

1）导致意识障碍的疾病

- 除外伤与疑似中毒外，最常见的致病疾病便是脑卒中。中老年患者多是脑梗死与脑出血。询问患者过去是否患有高血压、肾病或糖尿病，是否曾抱怨头痛或头晕。青壮年患者多是脑动脉瘤、脑动静脉畸形出血或脑栓塞。针对上述情形，应询问患者是否患有头痛、癫痫发作或可能导致栓塞的心脏病。其他疾病如糖尿病、肾脏疾病、肝脏疾病、妊娠毒血症、心脏病与慢性肺部疾病也可通过各种机制导致意识障碍。
- 需要鉴别的主要疾病可概括为AIUEOTIPS（意识障碍的原因），易于记忆（表1）[3]。
- 慢性硬膜下血肿与脑肿瘤是很容易被忽略的可发生意识障碍的疾病，其病因不明，症状也会逐渐显现。慢性硬膜下血肿即使在老年人头部受到轻微创伤时也会

表1 如何记住意识障碍的鉴别疾病（AIUEOTIPS：意识障碍的原因）

A	Alcoholism，Acidosis	急性酒精中毒、代谢性酸中毒
I	Insulin	使用胰岛素（低血糖、糖尿病酮症酸中毒）
U	Uremia	尿毒症
E	Endocrine，Encephalopathy	内分泌疾病、肝性脑病
O	Oxygen，Opiate	低氧血症、使用麻醉药
T	Trauma，Temperature，Tumor	外伤、体温异常、脑肿瘤
I	Infection	传染病（脑膜炎、脑炎）
P	Psychiatric，Porphyria，Pharmacology	精神疾病、卟啉病、药物源性
S	Syncope，Stroke，SAH，Seizure，Shock	晕厥、脑卒中、蛛网膜下腔出血、癫痫发作、休克

发生，其特征是会在受伤后数月内发病。因此，无论是患者本人还是家属，往往都不记得造成伤害的创伤。症状可能从头痛开始，随后则可能出现类似认知症的症状，或陷入意识障碍。

- 脑肿瘤（如额叶皮质肿瘤）可能表现为源自额叶联合皮质的高级脑功能障碍与意识障碍，但没有运动瘫痪等神经系统症状。

2）导致注意障碍的疾病

- 当大脑出现某种损伤时，如上述疾病，注意功能会或多或少地受到影响。

4 相关脑功能与病灶

1）上行网状激活系统与意识水平

- **上行网状激活系统**（Ascending Reticular Activating System，ARAS）包括从脑干网状结构和丘脑到大脑皮质的广泛投射通路，是已知的维持清醒的神经机构。尤其是丘脑内侧核与脑干被盖，被认为在调节意识水平方面具有重要功能，有报道称丘脑内侧的脑血流量与意识水平相关[4]。

2）右半球损伤导致的注意障碍

- 左半球或右半球受损都可能导致注意障碍，但**右半球损伤的病例**更难康复，注意力不集中与危险行为的起搏（pacing）功能受损更为常见[5]。而**左半球忽略症与运动维持困难症**也以较高的频率并发，而且其临床表现更为复杂和严重，因此有必要与上述疾病进行区分。
- 运动维持困难症被视作一种右额叶损伤，其字面意思是运动维持障碍，但临床表现还包括难以维持坐立等持续姿势，以及难以忍受的行为倾向。一些研究报告指出，与左半球受损的患者相比，右半球受损的患者更容易出现觉醒度降低与反应速度明显减慢的情形[6,7]。

3）额叶损伤导致的注意障碍

- 它与泛化注意中包含的注意控制功能有关。这是一种控制更多有意的、自愿的和以目标为导向的行为的功能，与额叶联合皮质的功能密切相关。
- 对于同时关注2个以上的刺激或任务并执行的能力（**分配性注意**），以及暂时中断某一认知活动并对其他信息或任务做出反应或执行的能力（**注意转换**）即为控制功能。此外，该控制功能还包括抑制对某一刺激的反射性选择反应，以及抑制来自外界的干扰刺激。
- 在额叶联合皮质损伤的病例中，注意力的转换常常变得困难，高级的持续性失语症（固执倾向）和同时或交替认知2个以上的事物也变得困难。

4）头部外伤导致的注意障碍

- 在头部外伤的病例中，脑实质受损被称为**外伤性脑损伤**，主要的受伤原因是交通事故，尤其多见于年轻男性。
- 外伤性脑损伤的代表性病例包括**脑挫伤**与**弥漫性轴索损伤**，而额叶损伤则可导致各种**注意障碍**与**执行功能障碍**。
- 即使出现运动瘫痪，患者也多表现为轻微症状，那些**表面上看起来没有问题的病例**，治疗师也不能因此而忽略。

5 评估

1）意识障碍评估

- 评估意识时，无障碍的状态被称为**清醒**或**意识清醒**。当存在障碍时，按照从轻微到严重的顺序，依次被分类为**明智无能状况**（senselessness）、**嗜眠**（somnolence）、**昏迷**（stupor）、**半昏睡**（semi–coma）、**昏睡**（coma）、**深昏睡**（deep coma）等。
- 日本昏迷量表（Japan Coma Scale，JCS）（表2）与格拉斯哥昏迷量表（Glasgow Coma Scale，GCS）（表3）被广泛用作客观评估量表。

2）泛化注意障碍评估

- **注意临床评估**（Clinical Assessment for Attention，CAT）是临床实践中广泛使用的评估指标。它由7个子测试组成，涵盖了泛化注意的组成部分，并为每个年龄段设定了标准值[1]。

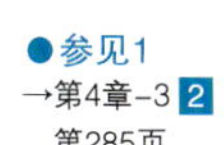
●参见1
→第4章–3 2
第285页

- 针对可用于筛选的简便测试，已经进行了相应的记录（表4）。由于它可以在时间与空间等物理上难以进行测试的情形下使用，因此在临床现场中非常有用。

1 觉醒性及持续性

- 觉醒性涉及注意的强度，**并影响对某种刺激的接受性与敏感性的神经系统状态**。

表2 日本昏迷量表（Japan Coma Scale，JCS）

Ⅲ. 即使给予刺激也不会清醒的状态（用3位数表示） （deep coma，coma，semicoma）
300：对疼痛刺激毫无反应 200：受到疼痛刺激时，稍微动一下手脚或皱眉 100：对疼痛刺激，会做出将其推开的动作
Ⅱ. 一旦刺激会进入清醒状态（停止刺激后随即恢复原状，用2位数表示） （stupor，lethargy，hypersomnia，somnolence，drowsiness）
30：在施加疼痛刺激时，患者在反复喊叫后几乎不睁开眼睛 20：通过大声喊叫或晃动身体来睁开眼睛 10：正常呼喊眼睛就能轻易睁开
Ⅰ. 即使不给予刺激也会清醒的状态（用1位数表示） （delirium，confusion，senselessness）
3：无法说出自己的姓名与出生日期 2：存在定向力障碍 1：不能说意识清醒

※注：R：Restlessness（烦躁不安）；I：Incontinence（失禁）；A：Apallic state（去皮质状态）或Akinetic mutism（无动性缄默症）。
记载方法的示例如下：30-R（30烦躁不安）、2-I（2失禁）。

表3 格拉斯哥昏迷量表（Glasgow Coma Scale，GCS）

观察项目	反应	得分
睁眼反应 E（eye opening）	·自发性睁眼反应	4
	·通过呼唤睁眼（停止听觉刺激会恢复原状）	3
	·由于疼痛刺激而睁眼	2
	·无反应	1
最佳语言反应 V（best verbal response）	·存在定向力（可以说出当前日期、身在何处、周围的人）	5
	·语言混乱（会话混乱：能说话但存在定向力障碍）	4
	·用词不当（语言混乱：能发声但无法交谈）	3
	·意义不明的发声	2
	·无反应	1
最佳运动反应 M（best motor response）	·遵循命令	6
	·痛觉部位认知（对于胸骨上或眶上切迹等痛觉刺激部位，患者的手会朝着那个部位移动）	5
	·逃避反应（正常屈曲反应：对甲床或上肢的痛觉刺激，患者的腋下会张开）	4
	·异常屈曲（去皮质肢体位置：患者肘部、腕部和手指屈曲，患者的腋下会闭合）	3
	·伸展（去大脑皮质肢体位置：患者上肢沿身体伸展，肘关节伸直）	2
	·无反应	1

E（睁眼）、V（语言）、M（运动）分别以“最佳”评估得分，然后查看总分。最轻微的症状为15分，最严重的症状为3分。

- 持续性注意构成了在一定时间的进程内保持觉醒性的基础。觉醒性测试，包括数字顺数（表4）。

表4　泛化注意的构成要素与相应的评测及概述

构成要素	测试	测试概要
觉醒性及持续性	数字顺数（觉醒性）	以1s内1个的节奏随机听数字，然后要求患者复述。正确回答6位以上（据统计，40岁以下为7位，70岁以上为5位），均属于正常范围。也是一种典型的短期记忆测试
	简单反应时间任务（觉醒性）	测量从出现听觉或视觉刺激到发生运动的时间（反应时间）的任务
	（1）Audio-Motor Method（持续性） （2）Continuous Performance Test（CPT）（持续性）	（1）（2）是CAT的任务。（1）是听觉刺激“to”“do”“po”“ko”“go”这5个音被随机提示，“to”的音有反应的选择性注意任务。任务持续5min，并观察表现变化。（2）是视觉性反应时间任务，但由于有400个连续的呈现画面，因此也可以观察持续性注意力功能
选择性	（1）假名填字测试（无意义拼写） （2）Weintraub & Mesulam（温特劳布与梅苏拉姆）符号划消任务（图2）[8]	（1）（2）均为符号划消任务。从大量随机设置的干扰刺激中，选择并划消1种或多种类型的目标（文字或符号）。（2）是专为评测半侧空间忽略症而设计的。如果目标符号（共60个）在2min内被划消，则视为正常；即使有1个被忽略或出错，也视作异常[8]
	（3）Trail Making Test part A（TMT-A）（图3A）	任务是通过从1开始尽快画线，将随机设置的1～25之间的数字连接起来。测量完成任务所需的时间
基于注意力的控制功能	Trail Making Test part B（TMT-B）（分配性＋转换性）（图3B）	TMT-A中添加了平假名，任务包括按顺序交替连接数字（13个）和假名（12个）（1→あ→2→い→3……）
	假名填字测试（叙事文本）（分配性）	其任务是阅读故事并记住故事内容，同时写出假名。随后针对故事内容的理解能力，回答提问
	Stroop Test（斯特鲁普测试）（分配性）（图4）	这是一项在抑制习惯行为与认知倾向（刻板印象）的同时，诱发适当反应的任务。在Modified Stroop Test（改良型斯特鲁普测试，图4）[10]、Position Stroop Test（上中下测试）、汉字-平假名测试（图5）[11]后出石头剪刀布等
行为的步调（pacing）功能	图形追踪测试（图1）	任务是在2min内，尽可能慢地在边长为200mm的正方形上顺时针画出1条线

2 选择性

- 对某一刺激的注意下降时，注意力无法集中在某一点上，容易被其他干扰性刺激或妨碍性刺激干扰，注意力转移就会发生。

3 基于注意（认知功能）的控制功能

- 相较于警觉性与选择性，被视为更高级的注意功能。由于其与额叶联合皮质的相关性较强，也被称为**额叶性注意**。
- 同时识别或执行2个以上的事物（或交替）（**分配性注意**），暂时中断某项认知活动，转向另一项认知活动（**转换性注意**）是可能的。
- 在临床情景中，执行双重（多重）任务或切换认知活动和行为会变得困难（**高度持续性失语症与固执倾向**）。在行动中，“行走时，视线只能关注脚下，无法环顾四周”“行走（动作）时，同时进行对话或认知活动，步态或步伐变得杂乱无章，认知活动可能变得困难”等情形，均可能出现。

4 行为的步调（pacing）功能

- 该功能可根据状况灵活控制动作执行的速度（步调）。
- 该功能障碍多见于右半球损伤病例，“烦躁不安”“性急”等非常轻率和突然的行为可能导致危险。
- 可以通过图形追踪任务（任务是在2min内，尽可能慢地在边长为200mm的正方形上顺时针画出1条线）进行检测（图1）[5]。

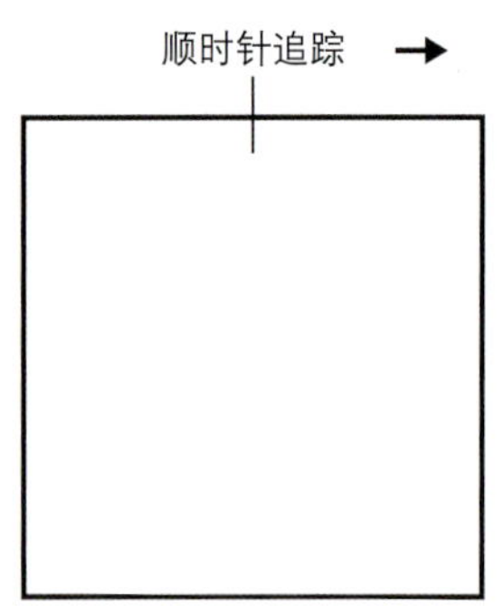

图1 图形追踪任务

任务是在边长为200mm的正方形上画1条线。受试者拿起笔，从上边中央开始，在2min内慢慢地顺时针转动，不停地追踪。测试前，受试者会实际演示大约20s，同时强调“追踪得越慢，表现越好”。通过追踪的总距离来判断表现。如果右手使用超过359mm，左手使用超过369mm，则判定存在行为的步调功能障碍[4]。在右半球损伤群体中，上述障碍较为常见。参考文献[5]编写。

3）以治疗为导向的评估要点

以下介绍临床情景中遇到的注意障碍病例的特征以及检测该特征的一个测试病例。

1 觉醒度低，反应迟缓的病例

- 面部表情呆滞、对刺激的对话或运动反应迟缓的病例。
- 言行缓慢、任务处理不利索的病例。
- 记忆力差、容易忘记的病例。
- 整体肌张力低的病例。
- **观点**：原因被归咎于注意-清醒水平下降。上述病例往往在运动功能方面反应迟钝，肌肉张力降低。因此，不良姿势和运动瘫痪是显而易见的，但必须小心区分这种状况，因为其根本原因并非锥体束障碍。
- **测试**：选择觉醒性测试，即**数字顺数**与**简单的反应时间任务**（表4）。

2 无法持续完成任务，容易中断的病例

- 包括轻易放弃端坐姿势、站立姿势，以及持续的运动任务的病例。
- 在练习过程中表现出缺乏耐性、言行出格的病例。
- **观点**：这被认为是由于右半球症状，导致注意持续性降低或难以维持运动所致。
- **测试**：**持续注意测试**（Audio-Motor Method，表4）与**运动维持困难测试**（闭眼、伸舌、闭眼＋伸舌各持续20s）。

3 无法集中精力完成单一任务的病例

- 容易受到周围刺激（声音、噪声、他人动作）的干扰、难以完成任务的病例。
- **观点**：被怀疑为选择性注意障碍。如果是重度障碍，则出现额叶注意驱动行为，怀疑存在1种类型的控制障碍（抑制对某种刺激的反射性选择反应，或抑制来自外界的干扰刺激的功能障碍）。

- 测试：采用假名填写测试与划消任务（图2）[8]、Trail Making Test part A（轨迹追踪测试A部分）（TMT-A，图3A）等方法。

4 无法同时完成2项以上任务的病例

- 如果把任务分成单项任务，每项任务均可单独完成，但如果将其组合在一起，其中1项或2项任务均会失败。
  - 例如，当被要求从轮椅转移到床上时，患者的注意力集中在床上，并且患者忘记踩刹车或试图站起来，双脚仍旧放在脚踏板上。当被问及失败的原因时，他

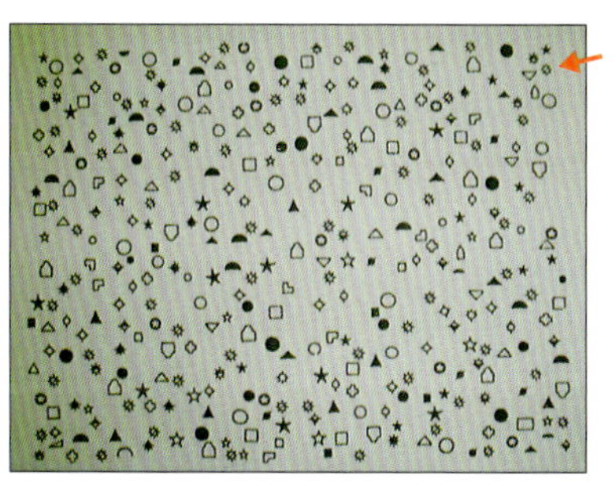

图2 Weintraub & Mesulam（温特劳布与梅苏拉姆）符号划消任务

总共有60个目标符号（图中右上角→），如果在2min内全部划消，则视为正常。

如果有1个符号漏掉或不正确，则将测试结果判断为异常。选择性注意最初设计用于评估半侧空间忽略症[8]，也可同时评估选择性注意。摘自文献[8]。

A

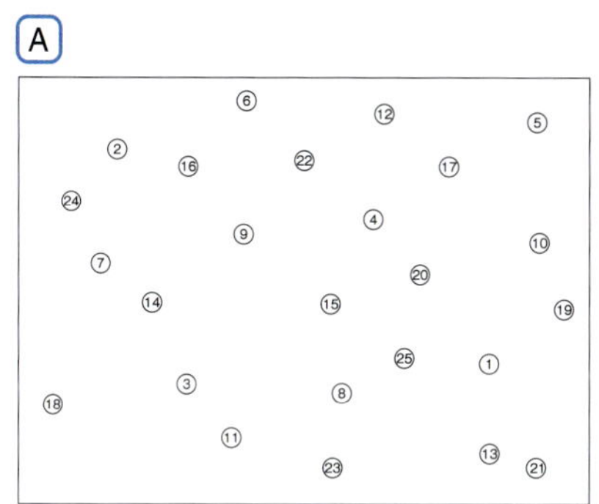

B

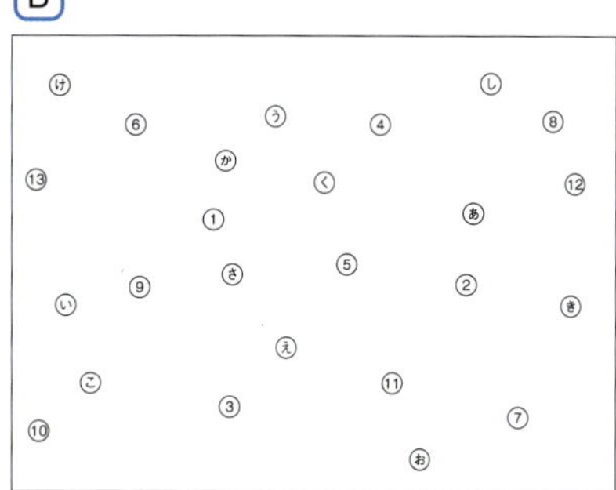

C 各年龄组TMT的标准值[9]

年龄组	TMT-A（s）	TMT-B（s）
20多岁	66.9±15.4	83.9±23.7
30多岁	70.9±18.5	90.1±25.3
40多岁	87.2±27.9	121.2±48.6
50多岁	109.3±35.6	150.2±51.3
60多岁	157.6±65.8	216.2±84.7

图3 Trail Making Test（轨迹追踪测试，TMT，日本版）与各年龄组标准值

A. Trail Making Test part A（TMT-A）：该任务要求受试者以最快的速度，将随机设置在纸上的数字1～25，从1开始用线连接起来。测量完成任务所需的时间。如果受试者出错，应立即指出并要求其从错误的地方重新开始。在此期间，秒表不会停止测量。从开始到结束，手中的笔（铅笔）不要离开试卷。

B. Trail Making Test part B（TMT-B）：该任务在TMT-A中加入了平假名，要求受试者以交替方式，依次将数字（13个）与平假名（12个）连接起来。由于要同时注意数字和平假名的不同刺激，注意力要交替转移，因此难度高于TMT-A。

C. 各年龄组的标准值：TMT-A和TMT-B的数值都随着年龄的增长而增加。A和B之间的比较表明，在所有年龄组中，B的难度均高于A。此外，B和A之间的差异比较表明，随着年龄的增长，B的难度也在增加。参考文献[9]编写。

们会准确地说出原因，并解释正确的策略。如果把每个动作拆解开来，他们就能顺利完成。

- 行走时难以观察周围环境（视线固定在脚上或固定点上）的病例。
- 行走时说话或进行认知活动时，行走能力下降（失去平衡或速度减慢）的病例。
- 行走时精神过度紧张，难以完成动作的病例。
- **观点**：这可以看作是分配性注意障碍所致。将更多的注意力集中于执行运动任务和姿势维持等运动功能上，而没有注意到其他需要注意的对象（外部世界、环境、认知活动等）。其中1个因素可能是受试者对将要执行的任务状况不够熟悉所致。
- **测试**：分散性注意力测试，即**假名填字测试**（叙事文本）与Trail Making Test part B（轨迹追踪测试B部分）（TMT-B，图3B）、Stroop Test（图4）、汉字-平假名测试（图5）。

A

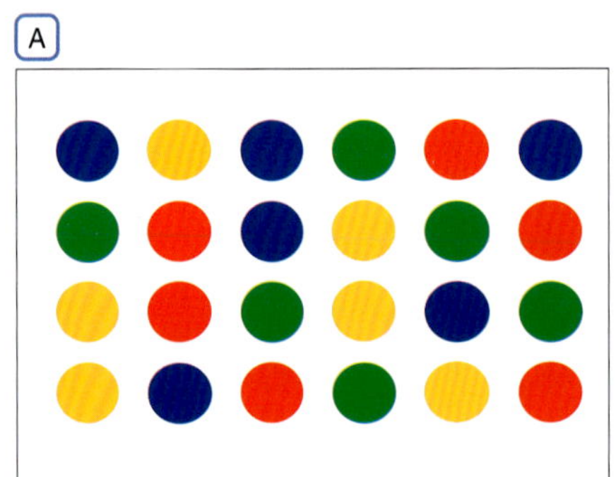

B

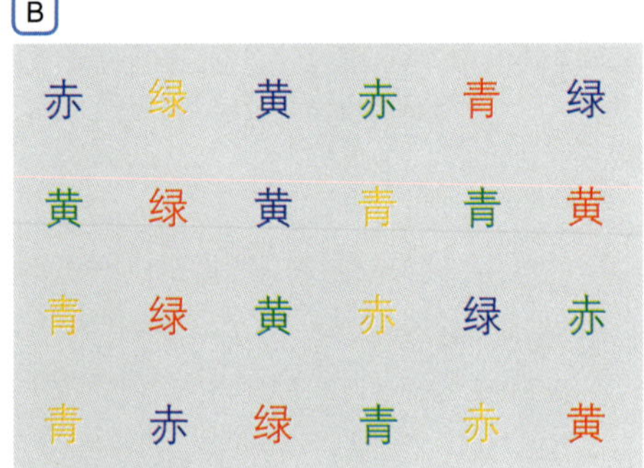

C **健康组和额叶损伤组的MST结果比较**

MST	健康组（s）	额叶损伤组（s）
Part Ⅰ	16.2±0.8※※	26.0±2.4
Part Ⅲ	29.3±1.5※	49.4±4.4
Part Ⅲ~Ⅰ	13.1±1.3※	23.3±2.9

※ $P<0.05$、※※ $P<0.01$：显示与额叶损伤组有显著差异

图4 Modified Stroop Test（改良型斯特鲁普测试，MST）日本版

A. PartⅠ色彩反应任务（控制任务）：测量完成任务所需的时间。
B. Part Ⅲ 文字色彩反应任务：该部分要求同时对“颜色”做出反应（分配性注意力），同时抑制读“单词”的习惯性反应（刻板印象）。由于使用了“色彩”这一同类别的“单词”，难度进一步增大，与PartⅠ单纯称呼“色彩”相比，该任务的难度更高，时间更长。
C. 比较健康组和额叶操作组的MST结果：额叶操作组在两种情形下，都显著慢于健康组的标准值。通过分析PartⅠ与Part Ⅲ（Ⅲ~Ⅰ）所需时间的差异，就能得出可以将额叶功能障碍检测出来的结论。
A~C参考文献[10]编写。

任务试卷	汉字-**ひらがな**-平假名-**かんじ**-汉字-平假名……
正确答案→	汉字-平假名-汉字-平假名……

图5 汉字-平假名测试

汉字-平假名测试：该任务是向受试者展示“汉字”“**かんじ**”“平假名”与“**ひらがな**”这4个单词，要求受试者回答其书写方式是汉字还是平假名，无论读法如何。试卷上一共设置了114个单词，并按所需时间与正确率记录成绩。参考文献[11]编写。

6 应对

对于注意障碍，如果确定了障碍的类型，就比较容易针对每种类型的障碍，制定相应的策略。在此以具体策略为例进行说明。

1）处理注意-觉醒度（觉醒性）障碍的病例

- 注意力功能的总量由觉醒度等级的高低决定[12]。因此，应始终牢记需要增加对感觉系统的刺激输入，并提高觉醒度级别。
- 站立姿势与行走本身就有提高觉醒度级别的效果。应尽可能减少仰卧与在舒适的椅子上休息的时间，积极采用站立姿势，并尽可能练习更具活力的步态。

2）处理持续注意障碍的病例

- 首先，必须考虑到疲劳问题。练习应在一天中疲劳程度最小的时间段进行，运动量应逐渐增加，并有适当的休息时间。
- 增加运动量，延长运动时间，其结果是可以**提高基本体能**，**消除疲劳**，也会**提高注意力**。

3）处理选择性注意障碍病例的方法

- 起初，需要为患者打造一个能够集中精力完成单一任务的环境，因此应在视觉和听觉干扰刺激最小的环境中进行练习。最好在安静的环境中。
- 例如，在行人稀少的走廊或设施的后院，而不是在拥挤的康复室中进行练习。一旦可以完成某项任务，就应逐渐转移至干扰刺激较多的环境中进行练习。

4）处理分配性注意障碍的病例

- 当观察到复杂动作出现障碍时，找出错误发生在何处至关重要。原则上，重症病例应从可以完成的单一任务开始。对于复杂动作，不要连续进行，而是先将每个动作打散，逐渐建立起动作的连续性。优先考虑通过反复重复上述动作与任务，来加以熟悉（学习）。
- 在步态练习中，还有会使用双重（多重）任务的方法，如结合认知任务等。根据患者的能力水平，可以从简单的对话任务转向更复杂的认知任务，如计算或记忆任务等。
- 虽然这取决于病例状况，但在不平坦的地面上练习户外行走，比在设施内平坦的走廊上行走更有效，因为它需要更多地考虑（关注）周围环境。
- 此外，还设计了一种Trail Making Test（轨迹追踪测试）的步行板，即Trail-Waking Test（轨迹步行测试）[13]。该项任务涉及步行并探索5m见方的范围内，随机设置的1～15个目标。这是一项高效的步行运动，在加强额叶联合皮质功能的同时，还能享受游戏的乐趣。

文献

[1] Zeman A：Consciousness. Brain, 124：1263–1289, 2001.

[2] 「Journal of clinical rehabilitation 別冊 高次脳機能障害のリハビリテーション Ver. 2」（江藤文夫，他/編），pp20–25，医歯薬出版，2004.

[3] 卜部貴夫：内科医に必要な救急知識　意識障害．日本内科学会雑誌，99：1082–1089，2010.

[4] Schiff ND：Central thalamic contributions to arousal regulation and neurological disorders of consciousness. Ann N Y Acad Sci, 1129：105–118, 2008.

[5] 平林 一，他：脳血管障害例における注意障害のリハビリテーション．失語症研究，18：127–135，1998.

[6] BENTON AL & JOYNT RJ：Reaction time in unilateral cerebral disease. Confin Neurol, 19：247–256, 1959.

[7] Howes D & Boller F：Simple reaction time: evidence for focal impairment from lesions of the right hemisphere. Brain, 98：317–332, 1975.

[8] Weintraub S & Mesulam MM：Right cerebral dominance in spatial attention. Further evidence based on ipsilateral neglect. Arch Neurol, 44：621–625, 1987.

[9] 豊倉 穣：情報処理速度に関する簡便な認知検査の加齢変化－健常人における paced auditory serial addition task, trail making test の検討．脳と精神の医学，7：401–409，1996.

[10] 平岡 崇，他：Modified Stroop Test．JOURNAL OF CLINICAL REHABILITATION，18：918–921，2009.

[11] 豊倉 穣，他：注意障害に対する Attention process training の紹介とその有用性．リハビリテーション医学，29：153–158，1992.

[12] 國澤佳恵：注意障害を有する患者への理学療法士の関わり．理学療法，31：490–495，2014.

[13] Yamada M & Ichihashi N：Predicting the probability of falls in community–dwelling elderly individuals using the trail–walking test. Environ Health Prev Med, 15：386–391, 2010.

2 情绪、动机与社会行为障碍

学习目标

- 能够定义社会行为障碍并描述其症状
- 能够描述与社会行为障碍相关的脑功能和病灶
- 能够描述社会行为障碍的评估方法
- 能够描述支持社会行为障碍的内容与要点

1 定义与分类

- 厚生劳动省的《高级脑功能障碍患者支援指南》将社会行为障碍定义为：**①动机与主动性降低；②情绪控制能力障碍；③人际关系障碍；④依赖行为；⑤固执**[1]。此外，抑郁、情绪失控、退缩、摆脱抑制、偏执与徘徊，也被认为包括在内，从而衍生出多种多样的症状[1]。
- 与被认为是由特定大脑和神经网络损伤引起的记忆、注意力和执行功能障碍相比，社会行为障碍并不总是与大脑和神经系统存在明确的对应关系，而有时也被用作各种问题行为的统称[2]。
- 然而，神经科学的最新进展揭示了与社交行为障碍密切相关的区域，如眶额叶皮层、额叶联合皮质内侧与腹内侧。由于社会行为障碍所导致的行为模式，与受损的脑区之间存在某种程度的相关性，因此通常可以从脑功能来了解症状的背景。
- 情绪障碍包括抑郁、狂躁、兴奋、冷漠（apathy）、情绪不稳定、情绪失控、强制性哭笑与诙谐癖[3]。

2 症状

- 社会行为障碍的症状（如厚生劳动省《高级脑功能障碍患者支援指南》[1]），如表1所示。
- 情绪障碍的症状，如表2所示[3]。
- 临床上常见的社会行为障碍，包括多种症状，如“暴力和语言暴力、淫乱行为、一旦不如意就会大喊大叫、纠缠别人之类的滋扰行为与退缩”（表3）。家人往往在家庭生活中感到困扰，医院的工作人员也很难与他们打交道。

表1　社会行为障碍的症状

（1）动机与主动性降低	缺乏自发行为，并非由运动障碍引起，而是过着无所事事的生活，如整天躺在床上
（2）情绪控制能力障碍	最初的烦躁情绪逐渐升级为过度的情绪反应与攻击行为，一旦开始，患者就无法控制这种行为。不承认自己的障碍，顽固地拒绝接受训练。突然变得焦躁不安、大声喊叫。对护士有暴力或性行为等反社会行为
（3）人际关系障碍	社交技能可被视为认知与语言技能的子功能。高级脑功能障碍患者的社交技能障碍，包括突然改变话题，因过度亲昵导致的摆脱抑制的言论及接近行为，复述对方所说的话，根据字面进行思考，难以识别挖苦、讽刺和抽象指向的对象，以及难以找到各种谈话话题。通过访谈，评估社交互动的频率、质量与结果
（4）依赖行为	脑损伤后，会出现人格功能下降与退化。这往往伴随着动机的降低。这就是依赖性生活方式的结果
（5）固执	为了解决由于执行功能障碍而导致的生活中的所有问题，都有既定的程序，只要按照习惯采取行动，均可以顺利解决，但无法处理新的问题。在这种情形下，高级脑功能障碍患者很难改变自己的认知或行为，而之前的行为会重新出现（持续性失语症）并变得固化

摘自文献[1]。

表2　情感障碍的症状

抑郁	抑郁与沮丧情绪持续的状态。也可能出现动力减退（如无法工作或做家务）、疲劳、体重下降与睡眠障碍等身体症状
狂躁	情绪异常高涨，对自己的处境缺乏洞察力的状态
冷漠（apathy）	对自己周围环境的情绪反应减弱，对外界刺激漠不关心的状态
情绪不稳定	对情绪变化反应过度，容易哭、笑或发怒的状态
情绪失控	无法控制自己情绪的状态
强制性哭笑	微不足道的刺激，即使主观上既不觉得好笑也不觉得悲伤，也会不由地自动表现出哭或笑的动作
诙谐癖	缺乏社交技巧的状态，比如开一些与周围环境格格不入的无聊玩笑。对自己所处的处境缺乏判断力，对自己的行为是不正常一事浑然不觉

参考文献[3]编写。

表3　临床症状及其背景

具体示例	背景因素
暴力行为、大喊大叫、愤怒、大声喧哗、对不相关的人大喊大叫、因琐事而突然发怒	易怒、易受刺激、摆脱抑制、正义感爆棚、不能设身处地为他人着想
发表色情评论、不正当触摸异性、想买什么就买什么、无限制地大吃大喝、花光身上所有的钱、在商店行窃、非法行为	摆脱抑制、定型行为、就算自己坏事做尽也毫不在意
一旦不如意就会大声喊叫，被打断时情绪激动，当有人指出不当之处或提出建议时，就会变得焦躁	易怒、对干扰刺激和变化敏感，缺乏灵活性
跟踪他人并造成滋扰，无法停止购物或性变态行为	固执、就算自己坏事做尽也毫不在意
喜欢宅在家里，不出门，懒散，心不在焉	动机与主动性降低，对变化敏感

- 作为这些症状的背景因素，可能涉及与眶额叶皮质、内侧额叶联合皮质及腹内侧部受损有关的症状，如易怒、烦躁、摆脱抑制、定型行为、固化、不能设身处地为他人着想、就算自己坏事做尽也毫不在意、动力下降等（表3）。此外，还包括与记忆力、注意力和执行功能等认知功能障碍有关的症状，如对干扰刺激和变化的敏感性。如果从脑功能的角度来归纳症状，就可以从客观的角度来看待受试者，也更容易看到有效应对的途径与提示。
- 社会行为障碍，其特征如下。
  - （1）相较于医师与男性员工，女性员工、接待人员和配偶的症状更为突出。如果受试者有意识或潜意识地认为自己更有主见或处境更艰难，则可能会助长愤怒与摆脱抑制。
  - （2）在职场或家庭等自由度较高的环境中，当时间安排发生变化或出现异常情形时，症状更容易出现；而在医院等时间安排和要做的事情都很明确的环境中，则症状不容易出现。
  - （3）患者本人认为症状并不严重，往往不在意这些症状，或认为这些症状是别人的问题。在此背景下，由于不能设身处地为他人着想或情感反应减弱，往往会出现**心理推断问题**。另一方面，患者可能存在**抑制冲动的问题**，即使明白自己的行为不当或反应过度，也无法控制自己的冲动[4]。

3 相关疾病

可能导致冲动的疾病包括**头部外伤**、**脑卒中**、**缺氧性脑病**、**脑肿瘤**与**脑炎**[5]。在头部外伤中，社会行为障碍通常被视为交通事故或暴力事件的后遗症。

4 相关脑功能与解剖（图1）

1）眶额叶皮质

- 涉及情绪与动机。眶额叶皮质损伤可导致**易怒**、**易受刺激**、**摆脱抑制**与**冲动控制**等问题，如无法抑制愤怒或因琐事突然发怒。有时还会表现出犯罪与反社会行为。
- 即使未表现出反社会行为，也常常表现出过度的正义感，如固执地坚持自己的信念与愿望，可能被视为自私的刻板行为，以及无法容忍不公平[7]。
- 大脑存在一个有趣的功能是“**后悔**”。眶额叶皮质损伤，可能导致对自己的行为后果缺乏悔恨，继而出现不当行为或对错误行为毫无悔意的症状。

2）内侧额叶联合皮质（包括扣带回前部）

- 参与监测、协调和控制行为以及人类社会性的各个方面。尤其是在社会性方面，杏仁核参与**心智理论**、**共情**、**社会情感**和**道德**等功能。

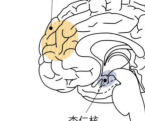

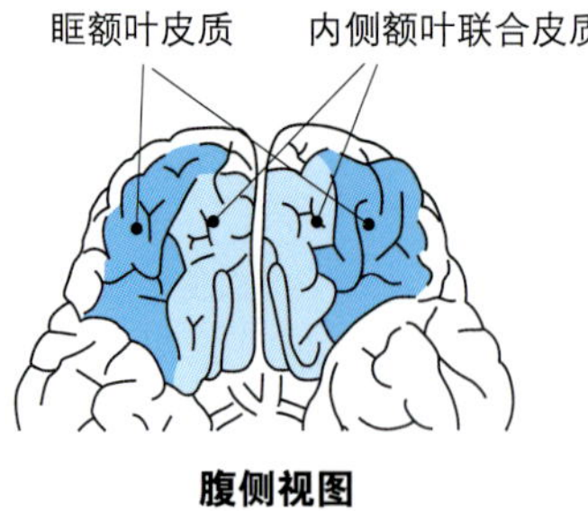

内侧额叶联合皮质

杏仁核

内侧视图

图1　与社会行为障碍相关的脑区

参考文献[6]编写。

- 内侧额叶联合皮质损伤往往会导致无法理解他人的意图、无法设身处地为他人着想，以及行为上缺乏对他人的同情，从而难以顺利沟通[4]。

3）腹内侧额叶联合皮质

- 参与基于**情绪的决策**。腹内侧部的损伤，往往会导致高风险决策。此外，即使患者有与社会道德相关的知识，他们也可能无法将其应用到自己的实际行为中[8]。

4）杏仁核

- 杏仁核深度参与恐惧和愤怒等**负面情绪**。杏仁核损伤会导致面部表情识别能力损伤，主要是恐惧表情[9]。杏仁核检测外部刺激，判断这些刺激对个人而言是否愉快，如果是不愉快的刺激，则会做出适当的逃避/斗争反应[10]。

5 病灶、机制

- 额叶联合皮质被认为与社会行为障碍相关。其中，眶额叶皮层、内侧额叶联合皮层与腹内侧密切相关[11]。
- **杏仁核**、**尾状核**、**壳核**与**丘脑**等与上述区域有神经纤维接触的部位发生障碍，也会导致这种症状。
- 不过，在交通事故后的外伤性损伤中，若CT或MRI等影像学检查未发现明显异常，也应考虑**弥漫性轴索损伤**。
- 除了损伤后立即出现症状外，损伤后不久的慢性期也可能出现症状。

6 评估

1）信息收集

- 社会行为障碍通常在高度自由的状况下变得明显，例如在处理不熟悉的状况或首次前往的地方或在不寻常的情形下。这被认为是由于“难以适应变化和灵活性”的背景所致。然而，由于通常患者本人对这种疾病知之甚少，因此只有当家人与职场同事意识到受试者“不对劲”时，症状才会变得明显。因此，在评估过程中，**从家人与职场同事等受试者周围的人那里获取信息**非常重要。

- 在评估过程中，还要询问受试者**患病前的性格与成长环境之类受伤前/患病前的信息**。当然，如果受试者在患病前就具有“易怒”的症状，则不属于社会行为障碍。因此，应仔细比较患病前后的状况。

2）使用问卷进行综合评估

脑外伤患者认知-行为障碍量表（TBI-31）

- 使用行为评估量表，从客观角度对症状进行归纳，有助于解释行为对当事人和周围人（包括家人）的意义与状况。
- TBI-31的问卷项目，如表4所示。它由日常生活中可以观察到的问卷项目组成。它可以量化适应不良行为，明确康复训练的目标问题，并可用于对康复训练效果的判定[12]。
- 问题的回答结果分为：第Ⅰ因素：遗忘症（项目1～9）；第Ⅱ因素：容易疲劳与动力下降（项目10～14）；第Ⅲ因素：人际交往中判断情景的能力下降（项目15～17）；第Ⅳ因素：固执性（项目18～20）；第Ⅴ因素：情绪控制力下降（项目21～23）；第Ⅵ因素：认清现实的能力下降（项目24～27）；第Ⅶ因素：任务执行力下降（项目28～31）。可以从上述7个因素的角度进行分类与评分[12]。
- 本评估的特征是，除了社会行为障碍外，还包括对认知功能的观察，如健忘、对情景的判断能力与任务执行力。将认知功能的观察项目包括在内非常有用，因为社会行为障碍可能不是由脑损伤直接导致的，而是由脑损伤导致的记忆力、注意力与执行功能障碍造成的。

3）动机与积极性评估

标准动机评估量表（Clinical Assessment for Spontaneity，CAS）

- CAS是在“访谈式动机评估量表”“问卷式动机评估量表”“日常生活行为动机评估量表”以及“空闲时间日常行为观察”这4个项目的基础上，追加了“综合临床评估”而形成的评估量表。该量表旨在通过整合客观、主观与行为观察角度的评估，对动机和自发性进行量化评估[13]。
  - （1）**访谈式动机评估量表**：测试者进行一定时间的访谈，并针对面部表情、视线（目光接触）、手势等项目进行评估。
  - （2）**问卷式动机评估量表**：受试者在问卷中填写“我对各种事情感兴趣”与“我当天需要做的事情”等问题。
  - （3）**日常生活行为动机评估量表**：通过专业人员与家人对日常生活的观察进行评估。
  - （4）**空闲时间日常行为观察**：观察并记录某些没有规定时间表的空闲时间。

表4　脑外伤患者认知-行为障碍量表（TBI-31）的问卷项目

项目	・请尽可能由熟悉当事人日常生活的人士回答 ・请在最能说明以下问题发生频率的数字上画○，如果您不确定，例如您没有做过与问题相应对措施事情的经验，或者没有机会观察它，请在"N"上画上"○"	完全不会	—	偶尔会	—	始终会	不适用
1	传达的内容，做完其他事情后再确认就忘记了	0	1	2	3	4	N
2	几分钟前说过的事情已经忘记了	0	1	2	3	4	N
3	忘记自己收到了纸条或在纸条中说了些什么	0	1	2	3	4	N
4	一旦注意力转移到其他事情上，就会忘记计划	0	1	2	3	4	N
5	可以遵循自己的日常生活，但每周1次的计划却会被忘记	0	1	2	3	4	N
6	无法回忆起特殊事件的细节（如看电影、购物）	0	1	2	3	4	N
7	无法回忆起平常的日常生活	0	1	2	3	4	N
8	记错月份、日期和星期	0	1	2	3	4	N
9	忘记2个以上指令中的某些指令	0	1	2	3	4	N
10	什么事也不想做	0	1	2	3	4	N
11	无事可做时想躺下	0	1	2	3	4	N
12	容易抱怨疲劳	0	1	2	3	4	N
13	未观察到自发行动	0	1	2	3	4	N
14	只要稍觉困难就无法集中注意力，或失去动力	0	1	2	3	4	N
15	发表与谈话内容不相符的言论	0	1	2	3	4	N
16	话题变换后，无法迅速跟上	0	1	2	3	4	N
17	发表与当时状况不相符的言论	0	1	2	3	4	N
18	重复困扰自己的事情	0	1	2	3	4	N
19	对物品的布置与存放位置过分执着	0	1	2	3	4	N
20	一旦形成固定观念，就很难纠正过来	0	1	2	3	4	N
21	会因小事发火	0	1	2	3	4	N
22	一旦被迫等待，会变得易怒和烦躁	0	1	2	3	4	N
23	容易精神不稳定	0	1	2	3	4	N
24	被别人指出问题或面对失败时不以为意	0	1	2	3	4	N
25	尽管在做危险的事，却认为是安全的	0	1	2	3	4	N
26	不能专注于给定的任务	0	1	2	3	4	N
27	按照对自己有利的方式解读故事	0	1	2	3	4	N
28	能按部就班地做事，却无法应对变化或追加的内容	0	1	2	3	4	N
29	当日程表重叠时，会不知所措	0	1	2	3	4	N
30	一次性解释2件以上的事情，会变得混乱不堪	0	1	2	3	4	N
31	如果注意到其他事情的话，就不能采取预定的行动了	0	1	2	3	4	N

摘自参考文献[12]。

4）情绪控制评估

"赌博任务"

- 日本采用的是加藤"赌博任务"的改进版，以Damasio等开发的爱荷华"赌博任务"[14]为基础[15,16]。
- 该任务就像一个以"赌博"为题材的纸牌游戏。加藤改良版的"赌博任务"使用4套扑克牌（每套52张），分别命名为"I""RO""HA"与"Ni"。如图2所示，受试者面前摆放着4堆扑克牌。受试者被要求从任意一副扑克牌中，每次选择1张。"I"与"RO"的奖金较高，但罚金也较高，受试者最终会亏钱。"HA"与"Ni"的奖金较低，但罚金也较低，受试者最终赢得许多奖金。该任务需要选择100张牌，受试者被告知赢得尽可能多的奖金，却没有告知他这一条件[15,16]。
- 在健康受试者中，随着测试的进展，他们开始选择"HA"与"Ni"牌，但腹内侧额叶联合皮质受损的患者，往往会继续选择"I"与"RO"牌，或者在选择一次"HA"与"Ni"牌后难以继续选择"HA"与"Ni"牌[14-16]。难以从错误中吸取教训，对失败的情绪反应不佳。

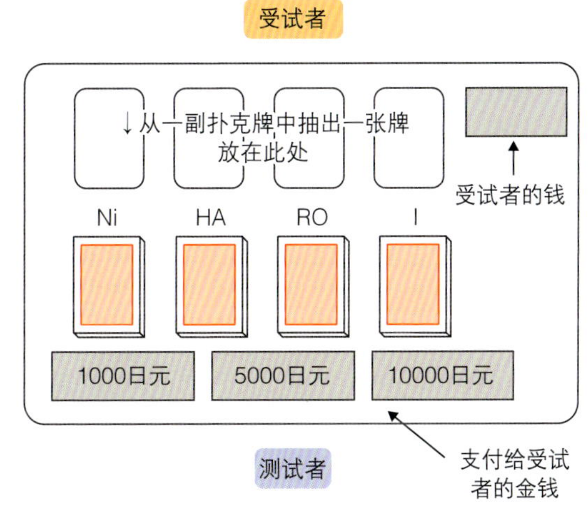

图2　设定赌博任务
参考文献[16]编写。

5）人际关系障碍评估

1 心理推测能力任务

- 著名的**萨莉-安妮任务**是一个与心理推测能力（Theory of Mind，ToM）相关的任务。该任务传达以下状况："①萨莉和安妮在房间内一起玩。②萨莉将球放到自己的篮子里，然后离开房间。③趁着萨莉不在，安妮将球移到了自己的盒子里。④萨莉回到了房间。"受试者被问到："萨莉先找哪里才能取回球？"
- 通常，4岁以下的儿童会回答"萨莉会找（安妮的）盒子"，而4岁以上的儿童则会回答"萨莉会找（萨莉自己的）盒子"（正确答案是后者）。这反映出是否能**以第三人的视角，正确推断他人想法的能力**。

2 Eyes test（眼睛测试）

- 在对孤独症受试者的研究中，Eyes test（眼睛测试）被称作通过眼睛读心的任务[17]。该任务是从描述心理状态的4个词中选择与眼睛图片相匹配的词。在图3的示例中，受试者被要求从4个选项中选出正确答案："严肃、羞愧、惊慌和困惑"（正确答案为严肃）。

3 面部表情识别任务

- 面部表情识别任务通常使用面部图像数据库，如Japanese and Caucasian Facial Expressions of Emotion（日本人和白人面部情绪系统，JACFEE），用于识别6种基本情绪：惊讶、恐惧、厌恶、愤怒、悲伤和喜悦。
- 作为针对日本人版本的面部表情识别任务，有**成人版的面部表情识别测试**。该测试由"喜、怒、惊、哀、郑重其事"组成，涉及真实面孔与4种情绪。这个测试未完成标准化[18]。

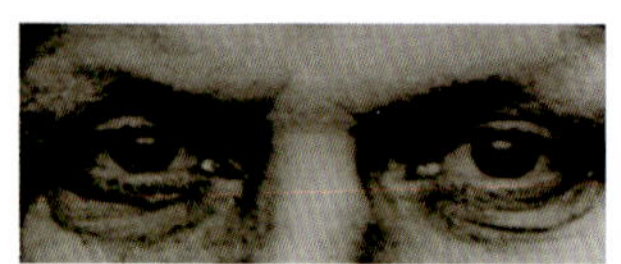

图3　Eyes test（眼睛测试）中的刺激图片示例
转载自参考文献[17]。

7 应对措施

对社会行为障碍的对应，取决于以下基本情形：①基于脑损伤导致社交障碍的情形。②由于脑损伤导致记忆力、注意力和执行功能障碍等，从而导致社交障碍的情形。③由于脑损伤导致社交孤立或经济状况恶化，从而导致社交障碍的情形。在考虑这些情形时，需要进一步考虑其他方法的应用[19,20]。

1）当脑损伤导致社会行为障碍时

- 社会行为障碍很难通过关注与训斥来改善。在很多情形下，当事人并没有意识到问题所在，对问题不以为意，甚至根本不去想它。即使当事人在口头上说"我不会再犯了"，也往往是流于表面，不带感情色彩，问题行为并未得到纠正。告诫与训斥不仅不能产生任何变化，还会使问题升级，这会让救助者感觉嫌恶与沮丧。然而，考虑到眶额叶皮质与内侧额叶联合皮质以及腹内侧损伤的特征，可以认为这些受试者的状况是由"损伤引起的症状"造成的。因此，在尝试以下环境调整、行为方法和认知方法时，应保持冷静的态度。
- 根据受试者的"意识"水平，**调整环境、行为方法与认知方法的比例**（图4）[21]。

1 没有"意识到"或"后悔"迹象时，先进行环境调整

- 如果受试者对自己的问题行为没有什么意识或后悔，则首先进行**环境调整**。

没有注意到			注意到
外部方法			内部方法
环境调整	行为方法	认知方法	泛化

图4 该方法是通过调整“意识”水平，来调整权重
参考文献[21]编写。

- 调查并了解导致症状的具体“诱因”“场景”与“对应”。
- 环境调整的第一步，是找到一种与患者互动的框架和方式，以防止社会行为障碍的发生。有效的框架示例包括：①按计划行事，尽可能不改变方法或情形。②事先仔细解释做什么和怎么做，不做任何出乎意料的事。③固定生活节奏和日程安排。④提供一定数量的钱和食物，不将更多的钱和食物放在可以看到或随意使用的地方，以在生活中设定“框架”，使其模式化，并使其不需要灵活性和及时应对。换句话说，这是可以使**额叶联合皮质负担最小的设定**。

2 当开始观察到“意识到”与“后悔”的迹象时→同时引入行为方法

- 当观察到“意识到”的迹象时，除了调整环境外，还采用**行为方法**来防止愤怒等问题行为（表5）。患者深吸一口气，自行离开可能发生愤怒的环境，然后采取措施让自己平静下来。
- 对患者的指示要清晰简洁，对成功的行为当场给予积极的反馈，增加正确的行为，同时减少不当的行为[19]。

3 当“意识到”和“后悔”的水平提升时→也会引入认知方法

- 从“诱因”“场景”与“对应”等方面确定症状，形成“有问题的行为往往发生在这些情景中”这样的共识，并鼓励当事人在冷静下来的情景中自我洞察，如“这样做会更好”或“如果这样做，是不是状况会更好”。

表5 应对愤怒突发（Anger burst）的行为方法

面对愤怒突发（Anger burst）的方法	
（1）自问自答	大声自问，从第三者的角度审视自己，了解自己处于何种状态
（2）提醒（Reminding）	例如，应记住“尽量不在工作场所发脾气”
（3）道具的使用	利用一些物品来提醒自己的承诺，如纸条、护身符、照片等
（4）环境调整	调整环境，如避开人群。这是最关键的要点
（5）暂停	自行离开感觉“危险”的环境。这是一种紧急撤离策略
（6）放松	深呼吸，活动身体，尝试改变情绪
（7）愤怒-提示-卡片（Anger-cue-card）	打出SOS卡（紧急通话卡）。如果无论如何也无法忍受，就把危机告诉对方
防止愤怒暴发（Anger burst）的通常方法	
（1）自我测试	通过写日记等方式进行记录
（2）奖励	利用代币经济法。强化与奖励制度有关的行为，如购买自己想要的东西，作为对自己的奖励

参考文献[21]编写。

- “设身处地为他人着想”这样的行为，也可以从知识的角度理解，引发对重要性的认识，并支持在实际场景中的实践。
- 此外，①了解脑损伤与愤怒之间的关系，②识别导致问题行为的压力源，③识别问题行为的生理前兆症状，采用上述**认知方法**，以加深对当事人自身的了解。引导受试者认识到，由于大脑受损，他/她很难控制自己的情绪，并认识到可能导致问题行为的“诱因”“场景”与“对应”。这种方式可能会让受试者感觉更加自在[21]。
- 由于受试者往往“正义感爆棚”，因此有一些有趣的见解，建议不以“是非”，而是以“如果这样做，对您来说不是求之不得吗？”这样的“得失”标准来判断行为[21]。

4 其他

- 吃好睡好，及早与周围的人交流，避免疲劳，多多休息。在每天或每周内，提前设定休息时间，也不失为一个好办法。季节和天气变化时的气压变化以及月经周期，也会影响症状的出现与加重，因此应当注意这些变化。温度、噪声、气味等因素，也应考虑在内。
- 向患者家人与日常接触的其他人解释社交行为障碍的症状（如抑制、愤怒、易怒、固执）及其与脑功能的关联性。这将提高人们对该障碍作为“脑损伤症状”的认识，并防止家庭与人际关系出现不必要的恶化。

2）当脑损伤导致记忆、注意与执行功能受损，并由此引发社会行为障碍时，需要做些什么？

- 彻底解决导致记忆、注意和执行功能障碍的病因[20]。
  - （1）**如果患者有记忆功能障碍**：例如，如果当事人忘记了别人告诉自己要做的事，当别人指出来时，则往往会变得焦躁不安。因此，可以通过写便条、使用智能手机等辅助方法，来谨慎解决记忆问题。
  - （2）**如果患者有注意功能障碍**：请注意采取相应的措施，例如不要进行会打断对话的提问，避免产生分散注意力的言论或环境设定。
  - （3）**如果患者有执行功能障碍**：有时候由于不知道该怎么安排事情而感到烦躁，可能会迁怒于周围的人。在这种情形下，可以采取以下措施：①将日程和计划固定化、模式化。②在计划中留有时间和身体上的余地。③明确指示和任务，尽量减少需要灵活应对的情形。④减少各种选择和自由思考的场合，仅进行简单的选择。⑤不进行临时更改或追加，设定一定的框架。

3）因脑损伤造成社交孤立和经济状况恶化，最终导致社会行为障碍的进一步需求

- 社交孤立与经济状况恶化会影响脑损伤患者的情绪，使他们更容易在人际关系中，产生受害与易怒性倾向[20]。
  - （1）为了稳定经济形势，通过建立与家人的协调等制度，并考虑引入申请残疾证和残疾年金等社会服务，确保给患者以安全感。
  - （2）为了鼓励与他人的互动和社交活动，考虑利用日托（日间服务）、日间

康复（日间护理）等项福利，确保白天有地方居住与接受护理的角色，以防止孤立，同时保持与他人的联系。

第2章 高级脑功能障碍各论

文献

[1] 厚生労働省社会・援護局障害保健福祉部 国立障害者リハビリテーションセンター：高次脳機能障害者支援の手引き 改訂第2版．2008.

[2] 村井俊哉：高次脳機能障害の臨床 ―特に社会的行動障害について―．The Japanese Journal of Rehabilitation Medicine, 55：46–51，2018.

[3] 原 元彦：行動と感情の障害．「高次脳機能障害のリハビリテーション 実践的アプローチ」（本田哲三/編），pp82–91，医学書院，2005.

[4] 三村 將：社会的行動障害の治療．神経治療学，26：599–605，2009.

[5] 中島八十一：社会的行動障害とは．Journal of Clinical Rehabilitation，29：224–229，2020.

[6] 水野智之：前頭葉と精神症状・行動症状・神経症状．「前頭葉でわかる精神疾患の臨床」（福田正人，鹿島晴雄/責任編集，松下正明/総編集），pp12–20，中山書店，2010.

[7] 三村 將：前頭葉–脳の司令塔 A.総論 神経心理学．Clinical Neuroscience，38：145–149，2020.

[8] 中村元昭：前頭葉眼窩皮質（OFC）の構造と機能．「前頭葉でわかる精神疾患の臨床」（福田正人，鹿島晴雄/責任編集，松下正明/総編集），pp40–55，中山書店，2010.

[9] Adolphs R, et al：Recognition of facial emotion in nine individuals with bilateral amygdala damage. Neuropsychologia, 37：1111–1117, 1999.

[10] 秋山知子，三村 將：社会性の神経心理学．分子精神医学，4：18–26，2004.

[11] 船山道隆：行動と感情の障害．「高次脳機能障害のリハビリテーション 第3版 実践的アプローチ」（本田哲三/編），pp116–126，医学書院，2016.

[12] 久保義郎，他：脳外傷者の認知–行動障害尺度（TBI–31）の作成–生活場面の観察による評価．総合リハビリテーション，35：921–928，2007.

[13]「改訂版 標準注意検査法・標準意欲評価法」（日本高次脳機能障害学会Brain Function Test委員会/編著），新興医学出版社，2022.

[14] Bechara A, et al：Emotion, decision making and the orbitofrontal cortex. Cereb Cortex, 10：295–307, 2000.

[15] 加藤元一郎：前頭葉ソマティック・マーカー仮説と前頭葉腹内側部の機能．Brain Medical，13：63–70，2001.

[16] 加藤元一郎：前頭葉の神経心理検査．「前頭葉でわかる精神疾患の臨床」（福田正人，鹿島晴雄/責任編集，松下正明/総編集），pp212–223，中山書店，2010.

[17] Baron–Cohen S, et al：The "Reading the Mind in the Eyes" Test revised version: a study with normal adults, and adults with Asperger syndrome or high–functioning autism. J Child Psychol Psychiatry, 42：241–251, 2001.

[18]「成人版 表情認知検査」（小松佐穂子，他/著），トーヨーフィジカル，2012.

[19] 村井俊哉，他：社会的行動障害のリハビリテーションの原点とトピック．高次脳機能研究，39：5–9，2019.

[20] 上田敬太：易怒性，感情コントロール障害の病態と治療法．Journal of Clinical Rehabilitation，29：230–237，2020.

[21] 三村 將：社会的行動障害への介入法–精神医学的観点からの整理–．高次脳機能研究，29：26–33，2009.

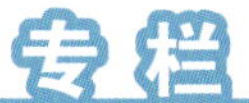

3. 行为抑制障碍与额叶损伤之间的关系

内侧额叶参与“行为控制功能”，从辅助运动皮质向前额叶皮质移动，并在前额叶皮质控制更复杂的动作。因此，如果额叶内侧因大脑前动脉梗死等因素而受损，就会出现行为抑制障碍。辅助运动皮质受损，会导致“抓握反射”，而前部辅助运动皮质受损则会导致“病理性抓握现象”，如“本能性抓握反应”[1]。当损伤进一步转移到内侧前额叶皮质时，还会出现诸如模仿行为、利用（使用）行为、强迫性使用工具和收集行为※之类的行为（图）[1,2]。行为抑制障碍并不是“无法做某事”，而是一种“无法停止做某事的障碍”。由于患者在日常生活中，可以轻松顺利地完成各种活动和操作物品，因此医护人员很难注意到，必须注意避免忽略症状。

※收集行为：指个人收集大量价值不高或没有价值的物品，以致影响日常生活，且无法将其丢弃等处置的行为障碍。

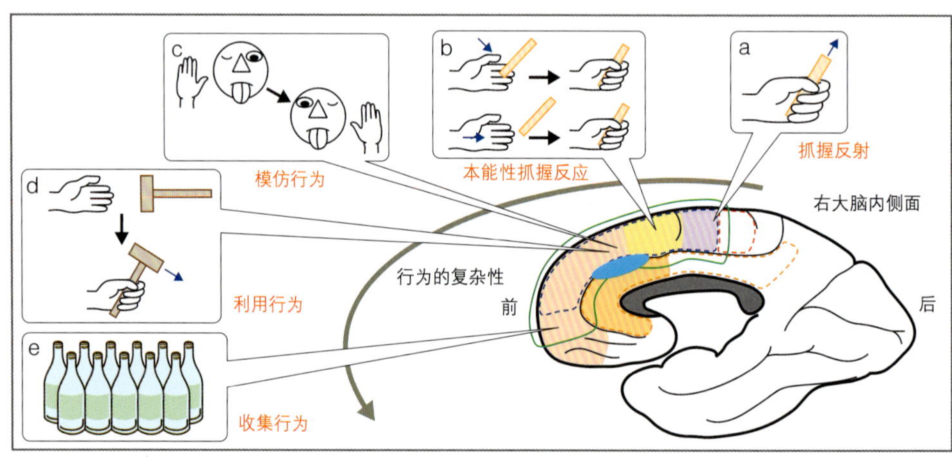

图　行动抑制系统功能的分布及其在内侧前额叶皮质的损伤
参考文献[2]编写。

■ 文献

[1] 「脳機能の基礎知識と神経症候ケーススタディ 改訂第2版」（脳機能とリハビリテーション研究会/編），メジカルビュー社，2022.

[2] 「高次脳機能障害の理解と診察」（平山和美/編著），中外医学社，2017.

3 记忆障碍

学习目标

- 能够理解并解释记忆障碍的定义和分类
- 能够理解并解释记忆障碍的临床表现和病灶
- 能够解释记忆障碍的标准评估方法
- 能够解释记忆障碍的标准康复方法

1 定义与分类

1）定义

- 所谓记忆，是一种对信息进行**编码**（**记忆**：encoding）、**存储**（**保持**：storage）、**检索**（**调用/回放**[※1]：retrieval）的复杂功能。
- 所谓命名，是将外部刺激中包含的信息转换成可以纳入人类内部记忆的形式，而存储字面意思是指已记忆的内容被命名的状态。在存储状态下，捕捉到的状态存在于内部，而不会出现在外部。只有当记忆时才可以检索和调用[1]。

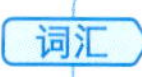
※1 回放
一种让受试者自己回忆并再现所记忆事件的刺激方法。

- **学习**（learning）是一个与记忆密切相关的术语。所谓学习，是指获取新信息的过程[2]，应与记忆明确区分开来，后者是指保留所学知识以便日后再现的过程。
- 换言之，所谓记忆障碍，是指记忆、保持和检索过程中的某一个过程受损，而是否存在记忆障碍只能通过检索/表达检查的结果来判定。

2）分类

- 记忆的分类有很多种，以下是Squire提出的模型（图1）[3]和石合从时间角度提出的分类（图2）[4]。所谓**短时记忆**，是指保留时间很短的记忆，从数秒到数分钟不等，容量有限。**工作记忆**（working memory），是从短时记忆发展而来的概念，被视为在理解、学习和推理等认知任务中，暂时保留和操作信息的系统。
- Baddeley模型，由一个随容量分配注意资源的**中央执行系统**、一个临时保存视觉信息的**视觉空间素描板**、一个临时保存语音信息的**语音环路**和一个临时存储多种模式的**情景缓冲器**组成[5]。

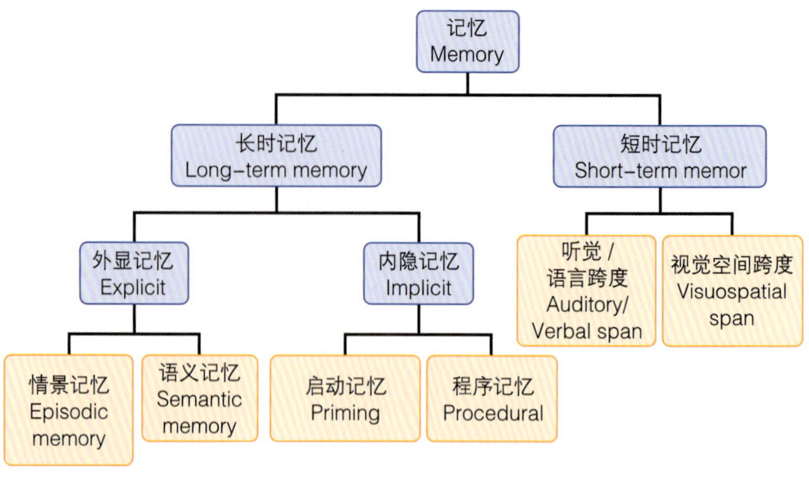

图1　记忆结构假说

摘自文献[3]。

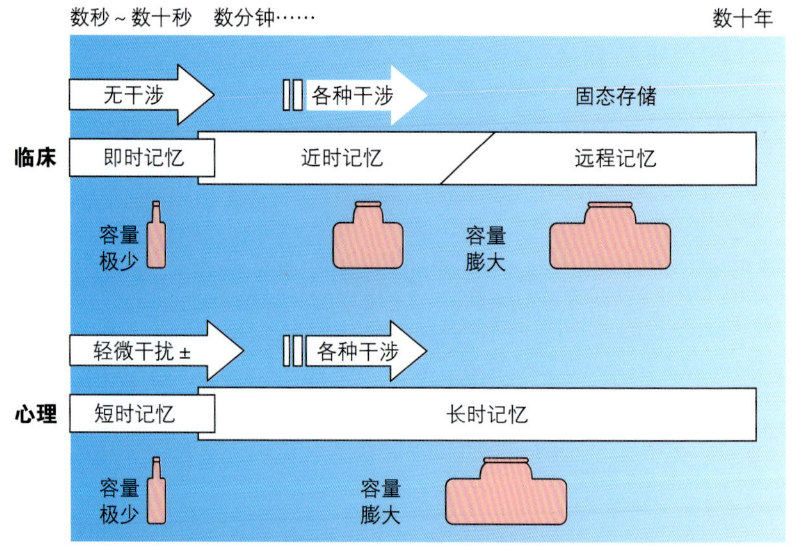

图2　从记忆时间的角度进行分类

摘自文献[4]。

- 所谓**长时记忆**，大致分为**情景记忆**（陈述性记忆）与**内隐记忆**（非陈述性记忆），前者有回忆意识，后者用于行动和判断，没有回忆意识。
  - 外显记忆包括有**情景记忆**，是对情景记忆与事件的记忆，而**语义记忆**则是对语言意义、常识和信息的记忆。
  - 程序记忆属于**内隐记忆**，是对做事时的程序（操作和行动）的记忆。学会骑自行车和使用菜刀等"通过身体学习"的记忆，属于此类。所谓**启动记忆**，是指先前事件影响后续事件的状况。先前事件包括文字、声音、图片等。例如，"启动效应"是指当听到"足球"一词时，球、棒球、J联赛和"脚"等相关词，比河流和山脉等不相关词，更容易与之连在一起表达。
- 另一方面，在临床上，**即时记忆**是指持续数秒到数十秒的记忆。**近时记忆**是指持续数分钟到数周的记忆。持续1年以上的记忆，也称**远程记忆**。即时记忆在回忆起之前，不会掺杂干扰（其他信息），但近时记忆中却会掺杂各种干扰信息。复述与即时回放属于前者，而某些**简易精神状态测试**（Mini Mental State Examination，MMSE）的延迟回放任务则属于后者。日常生活中的干扰示例，包括在去商店的路上遇到熟人并与之交谈时，忘记了自己要买什么。由于短时记忆、长时记忆以及即时记忆、近时记忆和远程记忆因测试者而异，因此在测试中明确记忆任务与时间进程之间的关系非常重要。

- 此外，根据患病前后的记忆也有分类。有发病后对新信息的记忆障碍（无法记住新事物）和患病前的记忆障碍（无法记住患病前的事物），前者称为**顺行性遗忘**（anterograde amnesia），而后者称为**逆行性遗忘**（retrograde amnesia）。
- 此外，还有**前瞻性记忆**（预定记忆）[6]。这是在预定的时间或时间表完成一项任务的行为，被认为是面向未来的记忆。例如，在上午10点去银行或在下班回家的路上去超市买菜，就属于这种状况，是一种按计划进行的高级记忆功能。
- 此外，还有一种根据方式进行的分类：**听觉记忆、视觉记忆与体感记忆**。记忆存在于所有感官模式中，包括听觉记忆（如声音、对话与歌曲），视觉记忆（最常见的信息来源），触觉记忆（如触摸的质感与硬度），以及前庭记忆（如旋转与摇动）。
- **定向力**（orientation），虽然不属于记忆范畴，但也可以保留/回忆时间、日期、地点等。询问能否回忆起当前的时间、日期、地点、季节与人物。随着认知能力的下降，疾病往往会按照时间与日期的顺序发生。在记忆力严重受损的情形下，还会出现对季节与人物的定向力障碍。

2 症状

1）短时记忆障碍和长时记忆障碍

- 短时记忆障碍是一种记忆障碍，即保留和回忆少量信息，就像数数一样。单纯性短时记忆障碍的条件是，它发生时没有注意力或意识障碍的影响。当在干扰后记忆暂时保留时，回放比重新确认※2 更有可能受到损害。此外，因数数的听觉、视觉等感觉模式不同，数字的表达会产生不同的反应。视觉记忆通常比听觉记忆更容易被唤起，尽管这也取决于认知的努力程度。

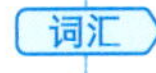

※2　重新确认

在这种方法中，受试者从测试者的选项中选择已记忆的事件的刺激方法。

- 在阿尔茨海默病患者中，MMSE中单词回放能力在AD早期受损明显[7]。然而，即使是听觉语言刺激，也会因处理的信息不同，而表现出不同的效果。即使对单词表的短时记忆很差，也往往可以复述上下文句子和实现故事记忆。人们认为，语境预期和其他利用长时记忆的因素会影响记忆策略。然而，即使有语境，第一门外语的学习也非常困难。在临床上，曾出现过这样的病例：患者不擅长数数，但对三宅式（参见4）中有意义的相关词却能保持记忆，而且在日常生活中也不会出现遗忘症状。

- 长时记忆（远程记忆）被认为具有稳定短时记忆的功能。不再需要的信息会就此丧失，但必要的信息会随着时间的推移逐渐得到处理，从而变得更加稳定。
- 情绪也起着重要作用，带有强烈情绪的事件往往会被保留下来，如**创伤后应激障碍**（Post Traumatic Stress Disorder，PTSD）。老年人倾向于以情景的形式回忆起旧的记忆，这些记忆被认为是强烈的情感体验或习惯性体验，因此一般不会保留遥远的记忆。这一点应引起注意。

2）语义记忆障碍

- 语义记忆障碍是指作为非语言和非视觉知识的物体、事实和概念的记忆受到广泛或部分损害[8]。患者难以说出物体的含义、描述其用途和解释“词”的含义[9]。
- 在顺行性遗忘与逆行性遗忘中，情景记忆更有可能受损，而稳定在长时记忆中的语义记忆，则更有可能被保留下来。
- 当词义受损时，有必要通过逐步观察将其与**词义失语症**和**语义认知症**（semantic dementia）区分开来。

3）前瞻性记忆障碍

- 预期记忆（计划记忆），即前瞻性记忆，是日常生活中必不可少的记忆，一旦出现障碍，执行任务、差事、约会等就会变得困难或结局不佳。具体来说，与日程管理直接相关的行动，如在预定时间服药、记住履行约会或遵守垃圾收集日期等，都会变得困难。在正在进行的任务和日常经历中，保留、检索和执行预定内容的特征，使其成为一种复杂的认知功能，除了对象记忆外，还包括注意、执行功能与工作记忆等要素。
- 众所周知，老年人的前瞻性记忆在早期就会受损，而日历条目以及最近的智能手机提醒功能等辅助工具，则可以减少错误的发生。前瞻性记忆包括事件标准，通过线索和信号执行的**事件标准**，按预定时间执行的**时间标准**，以及完成特定活动后执行的**活动标准**[10]。

3 相关疾病、脑功能与病灶

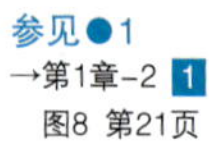
参见●1
→第1章-2 1
图8 第21页

Papez环路被称为记忆环路●1，即海马体-脑弓-乳头体-乳头体丘脑束-丘脑前核-丘脑扣带回辐射-扣带回-扣带束-海马体[11]。以海马体为中心的颞叶内侧最常受到影响。

1）颞叶内侧损伤

- 由单纯疱疹病毒引起的脑炎导致内侧至下内侧颞叶损伤会产生**健忘综合征**。脑缺血和缺氧性脑病容易导致双侧颞叶内侧损伤。因心搏骤停、呼吸骤停、严重心律失常或血压明显下降等引起的脑梗死会对大脑后动脉区域造成损坏而导致健忘，但对日常生活没有太大的损害。

- **短暂性全面遗忘症**（Transient Global Amnesia，TGA）是一种突发性顺行性遗忘，逐渐恢复后明显的记忆障碍在24h内消失的病症。发病年龄多见于50～70岁的人群，有报告称洗澡、精神压力、疼痛与运动是诱因，但也有很多病例并无明显的诱因。高分辨率MRI成像显示，异常信号区局限于海马体，在1～2周内恢复正常。
- **阿尔茨海默病**是最常见的海马体萎缩疾病（图3）。以海马体、前额皮质与顶叶区萎缩为特征，主要症状为短时记忆障碍，但执行功能障碍与视觉空间认知障碍也会重叠，从而导致日常生活障碍。

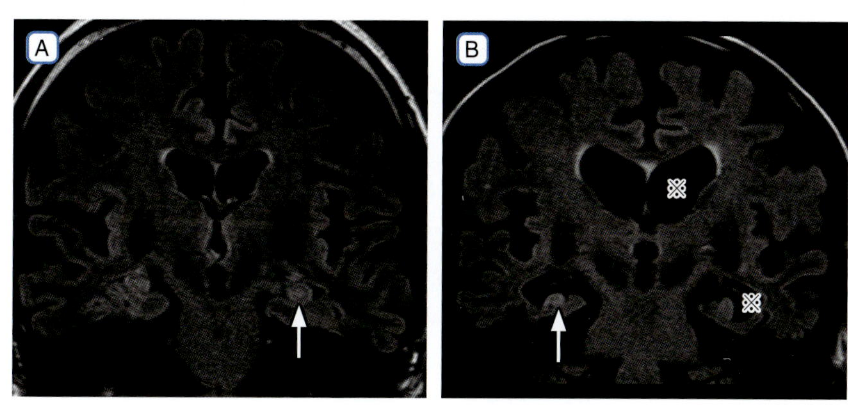

图3　**阿尔茨海默病患者的MRI（磁共振成像）（冠状断面）**

A. 正常的海马体（⇨）。B. 阿尔茨海默病患者的海马体萎缩。整个大脑也萎缩，侧脑室（※）的空间明显。

转载自文献[12]。

2）间脑与丘脑病变

- 乳头体-乳头体丘脑束-丘脑前核是Papez环路。
- 柯萨科夫综合征是一种与酗酒有关的维生素B_1缺乏症，除记忆障碍外，认知功能良好。存在持续而显著的顺行性遗忘与逆行性遗忘。
- 还有丘脑梗死。一旦在丘脑内侧、丘脑前核与乳头体丘脑束因脑梗死而受损，就会出现顺行性遗忘。损伤多数发生在后交通动脉的派生部位。

3）基底前脑损伤

- 前交通动脉瘤或前大脑动脉瘤破裂引起的蛛网膜下腔出血等病变，会导致额叶底部的损伤。基底前脑是海马体及其周边、杏仁核和新皮层的乙酰胆碱来源，而所有这些均与记忆有关。受损后出现记忆障碍。

4 评估

- 标准化的记忆测试耗时较长，可在数天内进行，也可采用简单的方法，或者根据受试者的具体情况，选择简单的方法来进行。受试者在测试中的意愿和配合程度，会直接影响得分。

1）日常记忆观察

1 里弗米德行为记忆测试（日本版RBMT）

- 里弗米德行为记忆测试（Rivermead Behavioural Memory Test，RBMT）于2002年出版了日本版[13]。RBMT是一种使用日常任务（如记住人名、约定与方向性）的记忆测试。换言之，它很容易提取出可能出现记忆障碍的日常任务类型。由11种（①②头像中的姓名、③随身物品前瞻记忆、④约定的前瞻记忆、⑤图片卡片识别、⑥短句延迟回放、⑦脸部图片延迟回放、⑧方向查询、⑨信封的生成与延迟回放、⑩⑪定向力与日期等）子测试组成，以成人为例，可以判定正常、较差、中度受损和严重受损。

2 记忆日记

- 由Wilson BA开发的记忆日记，记录了28个日常生活中的记忆错误，并规定了1周内测试有无错误[14]。通过家人的观察来测试日记，如果有错误，则确认是否使用了日历等记忆辅助工具。这不是一项测试，而是一份核对表，并确认其在实际生活中的支持情况。28个项目包括忘记东西放在哪里，认不出经常见面的朋友，记不住单词，看不懂电视节目内容等。

2）一般认知功能测试

- 一个简单的方法，是只进行认知功能筛选测试中的记忆部分。在MMSE中，包括日期、时间、地点和季节估计、延迟回放、命名；在長谷川认知症量表（HDS-R）中，包括数数与视觉保持力测试[15]●2。

参见●2
→第4章-2
第280页

3）标准记忆测试

1 Wechsler（韦克斯勒）记忆测试第3版（WMS-III）[16]

这是一项详细的语言和视觉记忆测试，包括17个项目（表1）。日本版刊行为WMS-R。

表1 Wechsler（韦克斯勒）记忆测试项目

序号	项目	序号	项目
1	信息与定向力（如姓名、年龄、首相等）	10	心理控制：简单文字和数字序列
2	逻辑记忆Ⅰ：记忆与回放故事	11	数数
3	人脸重新识别	12	逻辑记忆Ⅱ：②重新认识与回放故事
4	语言成对联想Ⅰ：记住并回放成对单词	13	人脸回放：③的延迟回放
5	家庭照片Ⅰ：有关家庭照片的情景	14	语言成对联想Ⅱ：重新执行④
6	单词表延迟回放Ⅰ	15	家庭照片Ⅱ：重新执行⑤
7	视觉回放Ⅰ：几何图形回放	16	单词表延迟回放Ⅱ：重新执行⑥
8	语音排列：文字-数字交替排列回放（工作记忆）	17	视觉回放Ⅱ：重新执行⑦
9	视觉性记忆范围：数字写在方格中，数字出现的顺序依次顺数、反数		

2 Rey（雷伊）复杂图形测试[17]

- 在复制图4所示的复杂图形后，加入语言干扰，并在3min和30min后回放图形。虽然主要评估视觉记忆，但该指标还涉及视觉认知、视觉组织和运动功能等要素。

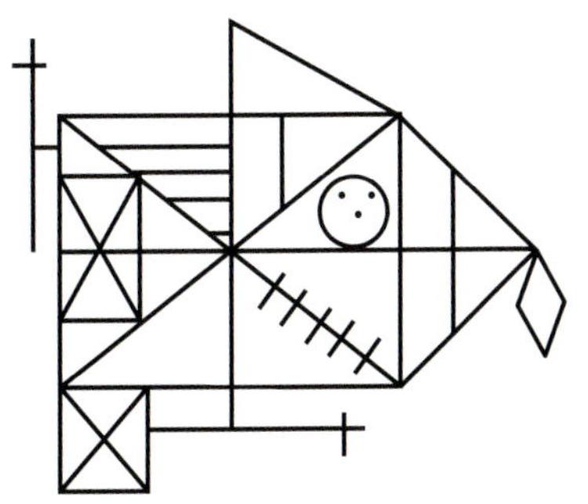

图4 Rey（雷伊）复杂图形
部分摘自文献[17]。

3 三宅式保持力测试[18]

- 日本根据配对联想学习的经典记忆测试方法，而开发的一种测试方法。这些单词大致可分为以下类别：一类是相关的词对，如“香烟–火柴”和“天空–星星”；另一类是不相关的词对，如“男孩–榻榻米”与“洗澡–财产”，分别由10对单词组成。记住朗读的10对单词，并根据第一个单词（例如香烟）回放后一个单词（例如火柴）。3次测试后，计算最终记住的单词数。健康的中老年受试者（平均年龄68.8岁）的第3次成绩为：关联对联10分，无关联对联4.6分。众所周知，关联对联具有启动效应。

4 自传体记忆测试[19]

- 要求受试者讲述他们在不同时间点的个人自传事件。要求受试者尽可能具体地描述童年（如与兄弟姐妹/朋友的活动、与老师的活动）、成年早期（如工作、婚姻、邂逅）与近期（如新闻、与其他患者的活动、去年的旅行）事件发生的时间、地点与方式等。
- 可根据时间和地点，对某些事件进行评分。该方法的局限性在于不可靠，因为即使与家人确认也往往可能不准确。不过，远程记忆中的个别情节也可能是回忆，尤其是患有认知障碍症的老年人，他们可能会因为将零碎的记忆连接起来而感到安心。

5 应对措施

1）记忆跨度扩展练习

- 例如，在记忆任务中，单词列表的回放次数从开始时的2个单词，逐渐增加到最后的10个单词。其目的是通过增加单词列表中的单词数量，来逐步增加认知负荷，从而促进学习。当然，回放是在插入干扰任务之后才进行的。回放之间的时间（间隔）可以延长。

- 同样，在单词表的延迟回放任务中，也有别的方法可以在不改变单词数量的情形下，延长回放时间。据报告，该记忆跨度的扩展练习能有效地将短时记忆（正确回答率）从30%提升至50%。
- 记忆任务的选择对练习中的差异非常重要，虽然短时记忆的提高与任务有关，但如果不能反映在其他词语和方式上，从而反映在日常生活中，就并非真正的效果。因此，最好设定一些在工作或日常生活中，会造成或可能造成困难的任务。例如，经常进行MMSE3词延迟回放的健康老人，往往能记住该词，却可能会忘记日常生活中所需的单词。根据记忆障碍的特性与严重程度，可能需要仔细考虑练习任务的类型。

2）无错误学习（无差错学习）[20]

- Wilson BA等的研究表明，无差错学习是一种帮助记忆障碍患者避免在学习过程中出错的学习方法，其效果显著。实验任务最初是单词表的延迟回放任务，但通过在物体和人名出错前提供建议和支持，以及使用电子日记，其成绩会比无错误学习更好。
- 这种学习方法的优点在于，被认为是可以防止错误本身的学习，减少因失败而产生的无能感与自卑感等消极情绪，并可促进成就感和能力感等积极情绪，即使在有帮助的状况下也是如此。
- 然而，由于家庭护理的负担，不可能在日常生活的所有任务中都要求“无错误”，而任务的设置也很关键。此外，最近有研究表明，在阿尔茨海默病患者的日常生活任务练习中，无错误法与试错法相比较，前者有效，而后者无效[21]。

3）使用记忆辅助工具

1 记忆笔记本

- 这就是所谓的记忆手册。通常，人们习惯于在日常生活、人际关系或工作等方面遇到困难时进行确认，以确保满足自己日常活动的需要。包括本人的基本信息、行动备忘录、日历、交通信息、人员姓名、待办事项列表（to do list）、财务报表等。不过，即使将相关信息写在笔记本上，如果不经常翻阅，也会出错。首先，必须随身携带笔记本，以便随时查阅，并养成看笔记本与在笔记本上记录的习惯。

2 其他传统记忆辅助工具与人工协助

- 如挂历、约会日记、闹钟与系统手册等。上述工具有不同的用途，比如像日记本一样随身携带，或放置/张贴在房间的显眼位置。随着智能手机的普及，使得上述辅助工具在特定功能的状况下非常有用，但记忆障碍患者、老年人和其他使用智能手机有困难的人，则应该继续使用这些熟悉的辅助工具。此外，向他人请求信号或获得别人的支持，例如将日常生活规律化，也大有帮助。

3 视听提示

- 忘记如何使用家用电器，或不知道东西放在衣柜的哪个位置，会在日常生活中频

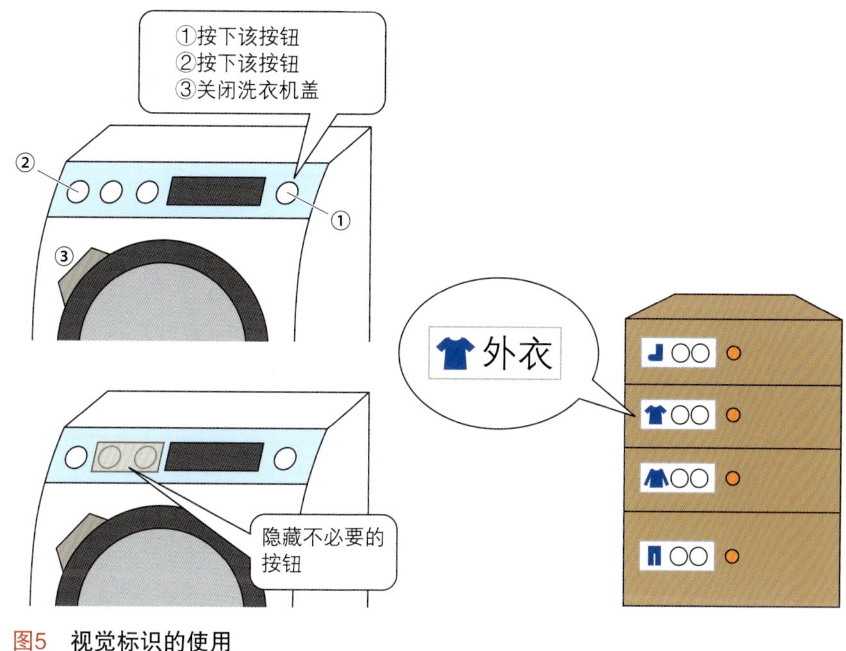

图5　视觉标识的使用
参考文献[22]编写。

繁发生。只在常用的按钮上做标记（图5）[22]，可以简化家用电器的使用顺序与使用方法。最近，针对遗忘在微波炉中的物品、热水器、冰箱未关等情形，厂家配置了语言与声音警报功能，这是一项非常有用的功能。不过，最好还是采用简单的标记，因为多功能设备很容易混淆。另外，衣柜上也可标明类型（如内衣、袜子），以防止在取出和放入物品时出错（图5）。

4）利用IoT（物联网）提供支持

- 智能手机具有日历、备忘录与提醒功能，近年来，许多记忆障碍患者已经掌握了这些功能。预先安排的时间提醒对前瞻性记忆障碍很有用，而GPS与导航系统可用于位置定向。
- 在起居室里，一个巨大的数字时钟（数字版的日历）可以用来记录日期与时间[23]。此外，研究人员还开发了一种记忆辅助应用程序，可作为数字版的记忆笔记本使用，具有大字体、便于插入时间表的特征，以支持独立生活。
- 此外，研究人员还开发了一种帮助防止忘记服药的服药辅助机器人，并已投入使用。还配置了当服药时间到时，提醒用户并发放一包药物的功能，该功能正在逐步普及。希望今后信息技术会越来越普及，并开发出让记忆障碍患者生活更轻松的辅助设备。

■ 文献

[1]　Foster JK：THE OXFORD HANDBOOK OF MEMORY. Brain, 125：439-441, 2002.
[2]　「WAIS-Ⅲ WMS-Ⅲ Technical manual」（Tulsky DS, ed）, p3, Psychological Corporation Orlando, 1977.
[3]　「A compendium of neuropsychological tests: Administration, norms, and commentary, 3rd edition」（Strauss E, et al, eds）, pp678-

679, Oxford University Press, 2006.
[4] 「高次脳機能障害学 第2版」（石合純夫/著），pp197–203，医歯薬出版，2012.
[5] Baddeley A：The episodic buffer: a new component of working memory? Trends Cogn Sci, 4：417–423, 2000.
[6] 太田信子：展望記憶のリハビリテーションとトピック．高次脳機能研究，39：320–325，2019.
[7] 嶋田史子，他：アルツハイマー型認知症とレビー小体型認知症の早期鑑別–MMSEにおける3単語遅延再生と五角形描画の乖離–．長崎作業療法研究，8：9–15，2013.
[8] Mayes AR：Selective memory disorders.「The Oxford Handbook of Memory」（Endel Tulving & Fergus I. M. Craik, eds），Oxford University Press, pp427–440, 2000.
[9] De Renzi E & Lucchelli F：Are semantic systems separately represented in the brain? The case of living category impairment. Cortex, 30：3–25, 1994.
[10] Wilson BA, et al：The Cambridge Prospective Memory Test. Bury St Edmunds, Thames Valley Test Company, 2005.
[11] 「記憶の神経心理学」（山鳥 重/著），医学書院，2002.
[12] 入岡 隆：神経・筋疾患．「はじめの一歩の病態・疾患学病態生理から治療までわかる」（林　洋/編），pp264–290，羊土社，2017.
[13] 「RBMTリバーミード行動記憶検査2023年増補版」（綿森淑子，他/著），千葉テストセンター，2023.
[14] 「高次脳機能障害の作業療法」（鎌倉矩子，本田留美/著），pp83–86，三輪書店，2010.
[15] 「Evidence Basedで考える 認知症リハビリテーション」（田平隆行，田中寛之/編），pp38–43，医学書院，2019.
[16] 「Wechsler Memory Scale. 3rd Edition」（Wechsler D, ed），The Psychological Corporation, 1997.
[17] Osterrieth PA, et al：Le test de copie d’une figure complexe; contribution à l’étude de la perception et de la m é moire. Archives de Psychologie, 30：206–356，1944.
[18] Ishiai S, et al：Unilateral spatial neglect in AD: significance of line bisection performance. Neurology, 55：364–370, 2000.
[19] Kopelman MD, et al：The autobiographical memory interview: a new assessment of autobiographical and personal semantic memory in amnesic patients. J Clin Exp Neuropsychol, 11：724–744, 1989.
[20] Wilson BA, et al：Errorless learning in the rehabilitation of memory impaired people. Neuropsychological Rehabilitation, 4：307–326, 1994.
[21] Metzler–Baddeley C & Snowden JS：Brief report: errorless versus errorful learning as a memory rehabilitation approach in Alzheimer’s Disease. J Clin Exp Neuropsychol, 27：1070–1079, 2005.
[22] 生活協同組合コープかごしま 鹿児島県作業療法士協会認知症OTネットワーク：もの忘れでお困りの方と支援者のためのくらしのあれこれヒント集．2019.
https://tabitaka–lab.jimdofree.com/
[23] Nishiura Y, et al：Effectiveness of using assistive technology for time orientation and memory, in older adults with or without dementia. Disabil Rehabil Assist Technol, 16：472–478, 2021.

4 语言障碍

学习目标

- 能够解释失语症与其他语言障碍的区别
- 能够解释失语症的语言症状与类型
- 能够解释语言症状的评估方法与主要的鉴别诊断
- 能够解释干预失语症的原则

1 定义与分类

- 语言是人类所独有的。我们通过语言来思考、传递信息与建立关系。语言的发明是人类进化的一个重要转折点。口语使不同的人能够跨越空间交流信息。
- 人类通过声带和舌头等发声器官产生粗而密的气波（语言波），以特殊的方式震动空气，将编码在大脑中的信息“说”出来（语言化），跨越空间并告知对方。一旦粗密的气波到达对方，物理信号会震动鼓膜并传至中耳，在那里被内耳的毛细胞转换成电信号并被 “听到”，使对方的大脑能够解码对方的信息。通过这种方式，2个以上的人可以分享思想与概念。此时，您也在倾听自己发出的粗密电波。
- 这一过程包括**语言**（language）与**口语**（speech），语言听觉治疗对这两类进行了明确区分。语言指的是在大脑中对信息进行编码和解码的功能，而口语指的是表达编码信息和产生粗大密集波的功能。当其中任何一个过程出现障碍时，都会导致交流障碍。
- 例如，说话所需的嘴唇、口腔和舌头的**运动瘫痪**可能导致声音失真或不同（运动障碍性构音障碍），或者听力问题可能导致说话失真或低沉（迟发性耳聋患者的发声障碍）。
- 此外，书面语言则可以跨越时空传递信息。用手指并利用工具，将信息“书写”在某种媒介上，然后由另一个人“阅读”出来，就可以在另一个人的大脑中解码由文字编码的信息。虽然书面语言发明的历史仅有短短5000年，而且有些民族还没有文字，但他们对于文明的发展和现代世界许多人的生活来说，是不可或缺的。
- 高级脑功能障碍（即由大脑信息处理障碍导致的语言障碍）有很多种，大致可分为成年期发病的语言障碍与儿童期语言障碍。成年期的语言障碍，主要是由于大脑在掌握语言后受到损伤，从而损害了已掌握的语言，**失语症**就是其中一个最具代表性的例子。儿童期语言障碍，包括语言发展迟缓的**语言发展障碍**、**发育流畅性障碍**（口吃）、**特殊语言发育障碍**等。以下将针对“失语症”进行概述。

1）失语症的定义

- 所谓失语症，是“由脑部病变引发的后天性语言功能障碍”，即脑部病变损害了曾经掌握的语言功能，从而导致交流困难。失语症患者的**所有语言模式**[※1]都或多或少地受到影响。
- Broca失语症有时被描述为说话能力受损，Wernicke失语症则被描述为听力和理解能力受损，但Broca失语症也会影响听力和理解能力，Wernicke失语症也会影响说话能力。此外，失语症不会导致发声器官的器质性或功能性损害，也不会损害智力功能。

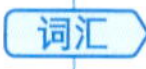

※1　语言模式

所谓语言模式，是指听、说、读、写等语言方式。听（听觉理解）和读（阅读理解/朗读）是与语言理解有关的语言模式，而说（发声）和写（书写/听写）是与语言表达相关的语言模式。

2）脑病变导致的后天性语言障碍（失语症除外）

由脑病变导致的后天性语言障碍，其代表便是“失语症”。此外，还有一些因脑病变导致口语障碍的症状，需要进行鉴别（图1）。

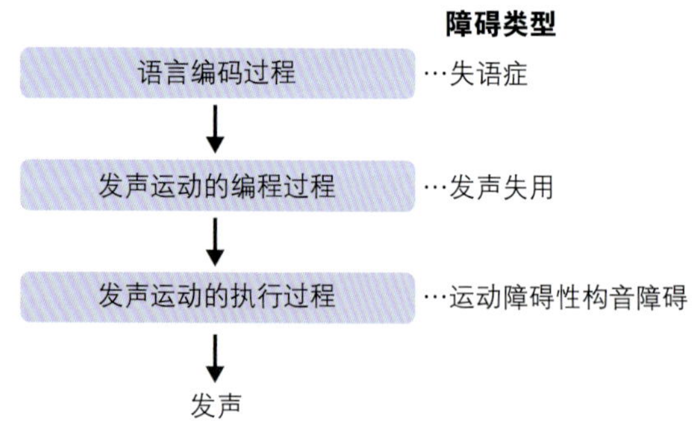

图1　发声的产生过程

1 运动障碍性构音障碍（dysarthria）

- 这是一种由于语言运动执行过程出现问题所导致的**口语障碍**。语言得以保留，听力、理解力和读写能力不会出现问题。构音障碍（dysarthria），是由说话所必需的呼吸、发声、发音、共鸣和音律[※2]等功能中的一种或多种障碍所引起的。

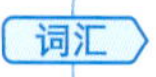

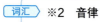

※2　音律

也称韵律，包括节奏、重音、音调与停顿。其中，音调在日语中指的是音高重音，同样的音节结构在每个音节的高低变化，可以表达不同的意义［例如“桥”（低高）与“筷子”（高低）］。

表1 运动障碍性构音障碍的分类

类型	典型致病疾病与发声特征
痉挛性构音障碍	双侧性构音障碍，是由于双侧皮层或皮层下区域的多发性腔隙性或脑干梗死，导致双侧上运动神经元受损所引起的。患者说话时费力，常常伴有用鼻子呼气时发出的开放性鼻音。语音整体上平缓，音调较差，往往不连贯
单侧上运动神经元性构音障碍	通常是由于单侧脑梗死或脑出血导致单侧上运动神经元受损所引起的。构音障碍一般较轻，主要表现为辅音失真，可能伴有声音嘶哑
弛缓性构音障碍	由脑卒中、炎症性疾病、神经退行性疾病等导致的脑干神经核受损引起，也可由下运动神经元和神经肌肉接头受损引起。重症肌无力、延髓背外侧综合征［Wallenberg（沃伦贝格）综合征］、Guillain-Barre（格林-巴利）综合征与Ramsay Hunt（拉姆齐-亨特）综合征就是典型的例子。说话缓慢，鼻音开放，发声扭曲
失调性构音障碍	脑卒中导致的小脑损伤、脊髓小脑变性症，以及多系统萎缩症等引起的小脑病变。以痉挛性构音障碍为特征，导致酒后失言。在不合时宜的场合，声音会变得爆炸性响亮，而且节奏紊乱
运动低下性构音障碍	帕金森症是最常见的致病疾病，由锥体外系障碍引起。患者说话速度加快，说话时发声动作与音量逐渐减小
运动过多性构音障碍	亨廷顿氏病是其中的典型。患者会出现发声器官不自主运动、音量难以控制、鼻音上浮、发声失真以及声音嘶哑等症状。另一方面，如果发声器官仅出现轻微肌阵挛，则可能对说话几乎没有影响
混合性构音障碍	这是一种由多种病症共同引起的语言障碍。基本病症包括运动神经元疾病（MND/ALS）、进行性核上性瘫痪与皮质基底节变性

- 按照致病疾病和语言特征划分，失语症可分为7种类型（表1），每种类型都有不同的治疗方法与辅助手段。

2 单纯性言语失用症/单纯性语哑

- 患者在听力和理解语言、阅读和书写方面没有问题，但在口语方面则存在困难。单纯性言语失用症的口语障碍并非语言问题，而是编码语言信息的构音运动程序障碍。构音器官（如声带、软腭、舌头、嘴唇或脸部）没有器质性问题，也并非由瘫痪、肌肉无力或共济失调造成。
- 是非流畅性失语症中语言障碍的一种独立表现，患者能够找词（回忆词语），但难以通过适当、顺畅和有序地收缩（定位与排序）发声所需的肌肉来发出声音。这会导致说话笨拙、费力和不流畅。

3 单纯性

- 脑病变可能导致仅1个语言模式受损。它被称为“单纯性”，有别于所有语言模式都或多或少受到影响的失语症。
  - **单纯性失读症**：一个人在说、听和理解方面没有问题，也能书写，但只有阅读障碍。患者甚至无法读出自己写的字。在某些场景下，患者无法读懂1个字，而在另一些状况下，他们可以读懂一个字，但无法将几个字连起来串成1个单词。单纯性阅读障碍患者可以通过描画阅读无法辨识的文字，这种现象被称为**运动觉性促进**（kinesthetic facilitation）或**追踪阅读**（schreibendes lesen）。**经典的单纯性失读症**是由枕叶内侧（包括初级视觉皮质）与胼胝体的损伤共同造成的，**非经典的单纯性失读症**则是左侧角回的皮质下病变或左后角下侧病变[1]。

- **单纯性失写症：**一个人在说、听和理解方面没有问题，也能阅读，但不能写。患者可能不会写假名，但会写汉字（**单纯性假名失写症**），或不会写汉字，但会写假名（**单纯性汉字失写症**）。单纯性失写症在不同的病变部位均有报道，包括左侧额中回（Exner的书写中枢）、左颞叶后下部、左丘脑与左顶上小叶等，不同的病变部位有不同的特征[2]。
- **单纯性语聋：**虽然患者阅读、写作、说话没有问题，听力也得以保留，能够识别非语言声音（环境声音、乐器声等），却无法理解话语。外耳捕捉到的粗密声波，通过中耳在内耳的内毛细胞转换成电气信号。上述听觉信息通过听觉传导通路，从内侧膝状体上传，经听辐射传到左脑的初级听觉皮质和Wernicke区，并在此进行语言理解。当左右听觉传导通路发生多处病变，从而导致听觉信息无法到达Wernicke区时，就会出现听觉失认症。

4 其他

详细内容请参阅专著，除了上述情形外，还有由1个病灶引起的“失读失写症”“外国人口音综合征”“后天性口吃”等。

2 症状

- 失语症的语言症状，是由每种语言模式中不同语言单位出现的问题组合而成的。所谓语言单位，包括**音素**、**语音**、**单词**、**句子**与**话语**，小的语言单位组合成大的语言单位。
- 失语症的症状因语言单位而异，例如，一个人可以说单词，但却难以说句子。研究认为，这是由于大脑处理每个语言单位的信息所需的功能单位不同所致。而在实际交流中，语言单位在很大程度上受语境和语用学※3的影响，并通过与语言以外的高级脑功能的互动来实现。

> 词汇 **※3 语用学**
> 语用学是语言学的一个分支，研究词语在语境中的意义。例如，我们假设一个孩子在傍晚6点左右，对父母抱怨“我饿了”。在本病例中，除了“饿了”这一事件解释外，还包括“催促吃饭”的含义。这项研究针对的是语言使用中的意义，如对语言形式中没有明确表述的意图的表达和理解（解释）。

1）从语言单位分析失语症的语言症状

1 单词/词汇

- 单词具有**心理意象**（如高心理意象“自行车”，低心理意象“勇气”）、**熟悉程度**（如高熟悉程度“绿茶”，低熟悉程度“茶杯”）、**频率**、**类别**、**音节数与词类**（动词、名词等）等属性。在失语症患者中，当心理意象、熟悉程度与频率这些属性较低时，语言处理通常会更加困难。类别、音节数与词类差异的影响会因人而异。

- 而日语有汉字与假名2种迥异的书写系统，各有不同的特征。汉字是**词素文字**，1个字同时代表语意与语音，而假名则是**表音文字**，原则上1个字代表1个语音。此外，1个汉字可以有多种不同的读法与组合，而假名原则上只能有1种读法。
- 因此，假名与汉字的语言症状往往不同，在某些情形下汉字更容易读（或写），而在另一些情形下则是假名更容易读（或写）。此外，有些词更多地用假名书写，而有些单词则更多地用汉字书写，不同单词的**文字标记准确性**也不同（例如，“黄瓜”的文字标记适当性较高，而“胡瓜”的文字标记准确性则较低）。在失语症患者中，文字标记适当性较高的单词通常更容易读写。
- 在日语世界中，“NTT词汇数据库（令和单词熟悉程度数据库）[3]”提供了与此相关的数据库。

2 句子

- 句子是构成话语的重要语言单位。以Chornsky[4]※4为代表的生成语法的立场是，所有人类的大脑中都有一个通用语法，所有语言都有一个层次递归的语法结构，通用语法是语言的本质。另一方面，以语法错误的句子在交际中也能很好地发挥作用为例，认为语法不是语言的本质，而是与**手势**、**语调**等构成意义与信息的其他要素处于平行关系中的一个要素，也有人认为交际是通过这些要素与文化之间的信息互补建立起来的[5]。

词汇 ※4 Chornsky

Noam Chomsky（诺姆·乔姆斯基），1928年生，美国语言学家与语言哲学家。麻省理工学院名誉教授。他于20世纪50年代，提出了通用语法这一理论，这对相关学科产生了重大影响。

- 在康复环境中提供沟通支持时，最好从上述两个角度来分析句子。在学校和职场，有些情形需要在没有上下文的前提下，以正确的语句说话并理解内容，有些情形即使句子不完整也能传达内容，这时可以最大限度地利用上下文、手势以及语调提示来理解内容。句子要结合不同客户的语言功能、非语言高级脑功能、环境与康复目标来具体分析。
- 句子具有基本词序、可逆性与句法※5结构复杂性等属性。日语的基本语序为SOV型（如：爸爸吃早餐），其中谓语被放在句子的末尾，按此顺序排列成分的句子称为**基本词序句**。而在日语中，将谓语保留在原先位置，并替换其他构成要素（例如：早餐爸爸吃），也可以表达出相同的内容。这种词序被称为**混合词序句**（转换词序句）。基本词序句更容易被失语症患者理解。
- 可逆性是指即使句子中所含的构成要素（名词短语）互换，句子仍能成立。所谓**可逆句子**，是指即使成分互换也能组成的句子（如：猫追狗），而**不可逆转句子**是指即使成分互换也不能组成的句子（如：猫吃食物→×食物吃猫）。相较于可逆句子，失语症患者更容易理解不可逆转句子。
- 此外，有些句子由非常简单的短语结构组成，而有些句子则比较复杂。在失语症患者中，简单句结构比复杂句结构的句子更容易理解。

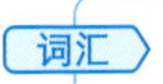※5　句法

是人类大脑所具备的系统，这样我们就可以按照规则组合有限的要素，创造出或解读无限的句子。特别是谓语（动词）起着重要的作用，可充当谓语其他结构决定了句子的形式，并构成了句子。

3 话语

- 话语由多个句子组成，具有整体的连贯性与信息量。我们的日常交流基本上靠话语实现。话语是由语言与非语言的高级脑功能相互作用而产生的，即使同为健康人，也存在很大的个体差异。话语按类型大致可分为**叙事性话语**（如仙鹤报恩）与**程序性话语**（如怎样制作煎蛋卷）。
- 会话是话语层面的典型语言活动。这不仅反映了语言的形式方面，如说话者是否能成功地在说话者和听话者之间切换（轮流说话）、他们是否能管理和修改话题、患者的知识和经验以及话语中信息的明确性和直接性，还反映了语用学方面、语言以外的高级脑功能障碍的影响，以及他们对交流的信心和态度。

2）从方式角度分析失语症的语言症状

1 听觉方面（听觉理解）的障碍

- 虽然没有听力损失，但却无法理解所听到的内容，这种症状被称为**听觉性理解障碍**。在交谈时，患者可能会对问题做出不同的回答（例如：“您今天来这里做什么？”→或得到“没关系的”），“呃，怎么回事？”之类的反问。
- 另一方面，即使患者表面上听懂了说话者的内容，如在谈话中自然地适时点头或附和，在很大程度上也是依赖于上下文和情景推断，实际上往往曲解了内容或只听懂了部分内容。
- 听觉理解障碍发生在所有语言单位，并导致对话交流不畅。听觉理解障碍等级大致分为3类：**听觉失认症**（word sound deafness），即难以辨认字音，难以区分sa/与ka/是否相同；**词形聋**（word form deafness），虽然sakura/真实存在，而kukura/却并非如此，患者能识别作为词的词，但难以与大脑中存储的语音形式相匹配；**词义聋**（word meaning deafness），患者知道sakura/是日语中的一个实词，但无法将其与意义联系起来。
- 此外，还存在能听懂单词，但难以理解句子的情形。这可能是由于听觉语言短时记忆障碍或听觉工作记忆障碍，也可能是由于**句法功能受损**，并出现**句法理解障碍**。
- 句子的可逆性、基本词序与句法处理的复杂性，会对句法理解困难的失语症患者对于句子的理解造成影响。众所周知，**突出性**（salience）与**冗余性**（redundancy）对失语症患者的话语理解有着特殊影响[6]。另一方面，失语症患者保留了从上下文推断内容的能力，并能利用现有知识补充他们无法理解的部分，这可能是他们理解话语内容的一大优势。

2 说话方面（话语）的障碍

- “说不出想说的话”这种找词障碍，是失语症的核心症状。所有失语症都会出现

这种情形，而其严重程度与特征却各不相同。

- 找词障碍包括**找词困难**，即没有按照原意说话；**错语**，即说出有别于自己想要表达语义的话语；**新造词**，即说出日语中原本没有的语句；**委婉词**，即为了表达原意，以各种方式间接表达词语。
- 其中，错语大致可分为**语义性错语**与**语音性错语**。语义性错语可分为以下几类。
  - **意义性错语**（意义相似词的错误：如樱桃→香瓜）。
  - **不相关错语**（不相关词语的错误：如洋葱→火车）。
  - **形式性错语**（语音相近词的错误：如药→锉刀）。
  - **混合性错语**（语义和语音相似的其他词的错误：如自行车→汽车）。
- 语音性错语是指单词中的某些发声被弄错，单词表现为日语中没有的单词，但可以猜出目标语为何种错误（如樱桃→sakukanko）。
- 此外，还有其他不属于语义性错语或语音性错语的其他错语，即**符号性质错语，**通过2个或多个词素相结合，从而产生出日语中原本不存在的新词（如橙子→红蛋）。
- 除了这种单词发声障碍之外，失语症还可能出现语法缺失症，即**句法功能受损**，造句变得困难。例如，如果您想表达您的父亲喂了狗这件事，除了说话简短之外，诸如“狗、食物、父亲……来了”之类的句子也很简短，而且日语中辅助动词（例如reru/rareru）的使用受到限制，使得动词误用与遗漏很容易发生。在语法缺失症严重的示例中，可能是由拼接起来、支离破碎的单词或短语组成的（例如狗……父亲……食物……）。
- 单词或短语表达能力受损的失语症患者，其话语能力自然也会受损。失语症患者可能会使用某些策略，如回避困难的段落或只说他们觉得自己能说的话，这可能会使谈话内容更加晦涩难懂。
- 在最严重的非流利性失语症中，可以说出的词语数量非常有限，在某些情形下，无论说话的意图如何，在任何特定情形下都只能说出唯一的词语，这就是所谓**重复出现的话语**（recurring utterances）。话语内容可能是一个声音的重复，如“do-do-do-do”，也可能是一个无意义的词、一个真实存在的单词或短语的某一部分（如可是、可是、可是）。
- 此外，还有**只言片语**（residual speech），在这种情形下，可以用丰富多样的语调来表达数量有限的词语，如理解、质疑、否认、同意与喜悦等情绪，作为一种交流手段来表现。
- 最严重的流畅性失语症患者会出现行话。这是指错语与新造词频出的话语，虽然能发出一些连贯的话语，但内容无法传达，而且可能难以区分单词和助词，或者在句子形式中出现许多错语。

3 阅读方面的障碍

- 尽管没有视野缺失、半侧空间忽略症或视觉认知障碍，失语症也会导致阅读困难。**阅读**可分为阅读理解和朗读，其中阅读理解涉及理解文字的含义，**朗读**涉及大声读出文字，而失语症会导致这两种障碍。
- 例如虽然能够阅读理解但朗读存在困难，或者虽然能够朗读但阅读理解存在困难，两者可能出现背离现象。通常，失语症患者更容易阅读理解，因为其标记准确性更高。此外，句法功能障碍与语音理解能力低下，也会增加句子阅读理解的难度。

- 失语症患者的阅读错误称为**误读**，汉字和假名都会出现这种情形。对其他形态相似的字的误读称为**形态误读**［例如莓→[mai]（每），哈→[ho]］，阅读其他语义相似的单词时出现的错误称为语义误读，某些声音的误读包含在一个单词中，虽然显示为日语中不存在的单词，但可以猜测目标单词是什么，这种错误称为**语音误读**。
- 除此之外，还有一些**谐音误读**，例如将虾读作"kairo"。假名可以无意义地逐字阅读，但原则上汉字的语音是通过语义来恢复的。因此，在汉字中出现了谐音误读，即把音素转换成语音形式，然后在没有语义的状况下朗读出来。与听觉理解一样，对句法存在阅读理解障碍的失语症患者，也会受到句子的可逆性、基本词序与句法处理复杂程度的影响。然而，阅读理解障碍与听觉理解障碍的严重程度往往并不一致。

4 书写方面的障碍

- 尽管没有上肢运动障碍，失语症依然会导致书写方面的困难。书写可以分为**自发书写**（写作）与**听写**，前者用文字表达概念，后者涉及写下听到的单词，失语症则会导致这两种疾病。其中，听写会受到听觉理解障碍的影响。书写与听写、汉字与假名之间往往存在差异。而汉字比假名更容易出现构词障碍。
- 出现在失语症中的**书写谬误**，被称为书写错误，汉字与假名都会出现。书写其他形态相似的文字时出现的错误，称为**形态性书写错误**，书写其他语义相似的单词时出现的错误称为**语义性书写错误**，书写假名单词时出现的错误称为**语音性书写错误**，其中单词中的一些发音是错误的，单词显示为日语中没有的单词，但可以猜出目标单词。在汉字中，则会出现**谐音书写错误**。
- 与发声障碍一样，句子的书写也会受到语法错误的影响。在实践中，要解释书写谬误是由于书写错误还是书法错误，需要与其他模式进行比较，并对句法功能做出评估。

5 复述障碍

- 复述是将听到的内容，原原本本地叙述出来的过程。虽然乍看起来很简单，但其中涉及多个语言过程，包括听、说和保留听到的单词，其中任何一个过程出现问题都可能导致复述障碍的出现。
- 此外，即使是非单词（如"meteho"）也可以进行复述，而且语言处理是在没有语义理解的情形下完成的。需要注意的是，复述能力并不一定意味着涉及语义理解。

6 计算障碍

- 数字找寻、听觉理解、阅读理解、朗读、写作与听写能力障碍，以及基于加减法与除法的数字处理障碍（anarithmetia）。
- 难以正确处理计算规则，如小数点后第一位超过10时，小数点后增加一位的规则，以及用文字表示数字的错误。

3）失语症的类型分类

1 失语症的经典类型分类

本节以脑卒中导致的失语症为背景，根据其一般临床表现与脑部病变位置，介绍失语症的经典类型分类。在实践中存在个体差异，且影像也会因脑卒中严重程度的不同而大相径庭。基于这种类型分类，语言治疗是基于个体评估而设计的。

A. Broca失语（运动性失语症）。

- **总体状况**：虽然说话不流利，但听觉理解能力相对保留，在简单的日常对话中理解障碍并不明显。伴随着发声失用症，整个说话过程都会出现显著的音律障碍、费力与发声失真得到证实。但需要注意的是，语言与发声失用症的严重程度，并不成正比。右侧肢体偏瘫与哑剧失用症（意念性运动失用症）是其他常见特征。Broca区（左侧额下回被盖部与三角部）与左侧中央前回下部的损伤，是导致该病的原因。众所周知，局限于Broca区的损伤，不会导致永久性Broca失语症。此外，左侧中央前回下部也被推测为导致发声失用症的病变部位。
- **听觉方面**：患者大致能够理解单词，但难以理解整个句子。句子理解障碍背景往往是句法功能障碍（句法理解障碍）。
- **说话方面**：说到单词，患者存在找词困难并表现出语义错语。虽然可以说出句子，但说出的句子却很短，包含语法错误，并且伴有语法缺失症。除了这些语言障碍外，所有语言单位都增加了由于发声失用症、发声失真与音律障碍而难以启动语言，从而导致语言不流畅与费力。即使日常语言不流畅与费力，也可能会保留涉及序列词或情感的自动发声。
- **复述**：反映说话方面的障碍特征，突出语言失用导致的语言障碍。相较于自发说话，复述效果更佳。这是因为复述不需要找词，要说出的语音会被呈现出来，说话者的口型也会被标示出来，这就减少了因发声失用症所导致的构音问题。
- **阅读方面**：朗读会受发声失用症的影响。听觉方面，虽然能够阅读理解单词，但一旦形成句子，往往就会出错。
- **书写方面**：由于右侧偏瘫，因此写字多用左手。假名与汉字均存在书写障碍，但汉字笔迹往往比假名保存得更好。汉字错误包括形态性书写错误与语义性书写错误。部分书写较多，往往很难完全写出。即使能写出句子，也是短小、简单，并反映出诸如助词遗漏之类的语法错误。

B. Wernicke失语（感觉性失语症）。

- **总体状况**：听觉理解能力受损明显，会出现反复提问或回答前后矛盾。语言流畅、发声量大，无论发声还是音韵均不存在问题。虽然能言善辩、喋喋不休，但内容空洞、信息量小。说话时显得急不可待（语言冲动），或自说自话，没完没了，即使有人制止也很难停止说话。严重时，患者会说出杂乱语[※6]，由于听觉理解困难，患者可能难以监控自己的话语，也可能意识不到失语症状。哑剧失用症与视野缺损很常见。Wernicke区和左颞叶的中后部常有病变。

词汇 ※6 **杂乱语**

言语中多有错语及新造词，无法理解其内容。发生在Wernicke失语症中。具体可分为：音素罗列多，无法理解句子结构的未分化杂乱语；无意义新造词多的杂乱语；错语多，无法明白内容的错语性杂乱语。此外，还有伴有含糊不清的构音及发音障碍，无法明白内容的喃喃自语性杂乱语。

- **听觉方面**：呈现出中度到重度理解困难，其程度轻重不一。在单词理解方面也会出现错误。会出现各种组合的听觉失认症、词形聋与词义聋。由多个发音组成的单词与短语可能比单个发音更好理解。
- **说话方面**：语言表达能力良好，但错语与填充词（如啊哦、你知道吗）出现比例较高，内容空洞。即使存在找词障碍，说话也不会停滞或停顿，通常会不停地说些什么。错语包括语义性错语、语音性错语与新造词，句子则会出现语法错误。
- **复述**：可见障碍，反映出听觉理解能力受损。语调、音节[※7]数、句子的部分内容等，可用于提示回放部分可听语言信息。

词汇 ※7 **音节**

日语韵律单位的单位之一，也称为节拍。其心理现实已在日语使用者中得到证实。例如，“黄瓜”在口语中是2个音节：/kyu/和/ri/，而音节则由3个音节组成：/kyu/、/u/与/ri/。原则上，1个音节对应1个假名字符。而拗音则是一个例外。

- **阅读方面**：阅读理解被视为语音性误读与语义性误读。虽然阅读理解的趋势相对于听觉理解而言更容易维持，却存在较大的个体差异。
- **书写方面**：呈现语义性书写错误与语音性书写错误以及文字回忆困难。书写困难严重，可能会写出日语中没有的自创汉字。在书写句子时会出现语法错误。

C. 传导性失语。

- **总体状况**：语言流畅，理解日常对话无明显困难，但明显出现语音性错语、找词困难、复述障碍等现象。接近行为体现在识别和纠正发声错误的过程中。常伴有哑剧失用症。病变常波及左侧顶叶至颞叶，包括缘上回。
- **听觉方面**：患者难以理解复杂的句子，尽管在日常语言中不易发现理解障碍。其根本原因是句法理解障碍和/或语言性短时记忆障碍。
- **说话方面**：语言流利，但找词困难、语音性错语、接近行为等现象时有发生，可能给听者留下不流利的印象。即使在上述情形下，发声也没有问题，也不会出现声音失真。其特征是自我纠正语音错误，逐渐接近目标词（如taketo、taketoku、takekokuka、Take–ko……、kuta、Take–kopter）。
- **复述**：复述障碍的严重程度高于其他模式，反映出说话方面的障碍。产生单词长度效应，即单词越长，难度越大。
- **阅读方面**：在朗读中，也会发生语音性误读或接近行为，但相较于自主发言，朗读仍然得以保持。
- **书写方面**：呈现出对文字形态的回忆困难。在假名中，会出现语音性书写错误。

D. 完全性失语。

- **总体状况**：所有语言模式均严重受损。听觉理解从单词开始也很困难，读写障碍也很严重。语言不流畅，仅限于几个词或来回重复、絮絮叨叨、只言片语。同时存在的非语言障碍包括右侧偏瘫、感觉障碍、视野缺损、哑剧失用、使用失用症（意念性失用症）和口面部失用症。大面积脑损伤所致，如左侧大脑中动脉主干梗死。

E. **命名性失语（健忘性失语症）。**

- **总体状况：**找词困难是其主要症状。在交谈中，每当患者发生找词困难时，都会出现停顿，说话绕来绕去，令人费解。不必找词的听觉理解、复述与朗读能力得以保留。书写反映出找词困难，由于不能回忆想起单词而无法书写。

F. **经皮质运动性失语。**

- **总体状况：**以语言冲动减少、难以开始说话与复述得以保留为特征。语言不流利，语言量普遍较小，但不存在语言失用症，发声不存在问题。外侧裂语言区（参见**4**）中，由左侧额叶背外侧与左侧额叶内侧病变引起。
- **听觉方面：**听觉理解缺陷在日常会话层面并不显著。理解复杂句子存在困难。
- **说话方面：**开始说话需要花费一些时间，自然的轮流交谈会受到影响。可能会出现对他人发言的仿效行为，即**模仿言语**（鹦鹉学舌）但不理解其含义。虽然存在找词困难，但当眼前出现图片或物体时，相对而言还是可以说出名字。
- **复述：**与其他模式相比，复述能力有所提高，通常能够复述单词与句子。
- **阅读方面：**无论朗读还是阅读理解能力都受损。即使能够朗读句子，有时候也无法阅读理解其含义。
- **书写方面：**汉字与假名均表现出书写障碍。

G. **经皮层感觉性失语。**

- **总体状况：**说话流利，但错语频发。往往很难理解说话内容的含义。虽然复述能力保持得很好，但即使患者能够复述，也很难理解相关内容。它是由外侧裂语言区受损引起的，可能是由以左颞叶后下部为中心的后部病变，或从中央前回到额中回为中心的前部病变引起的。
- **听觉方面：**听觉理解能力受损，难以理解词语的含义。乍看起来，患者似乎能够流利地复述说话者的话语，从而理解其内容，然而，即使能复述，他们往往也无法领会其中的含义。此外，即使给出了正确答案，也可能存在对已知感知较少，从而缺乏认同感的情形。
- **说话方面：**会产生错语、新造词，也可能出现杂乱词。
- **复述：**与其他模式相比，复述能力有所提高，通常能够复述单词与句子。
- **阅读方面：**相较于朗读，阅读理解会受损。
- **书写方面：**汉字与假名均表现出障碍。

H. **经皮质混合性失语（语言区孤立综合征）。**

- **总体状况：**所有语言模式均严重受损。然而，有些话语是由于模仿和补全现象而产生的，并不涉及语义理解。当环侧裂语言区（图2）基本得以保留，而外侧裂语言区广泛受损时，这种情形就会发生。

- 除了这些典型类型外，还有**皮质下病变**导致的失语症。
- 皮质下病变导致的失语症存在更加显著的个体差异。典型的丘脑性失语症表现为说话不流畅、说话音量低、说话声音小且低沉。这种语言运动障碍有别于发声失用症。复述功能相对而言得以保留，复述时更容易听懂说话内容。

- 纹状体失语症是左侧尾状核与壳核受损引起的失语症，症状因病变发展方向而异。可能会观察到符号性质错语。

2 原发性进行性失语的类型分类[7]

原发性进行性失语症（Primary Progressive Aphasia，PPA）是由脑变性引起的失语症，在疾病早期仅表现为语言症状，但随着时间的推移，会伴有多种高级脑功能障碍，最终发展为认知症。Gorno-Tempini列出了PPA的诊断标准（表2）[8]，并将其分为以下3个亚型。在疾病的早期阶段，该病可能被归类为其中一种亚型，但随着病情的发展，该病往往兼具多种特征。

表2　原发性进行性失语症（PPA）的诊断标准

纳入标准：必须符合1～3项标准
1. 最显著的临床表现是语言障碍 2. 上述障碍是日常生活活动障碍的主因 3. 失语症是发病时和疾病早期最显著的障碍
排除标准：必须排除1～4项标准才能诊断为PPA
1. 其他非退行性神经系统疾病或内科疾病，能更好地解释障碍模式 2. 认知功能障碍可由精神病诊断得到更好的解释 3. 显著的早期情景记忆、视觉性记忆与视觉空间性障碍 4. 显著的早期行为障碍

A. 非流利型/语法错乱型PPA（non-fluent/agrammatic variant PPA，nfvPPA或naPPA）。

- 句法功能障碍与发声失用症是其主要症状。到了晚期，往往呈现出皮层基底节变性与进行性核上瘫的运动症状。可观察到左侧额叶后部萎缩或反射减弱与代谢不足。

B. 语义型PPA（semantic variant PPA，svPPA）。

- 命名障碍与单词理解障碍是其主要症状。上述症状的背景被认为是语义记忆障碍所致。可观察到颞叶前部萎缩或反射减弱与代谢不足。

C. 少词型PPA（logopenic variant PPA，lvPPA）。

- 其特征是找词困难、存在句子复述障碍，并伴有语言性短时记忆障碍。可观察到左侧外侧裂的后部或顶叶出现萎缩或反射减弱以及代谢不足。

3 相关疾病

- 脑卒中是失语症最常见的病因。此外，脑肿瘤与脑炎等炎症性疾病以及癫痫也会导致失语。
- 据报告，导致PPA的背景病理学是非流利型/语法错乱型PPA中的FTLD-TAU，语义型PPA中的FTLD-TDP，以及少词型PPA中β-淀粉样蛋白、τ-蛋白蓄积较多。

4 相关脑功能与解剖

- 我们的大脑如何实现语言功能，在很大程度上仍是未知之谜。所谓**环侧裂语言区**（perisylvian language area）包括Broca区（左侧额下回被盖部与三角部的一部分）、Wernicke区（左侧颞上回后部）、连接它们的弓束、缘上回、中央前回与中央后回（图2）。

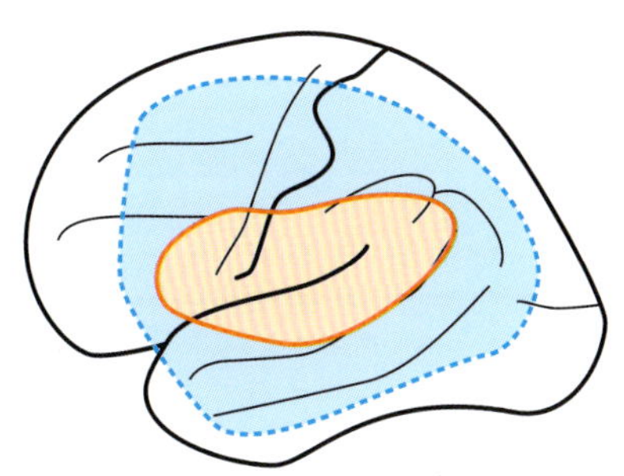

图2　环侧裂语言区与外侧裂语言区
实线对应环侧裂语言区，虚线则对应外侧裂语言区。参考文献[9][10]编写。

- 环侧裂语言区受损会导致表现为复述障碍的失语症：**Broca失语**、**Wernicke失语**与和**传导性失语**。该区域的外侧部分被称为外侧裂语言区（extrasylvian language area），受损后会产生保留复述功能的失语类型：**经皮质感觉性失语**、**经皮质运动性失语**与**健忘性失语**。
- 然而，即使是同一种失语症类型，每个病例的详细特征也不尽相同。语言功能与脑功能之间的关系复杂且悬而未决，但相关研究仍在不断深入。图3显示了**语音处理双流模型**（dual stream model of speech processing）[8]，该模型根据以往的脑损伤研究与功能成像研究，揭示了语言处理过程与脑区之间的关系。
- 该模型假定**腹侧通道**（ventral stream）负责语言理解，**背侧通道**（dorsal stream）负责语言表达。在腹侧通道中，双侧颞上回负责听觉输入的时间分解处理，颞上回中后部在语音处理的初始阶段发挥作用，左右颞中回后部以及左侧优势的颞下沟以及颞中回下部和颞下沟在大脑中广泛分布的概念、意义表征和语音之间的关系中发挥作用。
- 在背侧通道中，假定在双侧颞上沟中存在语言的**感觉表征**（sensory-based representation），并假定左下额叶回、运动前区皮质与岛叶前部存在语言的**运动表征**（motor-based representation），并且推测这些表征的整合由颞顶联合皮质负责。

5 评估

1）筛查

- 首先进行筛查。在本节，我们全面评估语言与非语言高级脑功能以及发声和语言功能，评估它们各自对患者的交流产生的影响，并选择必要的鉴别诊断测试。

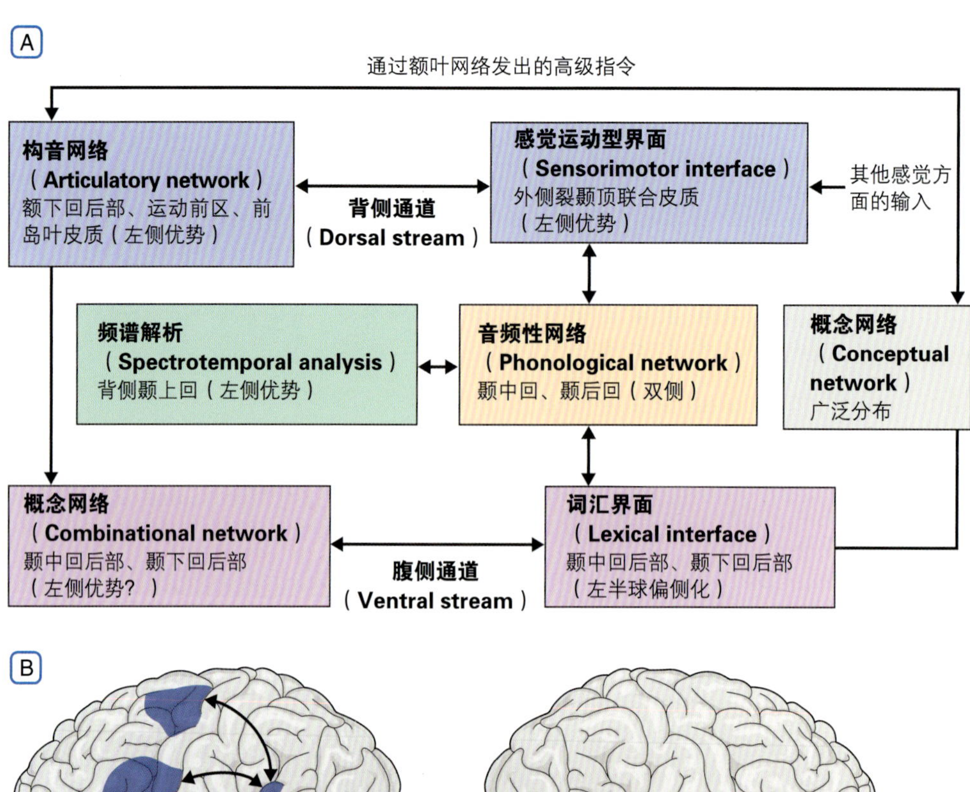

图3　语音处理的双流模型

摘自文献[8]。

- 失语症症状的评估，通过对话评估和测试相结合的方式进行。对话评估尤为重要，从中可获取大量信息。评估从**正在进行的交流与可能进行的交流**的角度进行。首先，对正在进行的交流进行评估，然后由治疗师在自然对话的情形下，以探索的方式对可能进行的交流进行评估。
  - 评估至少基于**信息传递的程度**（表3）、**可以理解与表达的交流方式和语言形式**来进行分析。信息传递的程度从理解和表达两方面进行评估，并对语境、听话者引导的必要程度以及可传递内容的完整性，以主观的方式进行阶段性评估。传递手段是指用什么方式来理解与表达自己（或能够这样做），如说话、书写、绘画、手势与交流笔记。
- 语言形式也从理解和表达两方面进行评估，包括定型句、单词、句子与话语。除此之外，还对交流的态度、个性和心理方面进行评估，如积极态度和信心，以及非语言障碍对交流的影响。
- 在实际评估中，根据失语症患者本人的兴趣与以往的经验，选择适当的话题至关重要。失语症患者不感兴趣的话题往往会导致问答环节无法对交流进行评估。在自然语境中评估对话，同时考虑到这些要点，并对可能的交流进行探索性评估，

表3 信息传递的程度

理解	表达
1. 无法实际理解	1. 无实用说法
2. 能以语境为线索，理解广泛的话题	2. 会说出一些习惯用语（问候语、是、否等）
3. 能以语境为线索，部分理解日常对话	3. 能在听话者的引导与猜测下，使用一些实质性的词语来传达部分信息
4. 能以语境为线索，勉强理解日常对话	4. 能通过听话者的引导与猜测，勉强传达简单的信息
5. 能在没有语境提示的情形下，大致理解简单的日常对话	5. 只需听话者稍加引导与猜测，就能传达简单的信息
6. 对话的细节理解不够，可能会有追问或听错	6. 能够传达信息，但要点不明确且拐弯抹角
7. 能完全理解	7. 能完全传达

摘自文献[11]。

这在实践中非常困难，并且需要很高的技巧。即使是经验丰富的语言治疗师，也不一定能在1次评估中涵盖所有方面，只有在建立融洽关系的同时进行多次评估，才能全面了解当事者整体的交流状况。

- 此外，对于正在进行的交流评估，评估与家人等交流对象之间的对话场景，会大有裨益。在这种状况下，除了对本人进行上述评估外，还要对家人的认知功能、对失语症的理解程度、掌握适当交流态度的程度和心理方面以及双方之间的关系等方面进行评估。

2）测试

- 日本使用的失语症鉴别诊断测试，包括**标准失语症测试**、**WAB失语症测试**以及**老研版失语症鉴别诊断测试**。通常会选择其中1项进行评估。如果失语症症状严重，而上述测试又不适用，则**重度失语症测试**会非常有用。此外，如果需要进行更详细的语言评估，来制定语言治疗计划，则需要进行深入测试。深入测试的详情如成书所示，如失语症词汇测试、SALA失语症测试与新版失语症语法检查。
- 评估失语症患者的活动及参与度的指标，包括**CETI**（The Communicative Effectiveness Index）交流有效性指数[12]与**ALA**（The Assessment for Living with Aphasia）失语症生活评估[13]，而**CADL**则是评估日常生活情景中日常交流活动的方法。此外，**SAQOL-39日本版**[14]与**LAQOL-11**[15]用于评估失语症患者的QOL（生活质量）旨在补偿语言理解障碍。
- 不仅限于语言，许多“测试”都需要**语言理解**与**口语反应**。在对失语症患者进行一般评估时，必须注意患者在评估和测试过程中是否正确理解相关指令。一味“嗯，嗯”地点头附和，并不意味着完全理解，有时只是部分理解，或者可能主要依赖对情景的推测。而对失语症患者进行语言测试时，应谨慎判断。
- 此外，即使对轻度失语症患者进行测试，也应谨慎解释测试结果。例如，当面对“今天是几月？”这样的问题时，即使答案是“……5，5月吧（实际上是7月）”，也不一定是定向力丧失，而可能是错语。在对失语症患者进行评估时，重要的是要确定尽量少用语言，或找出可以理解和表达的语言技能，并对相关结果做出解释。

6 应对措施

- 对失语症患者的**直接干预**，以及在患者以外及环境中的**间接干预**，两者都很重要。这两类支持的重点取决于发病的时间与时机。如果发病后立即进行干预，交流的预后效果较好，而语言功能的恢复，则可能需要花费数年[16]。
- 图4显示了失语症结果测量框架A-FROM[17]（Framework for outcome measurement）。这样做的前提是，由失语症患者来决定干预措施是否给他们的人生带来了有意义的改变，而且失语症患者的生活不仅取决于失语症的严重程度、环境、人生参与、身份认同和情感等多个方面，对每个失语症患者都很重要。
- 在设计语言治疗方案时，需要认真考虑失语症患者本人的需求与期望。由于失语症，沟通变得困难，但不会因此而在未得到本人首肯的情形下设定目标。即使需要花费时间，也应尽可能帮助患者表达自己的想法和观点，并在尊重他们想法的前提下，分享现实的目标。在对活动/参与、环境、心理、生活质量和功能等各方面进行综合考虑的前提下，有针对性地制定目标规划。

1）间接干预

- 间接干预包括向家人和交流对象提供有关失语症的信息，教授和练习适合个体失语症症状的适当交流方法，提供有关社会资源的信息，如失语症病友会（失语症

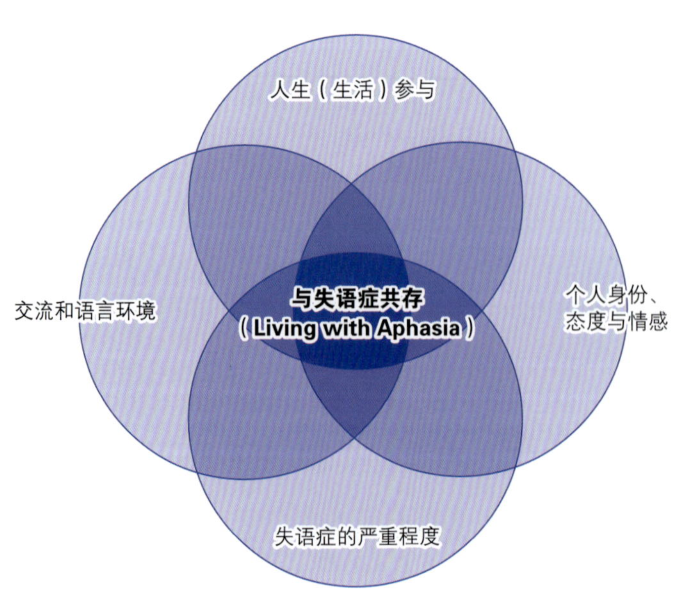

图4 失语症结果测量框架（A-FROM）
摘自文献[17]。

患者联谊会、家属协会）与失语症患者专属交流支援人员派遣项目※8，它包括准备求助标记和紧急联系系统，协调与学校和公司的联系，以及提供咨询服务等。而社会对失语症的认识程度普遍不高。间接支援的形式之一，是治疗师本身努力提高人们对失语症的认识［如失语症日（每年4月25日）］，并帮助失语症患者传播信息，从而使社会对失语症患者更加友好。

词汇 **※8　失语症患者专属交流支援人员派遣项目**

当失语症患者外出，参加需要交谈或愉快交谈的场合时，会派遣交流支援人员提供交流支援。目前，根据全面支援残疾人日常生活和社会生活的《残疾人综合支援法》（2013年执行），作为社区生活支援项目之一，正在制订一项制度，以培训和派遣针对失语症患者的交流支援人员。各地区的进展状况不尽相同，但根据日本语言治疗师协会的一项调查（2020年）表明，已有3个地区已开始派遣交流支援人员，另有6个地区表示计划在2020年派遣交流支援人员。许多地方政府正在这方面取得进展。

2）直接干预

- 直接干预包括旨在改善语言功能本身的功能恢复计划、旨在通过结合语言以外的方法获得全面交流与提高实际交流技能的计划，以及**引入辅助沟通系统**（Augmentative and Alternative Communication，AAC）等手段。对个人障碍的机制进行分析，并根据个人的目标量身定制方案。在实施上述方案时，要浅显易懂地告知本人目标是什么，并明确重点。
- 对词汇（单词）的治疗干预，涵盖所有方式：单词的听觉理解、术语、阅读与写作。失语症并不能通过简单地要求患者复述其不会说的单词就能得到改善。当制定语言治疗方法时，可利用认知神经心理学和神经网络模型，对个别语言障碍的机制进行分析、假设与执行。刺激方法、功能重组方法、SFA（Semantic Feature Analysis，语义特征分析）[18]、PCA（Phonological Component Analysis，语音成分分析）[19]、语音疗法与语义疗法，就是其中的典型例子。
- 同样，针对句子理解和语音生成的语言治疗也是通过分析评估结果，以句子理解与生成模型[20]为线索，就句子理解困难和无法生成正确句子的原因提出假设并执行。其中的典型例子包括句子与图片匹配疗法、映射疗法、动词与术语匹配疗法等。
- 除上述基本语言功能干预外，还可进行侧重于实际信息传递的干预。上述疗法被归类为功能性（functional）沟通疗法。PACE（Promoting Aphasics' Communicative Effectiveness，促进失语症患者的交流效率）[21]、CIAT（Constraint-Induced Aphasia Therapy）[22]与对话练习，就是其中的典型例子。PACE和CIAT的思维方法完全不同，PACE的目的是让患者能够通过任何可能的方式传达信息，并不注重语言的形式方面，例如口语句型是否正确。而CIAT的目标则是通过说话来提高传达能力，而不使用任何其他传达手段。应根据个人语言障碍的特征与目标来使用这些内容，并被纳入计划设计中。
- 还有其他旨在提高非语言交流能力的干预措施。这些措施包括手势、绘画与引入AAC（人工辅助语言）。AAC包括专注于个性化生活风格的通信笔记（板）、关注的报纸文章、电影票根等整理在一起的生活记录簿。此外，近年来，专注于失语症患者的高科技AAC[23]，其发展也备受关注。

文献

[1] 河村 満：非古典型純粋失読．失語症研究，8：185-193，1988.

[2] 大槻美佳：書字の神経機構．「神経文字学」（岩田 誠，河村 満/編），pp127-147，医学書院，2007.

[3] NTT印刷：令和版単語親密度データベース．
https://www.nttprint.com/lexicon-db/

[4] 「チョムスキー 言語の科学」（ノーム・チョムスキー/著，ジェームズ・マッギルヴレイ/聞き手，成田広樹/訳），岩波書店，2016.

[5] 「言語の起源」（Everett DL/著，松浦俊輔/訳），白揚社，2020.

[6] Nicholas LE & Brookshire RH：Consistency of the effects of rate of speech on brain-damaged adults' comprehension of narrative discourse. J Speech Hear Res, 29：462-470, 1986.

[7] Gorno-Tempini ML, et al：Classification of primary progressive aphasia and its variants. Neurology, 76：1006-1014, 2011.

[8] Hickok G & Poeppel D：The cortical organization of speech processing. Nat Rev Neurosci, 8：393-402, 2007.

[9] 「Aphasia, Alexia, and Agraphia」（Benson DF）, Churchill Livingstone, 1979.

[10] 「Aphasia: A Clinical Perspective」（Benson DF, Ardila A）, Oxford University Press, 1996.

[11] 阿部昌子：言語・コミュニケーション面の情報．「失語症学 第3版」（藤田郁代，他/編），p160，医学書院，2021.

[12] Lomas J, et al：The communicative effectiveness index: development and psychometric evaluation of a functional communication measure for adult aphasia. J Speech Hear Disord, 54：113-124, 1989.

[13] Simmons-Mackie N, et al：The assessment for living with aphasia: reliability and construct validity. Int J Speech Lang Pathol, 16：82-94, 2014.

[14] Kamiya A, et al：Japanese Adaptation of the Stroke and Aphasia Quality of Life Scale-39（SAQOL-39）: Comparative Study among Different Types of Aphasia. J Stroke Cerebrovasc Dis, 24：2561-2564, 2015.

[15] 安居和輝，種村 純：生活期失語症者のためのQOL尺度の開発．言語聴覚研究，17：106-114，2020.

[16] Holland A & Fridriksson J：Aphasia Management During the Early Phases of Recovery Following Stroke. American Journal of Speech-Language Pathology, 10：19-28, 2001.

[17] Kagan A, et al：Counting what counts: A framework for capturing real-life outcomes of aphasia intervention. Aphasiology, 22：258-280, 2008.

[18] Boyle M：Semantic feature analysis treatment for anomia in two fluent aphasia syndromes. Am J Speech Lang Pathol, 13：236-249, 2004.

[19] Leonard C, et al：Treating naming impairments in aphasia: Findings from a phonological components analysis treatment. Aphasiology, 22：923-947, 2008.

[20] Bock K & Levelt W：Language production: Grammatical encoding.「Handbook of psycholinguistics」（Gernsbacher MA, ed）, pp945-984, Academic Press, 1994.

[21] Davis GA：Incorporating parameters of natural conversation in aphasia treatment.「Language intervention strategies in adult aphasia」（Chapey R, ed）, pp169-193, Williams & Wilkins, 1981.

[22] Pulvermüller F, et al：Constraint-induced therapy of chronic aphasia after stroke. Stroke, 32：1621-1626, 2001.

[23] Koul R：Overview of Aac Intervention Approaches for Persons With Aphasia.「Augmentative and Alternative Communication for Adults with Aphasia: Science and Clinical Practice」（Koul R, ed）, pp47-63, Brill, 2011.

5 执行功能与工作记忆障碍

学习目标

- 能够解释执行功能障碍的概要与责任范围
- 能够解释执行功能障碍的评估方法
- 能够解释执行功能障碍的支援内容与要点

1 定义与分类

1）执行功能

- 执行功能是设定自我目标与目的、精准预测未来并制定出切实可行的计划，然后有效执行实际行动所需功能的总称[1]。它是一种被调动起来灵活解决问题的功能，尤其是在不寻常的情况下、出现问题的情况下和同时处理多件事情的情况下。
- 执行功能并不是一种单一的功能，而是通过整合记忆、注意力、语言、感知与运动等单个认知功能，来促进有目的行为的表达。换言之，执行功能被认为是脑功能层次中的高级功能[2–4]。
- Lezak将执行功能定义为表1所示的4个组成部分[5]。

表1　执行功能的4个组成部分

意志（volition）	在行动开始时，自我意图将被触发，并且有目标或目的。还包括对自身、周围环境以及情景的认知
计划与决策（planning and decision making）	为了实现目标，根据状况考虑、选择和组合必要的步骤与要素（如材料、人员等）。在此过程中，应准确把握周围环境，选择最有效、最高效的执行方法
有目的的行动或执行计划（purposive action）	为了执行计划，必须按照正确的顺序与适当的方法，实施计划行动。根据状况，改变或中止行动
有效行动（effective performance）	为了实现有效行动，应监督自己的行为，并根据状况加以纠正或调整。认识并纠正自己行为中的错误，改正缺点与问题

参考文献[5]编写。

- 日常生活中的执行功能，通常需要**用于工具性日常活动**（Instrumental ADL，IADL）。例如，做饭、打扫之类的家务活与外出等行为。上述活动需要自我发起和计划，与日常生活（ADL）中的习惯性活动相比，需要更多的执行功能。

> **备忘录 执行功能与注意功能的差异**
> 执行功能与注意功能很容易混淆。注意功能是响应“近在眼前”的当前事件与问题所必需的功能。而执行功能则需要处理长期目标和计划中的事件，即“未来会发生的事件”。因此，在执行功能受损的情形下，患者往往在当前的测试与评估中表现良好[6]。此外，在单调且有明确任务的住院生活中，问题往往并不明显。另一方面，在日常生活与职场中，由于时间跨度大，多种因素可能同时发生，因此更容易出现障碍。

2）工作记忆

- Baddeley将工作记忆定义为“一个为复杂的认知活动（如音频理解、学习与推理）提供临时存储和操作必要信息的系统，其特性使其能够灵活应对不同活动与任务的需求”[7]。它是处理信息以实现预期行动所必需的功能，同时暂时保存信息，就像**头脑中的记事本**[8]。
- 如图1A所示，已提出的工作记忆模型由4个部分组成：“音频环”，用于语言信息处理，如对话和句子理解；**视觉空间记忆注释**，用于非语言信息处理，如视觉图像；情景缓冲器，用于临时保存各种外显信息，包括从长时记忆中检索的信息；**中央执行系统**则控制上述3个过程[9]。
- 另一方面，Goldman-Rakic与船桥（船橋）等，从脑功能的角度对工作记忆进行了研究[10,13]。如图1B所示，船桥（船橋）等在背外侧前额叶联合皮质发现了大量与工作记忆有关的神经活动[10,13]，并将工作记忆定义为“一种暂时保存某种认知活动所需的信息”。
- 工作记忆模型被定义为“一种暂时保存信息并同时根据需要操作和处理所保存信息的功能”。

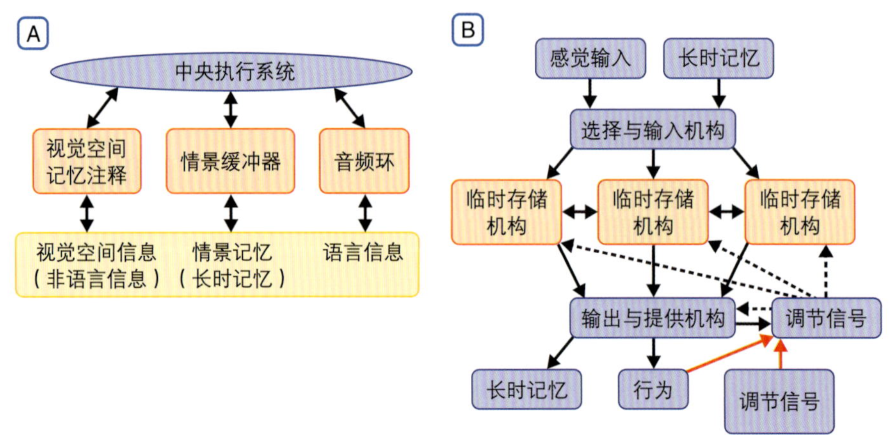

图1 工作记忆
A. Baddeley的工作记忆模型、参考文献[9]编写。B. 船橋所作的工作记忆示意图，参考文献[12]编写。并同时根据需要，对所保存的信息进行操作与处理的机制”[12]。

2 症状

- 执行功能是综合包括工作记忆、发散型思维、注意转移与分散等在内的功能，因此将重点以包括工作记忆在内的执行功能来解释症状。
- 如表1所示，执行功能障碍的症状是指：①意志；②制定计划；③有目的的行动或计划执行；④有效行动等受损。换言之，是指在自行设定目标、计划实现目标所需的行动、有效执行目标以及根据情形灵活做出纠正与改变等方面出现障碍的状态。特征性症状与IADL执行时的临床表现，如表2所示。

表2 执行功能障碍的特征性症状

构成要素	特征性症状	示例：打扫时的临床表现
意志	患者能够在测试者的指示下开始行动，却很难自行开始	患者很难主动做出“打扫”的动作，房间总是乱糟糟的。患者可能没有意识到房间很乱
计划与决策	难以根据多个信息制定行动，也难以根据多个备选方案进行规划	患者无法计划从哪里开始、按什么顺序和用什么工具来打扫房间。很难根据实际状况和备选方案制定计划，例如在通常使用的区域开始打扫
有目的的行动或规划执行	如果只有1项任务或行动需要解决，并且解决方案或答案的路径简单明了，那么往往就有可能完成它 另一方面，患者在按照正确的顺序和适当的方法执行计划行动方面表现出困难。当同时执行多项任务时，就会表现出困难。无法根据状况更改或中止	通常可以进行诸如擦拭或扔掉垃圾之类的单一操作 当1个动作完成后，患者不知道下一步该做什么，动作就会停滞不前。往往重复打扫相同的区域，而无法改换到其他区域 很难同时扔掉不需要的物品，并对需要的物品进行整理
有效行动	在做出选择、考虑轻重缓急与调整行为方面存在困难。在需要改变或调整行为时，表现出困难	在确定优先顺序或改变常规行为方面表现出困难，例如，由于今天会有访客，因此要先打扫前门。想不出其他替代方案，如在行不通时尝试其他办法。难以采取有效措施，如使用便于打扫的工具

- 患者能够完成常规和习惯性活动，但在应对全新状况或状况发生变化时，会出现困难。
- 在日常生活中，患者通常能够完成单一动作的家务劳动和动作，如切菜、搅拌、炒菜、晾衣服、乘火车等。然而，患者会表现出强烈的混淆，例如，在同时烹饪多种食物时，在洗衣服时洗碗，或者在由于火车延误而需要换乘另一列火车等非常规情形下。受试者的日常行为往往单调乏味，墨守成规，缺乏变化。
- 难以察觉和洞察自己的行为，对自己的疾病缺乏认识。监测常会非常困难，当被问及有什么困难时，他们往往回答“没什么问题”。

3 相关疾病

- 最常见的致病疾病是**脑卒中**和**脑外伤**。脑外伤更可能是交通事故造成的脑外伤后遗症。

4 相关脑功能与解剖

- 背外侧前额叶皮质被认为与工作记忆和执行功能密切相关，是以Brodmann第46区为中心的区域，还包括9/46区（图2）。
- 背外侧区域参与目的、目标定向、主动性、工作记忆、注意力、思维、计划、判断与反应抑制等方面。该区域与认知功能密切相关[11]。

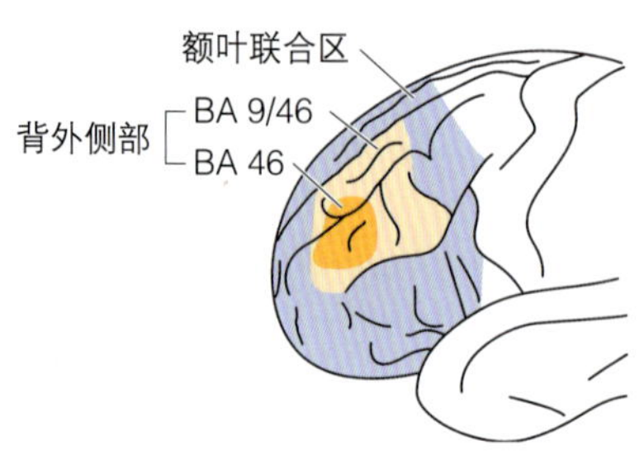

图2 **额叶联合皮质与背外侧区域**
参考文献[14]编写。

5 病灶与机制

- 执行功能障碍位于脑功能的较高层次，通常由额叶联合皮质，尤其是**背外侧区域损伤**引起。与背外侧区域有神经纤维联系的**基底节与丘脑的损伤**也会导致上述状况[3-5]。

6 评估

1）信息收集与观察

- 在日常的生活环境中，如住院生活、神经心理学检查和只给出1个问题或答案的测试中，执行功能障碍可能不太明显。相反，在职场或家庭等自由度较高、同时进行多个动作、需要转换和灵活反应的情形下，执行功能障碍则更容易表现出来。因此，应在非例行情景与自由度较高的情景中进行观察与信息收集。
- 在很多情形下，患者对疾病一无所知，毫无察觉，也没有任何困扰感。往往只有当家人与职场同事感觉到“总觉得哪里不对劲”时，才会显现出来。因此，在评估过程中，一定要向受试者周围的人，如向家人与职场同事收集信息。

2）使用成套测试进行评估的注意事项

- 在评估中，由于受试者受到其他高级脑功能障碍的影响，应根据各测试的特征，在确认无失语症、半侧空间忽略症、色盲、识别刺激所需的足够视力与理解力等项目的同时，进行评估。
- 由于执行功能障碍很难一眼识别，因此在进行测试时，应仔细确定可能出现问题的部位。如果考虑到每项测试中健康受试者的平均值，则更容易发现问题。

3）综合评估

1 执行功能障碍综合征的行为评估（Behavioural Assessment of the Dysexecutive Syndrome，BADS）●1

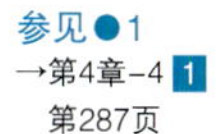
参见●1
→第4章-4 1
第287页

- 使用实验室中的常规神经心理学测试，通常很难检测出执行功能障碍。BADS就是考虑到执行功能的上述特征而开发的，其目的是检测日常生活中的执行功能障碍，尽管它是一项实验室测试[1]。
- 它由如表3所示的6个子测试组成，内容以现实生活中的情景为基础，通过设置各种解决问题的情景，来进行综合评估。
- 据报告，满分为24分，正常组的总体分数为（18.1 ± 2.4）分，额叶损伤组为（9.5 ± 3.1）分，后部脑损伤组为（13.3 ± 4.1）分[4]。
- BADS还附有一份可确定DEX（dysexcutive questionnaire）执行障碍问卷[1]。该问卷有2个版本：一个供患者使用，另一个供熟悉患者的第三方使用。包括与“行为”相关的问题，如“不假思索地行动，想到什么就做什么”；与“认知”相关的问题，如“不能集中精力做事，容易分心”；与“情绪”相关的问题，如“不能恰到好处地表达感情”。

表3　BADS子测试

BADS子测试
1. 规则转换卡测试
2. 行为计划测试
3. 找关键测试
4. 时间判断测试
5. 动物地图测试
6. 纠正六要素测试

参见●2
→第4章-4 2
p288

2 额叶功能评估量表（Frontal Assessment Battery，FAB）●2

- FAB是一项无须任何设备，即可在短时间内轻松评估额叶功能的测试。它包括6个子测试：①相似性（概念化）；②语句流畅性（思维灵活性）；③运动系列（运动编程）；④冲突指示（对干扰刺激的敏感性）；⑤GO/NO-GO任务（抑制控制）；⑥抓握行为（对环境的影响）[15,16]。
- 据报告，满分为18分，正常组的平均分数：20多岁为（16.7 ± 0.8）分，40多岁为（16.1 ± 1.0）分，而60多岁则为（14.6 ± 0.9）分[17]。

4）对转换与思维灵活性的评估

1 威斯康星卡片分类测试（Wisconsin Card Sorting Test，WCST）●3

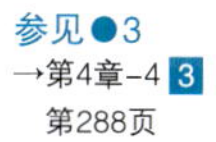
参见●3
→第4章-4 3
第288页

- WCST是一项要求保留规则和先前出示的卡片上的信息，在分散注意的同时，将其与新卡片上的信息进行对比，并在必要时切换或转换信息集的任务[5,18]。
- 任务是根据“颜色”“形状”或“数字”中的一种属性，将卡片逐一分类。受试者不会得到任何关于卡片分类的信息，只会得到所选卡片的反馈信息：“正确”

或“不正确”。根据上述反馈信息，受试者会将128张卡片分类，并判断是保持原有分类还是进行更改。日本广泛使用的版本为庆应F-S版，该版本只有48张卡片，并预先提示有颜色、形状与数字等3种分类方法[18]。

- 测试结果：根据达成范围、误反应数量及类型进行判断。据报告，庆应F-S版的达成范围分别为：45～54岁健康组（3.7±1.9）个，55～64岁健康组（4.0±1.9）个，65～74岁健康组（3.1±1.8）个[19]。

2 斯特鲁普测试

- 斯特鲁普测试需要反应抑制、冲突控制与选择性注意力。例如，该测试涉及在不阅读红色文字的状况下回答写有“蓝色”的文字颜色（本例中为“红色”）。该任务是抑制对读出文字的冲动，回答文字的颜色[5]。
- 有新斯特鲁普测试这样一个版本，该测试不要求回答姓名，而是在要求的5种颜色中选择1种作答[20]。
- 测试结果：根据正确答案的数量与所需时间进行判断。新斯特鲁普测试报告了7～89岁人群的正确回答数与干扰率[20]。

3 语句流畅性测试

- 语句流畅性测试是一项要求受试者在给定时间内尽可能多地列出词语的任务。它要求受试者具有词汇检索策略、信息处理速度与执行功能，以便自行检索与回忆词语，并尽可能多地产生词语，有时还需要考虑检索策略。
- 语句流畅性测试包括（i）**文字流畅性测试**与（ii）**类别流畅性测试**。其他测试则包括构思流畅性测试与设计流畅性测试。

i 文字流畅性测试

- 该任务是通过指定单词的首字，并在1min内说出尽可能多的名词。在日本，没有明确规定用哪个字作为单词的首字，而在FAB语句流畅性测试中使用的是字符“ka”。
- 测试结果：据报告，当单词的首字为“ka”时，健康组30岁以下、40多岁、60多岁和80多岁分别为（12.6±3.0）个、（11.6±4.8）个、（7.9±3.2）个与（7.1±3.5）个[21]。

ii 类别流畅性测试

- 该任务是在1min内，尽可能多地说出给定类别的名词。在日本，虽然类别没有针对“动物”的明确规定，但“动物”一词却经常被用到。
- 测试结果：就“动物”而言，据报告，健康组中，30岁以下有（18.0±3.6）个，40多岁有（18.2±4.8）个，60多岁有（14.3±4.6）个，80岁以上则有（11.6±5.5）个[21]。

5）对计划与执行的评估

汉诺塔

- 汉诺塔是一项计划能力测试，使用3根木棒与5块积木，按照规则以最小的移动量移动积木，以形成与样本相同的形状（图3）。该测试按照以下规则进行：①1次只移动1块积木；②将积木从一根木棒移到另一根木棒；③不要将大积木放在小积木上[5,22]。

测试结果：根据是否达成目标、完成时间、移动积木的次数以及对违反规则的反应来评估。

6）工作记忆评估

1 日本版阅读跨度测试

- 日本版阅读跨度测试，是评估语言性工作记忆能力的测试。该测试涉及单词保持和句子理解的双重任务，即一边朗读句子，一边记忆短文中划线的单词（图4）[8]。
- 测试结果：据报告，大学生健康组的平均跨度为3.45 ± 0.97[8]。

参见●4 →第4章-3 2 第285页

2 节奏听觉连续加法测试（Paced Auditory Serial Addition test，PASAT）●4

- PASAT是一种听觉工作记忆测试，被纳入在注意临床评估（Clinical Assessment for Attention，CAT）中[23]。
- 该测试要求受试者通过逐项心算，将CD上连续播放的个位数的前后数字相加。该任务由呈现间隔为2s的条件与呈现间隔为1s的条件组成，两个任务都有60个问题。
- 测试结果：按正解率等项目进行评估。据报告，健康组在2s条件下的平均正解率：20多岁为86.9% ± 10.4%，40多岁为80.2% ± 14.3%以及60多岁为63.1% ± 24.7%[23]。

3 数数、视觉性记忆范围（拍击跨度）

- **数数**是一种语言记忆测试，需要工作记忆来记忆、操作与表达来读出数字。数数有3种类型：正着数（边读数字边回放）、倒着数与数字排序（数字排序）（按从小到大的顺序进行排列）。与正着数相比，倒着数与数字排序的任务，除了需要记忆外，还需要更多的操作与处理。

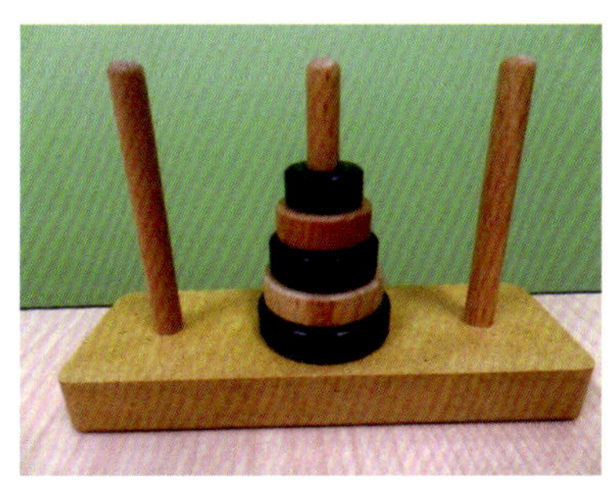

图3 汉诺塔

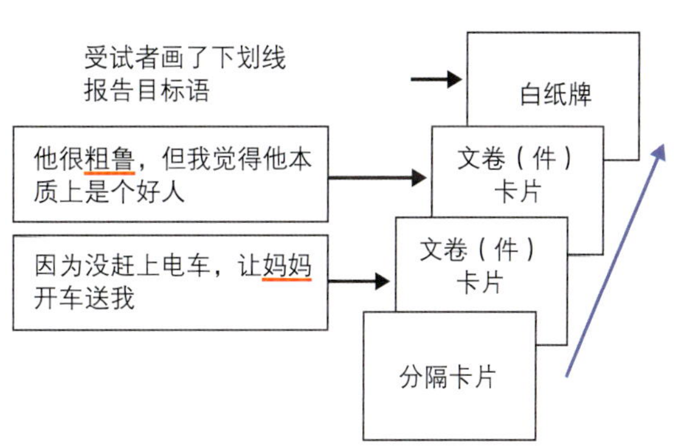

图4 阅读跨度测试以2句为条件的文章示例

下划线部分为目标词。在朗读每张纸上的每个句子时，都要记住目标词。在2句条件下，目标词在读完2张纸的内容后，进行口头报告。参考文献[8]编写。

- **视觉性记忆范围**是一种视觉空间性记忆测试，要求受试者看到卡片上方块被触摸的顺序，然后凭借记忆，按照与测试者相同的顺序进行回放。触摸方格的顺序，可以按相同顺序或相反顺序回放。
- 测试结果：按个数与得分进行评估。据报告，健康组倒着数的平均个数：20多岁为（5.4 ± 0.7）个，40多岁为（4.6 ± 0.6）个，60多岁为（4.3 ± 0.9）个[23]。

4 轨迹追踪测试–B（Trail Making Test part B，TMT–B）●5

参见●5
→第2章 -1 5
图3 第59页

- TMT–B这项任务，是让受试者以最快速度，交替使用1 ~ 13的数字与从“a”到“shi”的平假名。TMT–B通常被用作注意力测试，但TMT–B也是一项需要工作记忆进行搜索，同时保留数字和假名信息的测试。日本版已开发并标准化为TMT–J[5,24]。
- 测试结果：据报告，健康组TMT–B的平均所需时间，20多岁为（42.1 ± 11.5）s，40多岁为（49.0 ± 11.9）s，60多岁为（62.6 ± 12.7）s，80多岁为（103.8 ± 24.3）s[24]。

7 应对措施

1）功能训练：工作记忆与流畅性训练

1 工作记忆训练

- 近年来，基于计算机的训练，已被研发为工作记忆训练的一种形式。Klingberg团队研发的工作记忆训练[25,26]以及笔者等研发的训练，也可供使用[27]。上述两种训练都被证实能有效改善工作记忆与执行功能，也被认为能改善日常生活中的功能[25–29]。
- 然而，这种成套训练需要时间与金钱来安装软件等，因此有可能将构成任务基础的工作记忆要素（暂时储存给予的刺激，通过操作或处理刺激物来回忆这些刺激，以及删除不再需要的信息）纳入现有方案中。例如，倒着数、数字排列、改编自视觉记忆测试的任务、涉及心算的任务、购物任务等，都可纳入作业治疗计划。
- 由于工作记忆受任务难度、熟练程度与情绪的影响，因此任务应根据个人的能力与兴趣量身定制。

2 流畅性训练

- 如语句流畅性测试所示，与词首、类别和特定主题（如“说到秋天，会想起什么”）相关的单词回忆、构思与接尾令。

2）策略训练

1 自我指导训练法

- 这种方法是通过口头大声说出要做动作的计划与执行步骤，以此提高**动作准确性与记忆稳定**[30,31]。通过发声使意识得以觉察，并通过确认促使监控、修正反应，并唤起注意。逐渐减少语言表达，使其在头脑中可意识到（表4）。

- 据报告，自我指导训练法对有计划和表述障碍的受试者在**设定目标**、**制定解决方案与自我评估结果**等方面非常有效[30]。

2 问题解决训练（Problem Solving Training，PST）

- 对于那些由于无意识中发生的错误或因为复杂而容易被忽略的问题，设计了一个为期6周的结构化训练计划。通过减少复杂性，将问题分解成更容易处理的部分，其目标是将**问题明确化，并引起注意**[32–34]。
- 解决问题的5个过程，如表5所示[32]。纠正受试者草率且随意的行为，并鼓励采用细致入微、有条不紊的耐心处理方式。要学习这些内容，有4个模块，如表6所示[33]。
- 据报告，PST的分步指导训练，在计划与执行方面效果显著[33]。

3 目标管理训练（Goal Management Training，GMT）

- GMT是为实现日常生活目标而进行有效执行的训练。通过每节课2h、共7节课的训练，鼓励受训者通过实际生活中的实例，来意识到自己的目标[34,35]。
- 表7列出了按照GMT（格林尼治标准时间）计时的7节课。其特征是有许多机会停止与暂停行为，以便明确目标与监测行为。该训练方法通过监测与测试工作记忆与表现，从而重新唤醒与推进目标。它还采用了将困难目标划分为子目标的方法，以及近年来备受关注的**正念**※1。

词汇 ※1 **正念**

将注意力聚焦于“现在”，专注于当下发生的事情。

表4 自我指导训练法

步骤1	大声说出要做的单个动作的内容与做这个动作的原因。在练习其他动作时，以与之前相同的方式，口头讲述内容
步骤2	以耳语方式，说出与上述相同的内容
步骤3	以自言自语的方式，说出自己的心里话

表5 解决问题训练的5个过程

（1）找出问题	受试者往往会觉得问题简单。提高意识，使受试者认识到问题之所以难以轻松解决，是因为他们自己难以察觉到这种复杂的状况
（2）问题的定义与规范化	鼓励受试者通过阅读与重读，来仔细分析相关信息。鼓励受试者从对整体的角度理解问题，并就此提问
（3）找出替代方案	鼓励受试者针对问题，提出尽可能多的替代方案。采用单人头脑风暴模式
（4）做出决定	鼓励仔细考虑替代方案的有用性，同时考虑到它们各自的优缺点
（5）验证解决方案	鼓励承认失败、纠正失败并回到最初的假设

参考文献[32]编写。

表6　解决问题训练的4个模块

	模块	具体的任务内容
（1）	产生目标导向思维的任务	类似于头脑风暴的任务，为给定问题提出替代方案。例如，受试者遇上意大利铁路工人罢工，必须立即返回德国，该怎么办？给出这样的任务 该任务通过仔细考虑现实的假设与预测替代方案的积极与消极后果，来权衡替代方案的可行性
（2）	该任务对给定信息进行系统、仔细的比较	该任务是将所需物品清单，与送货单进行仔细比较与对比，并识别出其中的差异 该任务是在类似的报价中，找到特定的报价 任务是从报纸上，以3行广告形式，描述日常生活情景的短文中，提取所需的信息
（3）	需要同时处理多条信息的任务	需要同时处理多条信息的任务。例如，比较多家旅行社的目录，为一个4口之家找到最舒适的英国2周游
（4）	注重推理难度的任务	该任务是通过短篇侦探小说，发现原告与嫌疑人的指控之间的差异，寻找破案线索，并通过推理画出有关现场的图画

参考文献[33]编写。

表7　目标管理培训的7个环节

第1节课	一般性引入	明确目标，界定何为“心不在焉”与“偷工减料”。提升对“偷工减料”后果的认识
第2节课	中止自发行为	定义何为自发行为，思考自发行为如何导致出错；引入停止（停顿）操作
第3节课	工作记忆	将工作记忆定义为心理黑板。使用停止来验证工作记忆。引入正念冥想，提高对当前行动、感受与目标的认识
第4节课	目标陈述	对目标进行确认，以此激活工作记忆。停下脚步，聚焦于现在，对目标保持清醒认识
第5节课	决策	处理竞争目标中的决策问题。了解对竞争目标的情绪反应
第6节课	任务拆分	练习将庞大、远大的目标拆分为多个子目标。建立目标层次结构
第7节课	检查	认识错误。使用停止来监控行为

参考文献[35]编写。

3）对受试者个别问题的应对措施

- 策略训练是具有结构化教学内容和程序的训练方式。在作业治疗中贯彻这些原则当然是有效的，但在现有的作业治疗方案中或对受试者进行个别处理时，将上述训练的精髓融入其中也会非常有效。
- 例如，PST模块中的“思考替代方案的任务”和“使用日常惯例和日程表的任务”，也可纳入烹饪计划与活动规划中。“从3行报纸广告形式的短文中提取所需信息的任务”，可用作热身或游戏。
- 此外，正如按GMT（格林尼治标准时间）计时的那样，①暂停并监控、②将目标拆分为子目标等，都可以纳入日常互动中，以支持受试者有意识地自行处理执行功能障碍。
- 然而，重要的是，不要盲目地执行任何一项任务，而是要结合受试者的问题与优势，适合个人的**难度**以及他们的兴趣和关注点，来**设定任务**。这在针对与前额联合皮质背外侧密切相关的执行功能障碍的作业治疗中应予以重视。

4）减轻执行功能负担的应对措施与框架

- 除了上述以改善执行功能障碍为重点的方法外，还应重视不给执行功能带来负担的对策或框架，如建立日常节奏、建立日常作息与任务的模式、减少同时进行的活动数量等。虽然这两种方法看似相反，但两者之间的平衡为受试者提供了基础与动力，使他们能够安心地打造自己的生活基础，并采取措施开展全新活动[36]。
- 此外，有执行功能障碍的受试者，往往无法监测自己的病情，对疾病的认识也极其有限，因此，对于诸如“有什么心事吗？”这样模糊的问题，受试者往往没有意识到困难所在。因此，请尝试提出**具体的问题**，例如“您对工作中××有何看法？”
- 由于执行障碍从外表上很难看出来，因此还必须向自己的家人、职场与其他相关人员，解释自身症状与参与方式，并分享自己的行为与困难的背景。

文献

[1] 「BADS 遂行機能障害症候群の行動評価 日本版（Behavioural Assessment of the Dysexecutive Syndrome）」（鹿島晴雄/監訳，三村將，他/訳），新興医学出版社，2003.
「Behavioural assessment of the dysexecutive syndrome」（Wilson BA, et al, eds），Thames Valley Test Company Bury St Edmunds, 1996.

[2] Stuss DT & Levine B：Adult clinical neuropsychology: lessons from studies of the frontal lobes. Annu Rev Psychol, 53：401–433, 2002.

[3] 「高次脳機能障害学 第3版」（石合純夫/著），医歯薬出版，2022.

[4] 田渕肇，三村將：遂行機能障害.「高次脳機能障害の考えかたと画像診断」（武田克彦/編著），pp81–91，中外医学社，2016.

[5] 「Neuropsychological Assessment, 5th edition」（Lezak MD, et al, eds），Oxford University Press, 2012.

[6] 坂爪一幸：遂行機能障害・アパシー.「高次脳機能障害のリハビリテーション 第3版」（本田哲三/編），pp144–168，医学書院，2016.

[7] 「Working memory」（Baddeley A, ed），Oxford University Press, 1986.

[8] 「脳のメモ帳 ワーキングメモリ」（苧阪満里子/著），新曜社，2002.

[9] Baddeley A：The episodic buffer: a new component of working memory? Trends Cogn Sci, 4：417–423, 2000.

[10] Funahashi S, et al：Mnemonic coding of visual space in the monkey's dorsolateral prefrontal cortex. J Neurophysiol, 61：331–349, 1989.

[11] 「前頭葉の謎を解く」（船橋新太郎/著），京都大学学術出版会，2005.

[12] 船橋新太郎：前頭連合野とワーキングメモリ．神経研究の進歩，45：223–234，2001.

[13] Ichihara-Takeda S & Funahashi S：Activity of primate orbitofrontal and dorsolateral prefrontal neurons: task-related activity during an oculomotor delayed-response task. Exp Brain Res, 181：409–425, 2007.

[14] Petrides M & Pandya DN：Comparative Architectonic Analysis of the Human and the Macaque Frontal Cortex.「Handbook of Neuropsychology」vol. 9（Boller F & Grafman J, eds），pp17–58, Elsevier, 1994.

[15] Dubois B, et al：The FAB: a Frontal Assessment Battery at bedside. Neurology, 55：1621–1626, 2000.

[16] 小野剛：簡単な前頭葉機能テスト．脳の科学，23：487–493，2001.

[17] 寺田達弘，他：Frontal Assessment Battery（FAB）の年齢による効果．神経心理学，25：51–56，2009.

[18] 日本脳卒中データバンク アーカイブ：https://strokedatabank.ncvc.go.jp/archive/.

[19] 安倍光代：前頭葉機能検査における中高年健常日本人データの検討–Trail Making Test，語列挙，ウィスコンシンカード分類検査（慶応版）．脳と神経，56：567–574，2004.

[20] 「『新ストループで何がわかるか』–新ストループ検査Ⅰ・Ⅱ解説書–」（箱田裕司，他/著），トーヨーフィジカル，2020.

[21] 伊藤恵美，他：健常成人の言語流暢性検査の結果について：生成語数と年齢・教育歴・性別の影響．神経心理学，20：254–263，2004.

[22] 「認知リハビリテーション」（鹿島晴雄，他/著），医学書院，1999.

[23] 「改訂版 標準注意検査法・標準意欲評価法」（日本高次脳機能障害学会 Brain Function Test 委員会/編著），新興医学出版社，2022.

[24] 「Trail Making Test 日本版（TMT-J）」（日本高次脳機能障害学会 Brain Function Test 委員会/著），新興医学出版社，2019.

[25] Westerberg H, et al：Computerized working memory training after stroke--a pilot study. Brain Inj, 21：21–29, 2007.

[26] Spencer-Smith M & Klingberg T：Benefits of a working memory training program for inattention in daily life: a systematic review and meta-analysis. PLoS One, 10：e0119522, 2015.

[27] Ichihara-Takeda S, et al：Neuropsychological Assessment of a New Computerized Cognitive Task that Was Developed to Train Several Cognitive Functions Simultaneously. Front Psychol, 7：497, 2016.
[28] 竹田里江，他：日常生活場面を取り入れたコンピュータを用いたワーキングメモリ訓練の効果：机上訓練から実際の行動へ繋がった統合失調症患者の例．精神科治療学，30：1641-1647，2015.
[29] 竹田里江，他：コンピューターを用い個人の能力と興味にテーラーメイドしたワーキングメモリ訓練の効果-保続性の反応が改善された統合失調症患者の例．作業療法，35：384-393，2016.
[30] Cicerone KD & Wood JC：Planning disorder after closed head injury: a case study. Arch Phys Med Rehabil, 68：111-115, 1987.
[31] 豊倉穣：注意障害．「高次脳機能障害のリハビリテーション 第3版」（本田哲三/編），pp64-94，医学書院，2016.
[32] von Cramon DY, et al：Problem-solving deficits in brain-injured patients: A therapeutic approach. Neuropsychological Rehabilitation, 1：45-64, 1991.
[33] von Cramon DY，Matthes-von Cramon G：前頭葉機能障害-治療的アプローチ．「認知障害のリハビリテーション」（Wood RI/編，清水一，他/訳），医歯薬出版，1998.
[34] 原 寛美：遂行機能障害に対するリハビリテーション．「高次脳機能障害の考えかたと画像診断」（武田克彦/編著），pp92-99，中外医学社，2016.
[35] Levine B, et al：Rehabilitation of executive functioning in patients with frontal lobe brain damage with goal management training. Front Hum Neurosci, 5：9, 2011.
[36] 竹田里江：統合失調症回復期—遂行機能障害にアプローチすることで家庭内での役割を獲得した症例．「作業療法 臨床実習とケーススタディ 第3版」（矢谷令子/シリーズ監修，濱口豊太/編），医学書院，2020.

专栏

4. 心理旋转课题

据报告，心理旋转任务最早由Shepard等[1]研发，是呈现一对三维投影图形（图1），并判断2个图形是否相同或不同的任务。上述2个图形要么是相同的，要么是镜像的，并且以不同的旋转角度呈现。等效判断的反应时间与2个图形之间的角度差成正比（图2），这表明受试者在完成任务时，会在大脑中旋转其中一个图形图像，以叠加2个图形。自该报告发表以来，包括任务执行过程中的脑功能研究在内，大量研究相继开展，现在它已成为一项标准的空间认知心理实验任务。这项研究之所以引起人们的关注，是因为它可能是世界上首份实验结果，表明大脑会把非实体的图形（心理）图像当作真实物体来旋转的报告。此外，该4项任务目前被认为是最能体现男女差异的任务（参见第6栏）。

心理旋转任务使用手部照片作为呈现刺激，要求受试者判断该手部的照片是左手的还是右手的。该反应时间会随手部照片的旋转角度而变化。这与形状的状况相同，但最大的区别在于，即使手部照片的旋转角度相同，受试者的手也会叠加在手部照片上，而难以重叠的手部照片，其反应时间比容易重叠的手部照片的反应时间更长。而在实验过程中，当受试者的手部位置发生变化时，其反应时间也会发生相应的变化，而且在脑功能测量中，运动前区皮层被激活，这表明受试者在完成这项任务时，并没有在头脑中旋转所呈现的手部图片，而是在无意识地想象自己的手在手部图片上重叠的动作。这项任务目前正被纳入运动障碍的运动想象治疗中（参见第5栏）。另一方面，也有多个报告指出，受试者并不会想象动作。

通过追踪过去50年来关于心理旋转问题的研究历史，针对1个任务，我们可以了解世界各地的研究人员如何思考以及做了些什么。笔者认为这是了解和思考人类科学行为特殊性质的绝佳课题。

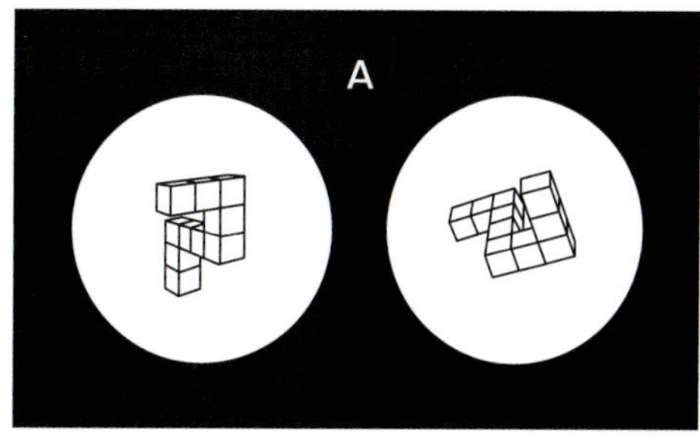

图1　任务示例

摘自文献[1]。

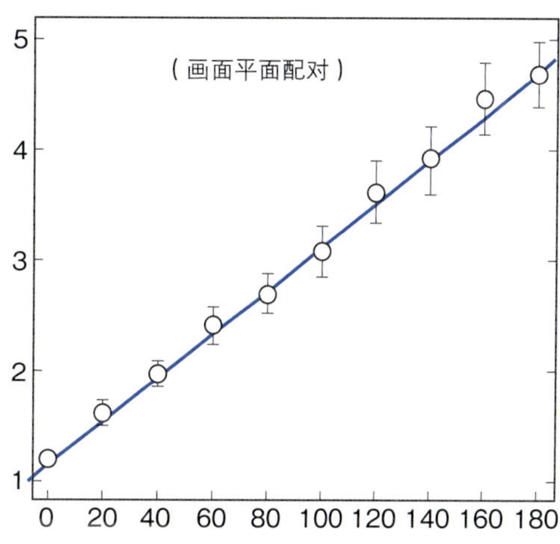

图2　图形旋转角度差（横轴）与反应时间（纵轴）之间的关系

摘自文献[1]。

■ 文献

[1] Shepard RN & Metzler J：Mental rotation of three-dimensional object, Science, 171：701-703, 1971.

6 忽略综合征

学习目标

- 能够解释执行半侧空间忽略症的症状、机制、评估与应对措施
- 能够解释与偏瘫疾病失认症和身体拥有感异常相关的症状
- 能够解释对整体右半球损伤病例的观察视角与评估

半侧空间忽略症

1 定义与分类

- 半侧空间忽略症［（Unilateral）Spatial Neglect，USN；SN］是一种在右半球损伤后经常出现的症状，尽管没有明显的感觉[1]与运动障碍，但被定义为“对脑损伤的对侧刺激（或心理表征）。对刺激做出反应，以及定位刺激的障碍[1]。虽然在左半球损伤后的急性期，也有约30%的病例会出现右半侧空间忽略症[2]，但在少数病例中，右半侧空间忽略症被认为不那么严重且不会持续时间较长，因此在本节中，USN被描述为左半侧空间忽略症。
- USN的障碍模式多种多样，临床实践中常见的状况是，患者在某项测试中表现出忽略症症状，但在另一项测试中却没有。这样，不同的症状可以同时观察到，也可以单独观察为一个复杂的症状，因此被认为是一种**综合征**[3]。
- 由于USN与空间感知和行为的严重障碍有关，会导致康复效果不佳、住院时间延长和摔倒风险增加[4]，因此，在进行康复时了解USN非常重要。
- 尽管症状在相同的病例中也会随着发病时间的推移而发生变化[5]，但在临床实践中，有必要确定现在目标个体的生活与社会参与，受到了什么主要的阻碍因素，或者存在什么可以利用的残存功能。

2 症状

1）日常生活中常见的症状

- 视线：患者的目光或头部指向右侧空间，而左侧空间没有任何反应，或者在看什么时，患者先在右侧空间寻找，稍作迟疑后，将视线转移到左侧空间，因左侧空

间延迟，探索空间比右侧空间狭窄，左右差异便由此而产生。

- 上下肢意识：对左侧上下肢的注意不够，洗手时没有尝试洗左手，并被观察到即使上下肢从轮椅的扶手或脚踏板上掉落，也不太在意的现象［**同躯体空间忽略症症状**，参见**2** 3）**2**］。
- **日常生活活动**：一旦将护士呼叫装置等放在左侧空间，便很难发现。进食时，患者能吃到放在右侧空间的食物，但找不到左侧的盘子，或者需要花时间才能找到。有时会把盘子的左半边落下（**以物体为中心的空间忽略症**）。在刷牙、剃须、梳头与化妆时，左侧空间的活动时间与范围小于右侧空间。在更衣过程中，经常存在左袖或左下摆的穿戴不当，或者完全忘记的情形。
- **转移、移动**：在转移过程中，尽管频率有所差异，但经常出现未将左侧刹车刹住或忘记将左脚从脚踏板上移开的情形。在轮椅上移动时，患者左侧容易与门、扶手、墙壁发生碰撞或接触。在能够行走时，左腿、左肩与左额头容易受到撞击。上卫生间或去自己的病房等熟悉的地方时，多选择右转，左转时则直行或犹豫不决，从而产生左右差异。

2）与疾病认知相关的问题

- 有许多忽略症病例，患者并没有意识到自己的忽略症症状，他们也很难将自己的症状与日常生活中遇到的不便联系起来。这种疾病意识下降的现象，被称为空间忽略症的认知障碍**对忽略症症状的疾病失认症**（Anosognosia for Spatial Neglect，ASN）。
- ASN是康复的一大障碍，尤其是在需要明确补偿策略的实践中[6]。
- ASN在早期发病时较为普遍，随着时间的推移会逐渐形成，但患者往往会高估自己的能力，甚至在承认症状存在时也是如此[7]。
- ASN有两种：**离线ASN**与**在线ASN**。**离线ASN**对曾经经历的事情没有意识，容易受到长时记忆障碍的影响。在线ASN是一种意识干扰，低估了将要执行的任务或行动中可能发生的空间困难（预期ASN）或任务期间刚刚发生的空间困难（体验式ASN）[8]。
- 患者使用CBS（参见**6**）回答的问题（主观评估）与基于医务人员观察的客观评估之间的差异，属于离线ASN[9]。
- 桌面测试中忽略症症状的严重程度越高，在线ASN就越高，但与离线ASN没有关联，这表明在线ASN与离线ASN是相互独立的[8]。
- 根据工作任务的内容，可以观察到体验式ASN的差异[8]，与抽象或新颖的任务相比，进行**身边常见且日常性的工作**（患者本人能够较容易预测的任务），更容易促发对自己困难的认识。

3）从忽略症症状表现的空间角度进行分类

1 按空间坐标系分类

- 自我中心空间的忽略症症状，是以患者自身身体为中心的中线为基准，忽略左侧空间的物体。另一方面，以物体为中心的空间忽略症症状，是以物体为中心的中线为基准，忽略物体的左侧。作为物体中心忽略症症状，通常表现为经常观察到数字或文字的误读（例如：12读成2，8读成3，薄力粉读成强力粉，姐读成且）。

2 按空间区域分类

- **躯体空间（personal space）忽略症**：忽略症症状出现在躯体空间，被认为是一种对病变对侧身体（左侧上下肢）的半侧注意缺陷[10]。未瘫痪的上下肢，对瘫痪身体的运动减少[11,12]。通过Bisiach单项测试、剃须刀/化妆测试、Fluff（绒毛）测试以及生活观察（如整理仪容、更衣、转移动作等），来进行评估。躯体空间忽略症，通常与体外空间忽略症同时发生，但也有报告称其存在双重差异[13]。
- **个人周围空间（peripersonal space）忽略症**：在伸手可及的空间内出现的忽略症症状，桌面测试、进食与阅读理解时发现的症状，与该空间中的忽略症症状相对应。
- **体外空间（extrapersonal space）忽略症**：在伸手可及的空间之外出现的忽略症症状，通过在距受试者120～300cm的范围内，执行划消任务或观察受试者的日常生活来评估。Nijboer等[14]报告称，在存在体外空间忽略症症状的情形下，移动时往左转将变得更加困难。

4）按表达机制分类[15]

- **忽略知觉/视觉空间要素**
  - 通过线段等分任务，体现了从中心的偏移以及绘画模仿中的缺失数量，与右下顶叶的缘上回及其深部白质的病变相关。
- **目标中心/物体中心要素的忽略症**
  - 它表现为在Ota测试或复合词朗读中，以物体为中心的空间中出现错误或疏忽，与右侧颞叶从海马旁回延伸至颞中回及其周围白质的病变有关。
- **忽略探索/视动要素**
  - 表现为划消任务中以自我为中心空间的疏忽或错误，与右侧额下回、中部额下回后部和背外侧前额皮质的各种病变相关。

3 相关疾病

1）同向性偏盲与象限盲等视野障碍盲（图1）

- 从视叉以后的视神经、外侧膝状体、视辐射和初级视皮质的损伤引起的**视野缺损**称为**同向性偏盲**，对于这种情形，两眼视野缺损的左右部分是一致的，如果是右半球损伤，那么左眼的耳侧与右眼的鼻侧将不可见。
- 据估计，20%～57%的脑卒中患者会导致视野障碍[16]，70%～75%的视野障碍以各种形式出现，包括同向性偏盲，约30%为象限盲或部分缺损。约70%的视野缺损被称为**黄斑回避**，即视野保留在距中央凹0.5°～5°的范围内[17]。
- 虽然视野障碍是一种独立于USN的综合征，但它们经常合并出现，在实践中可能

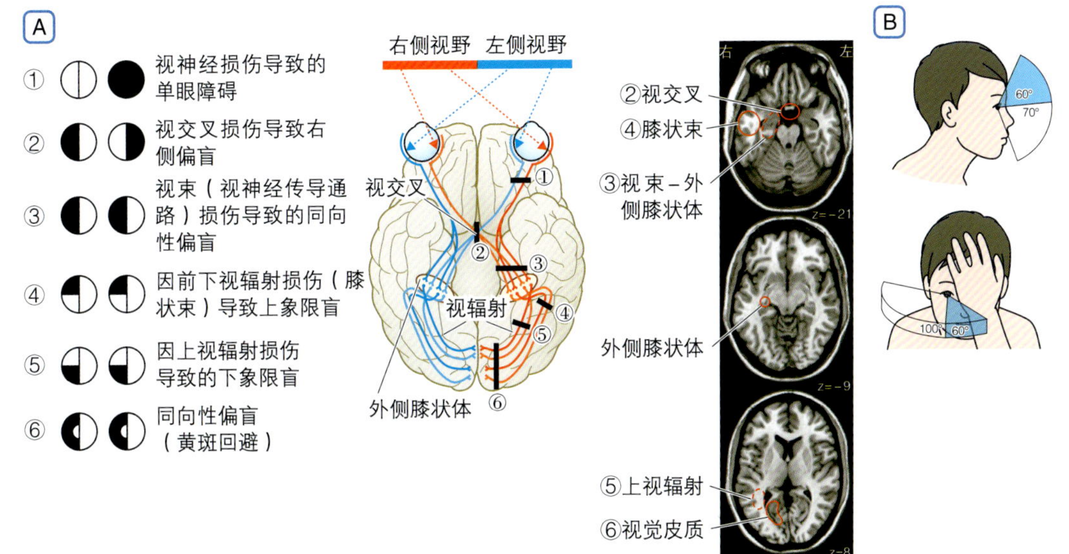

图1　关于视野障碍

A. 揭示出视野障碍范围与损伤部位之间的关系。视野障碍的号码与损伤面积相对应。
B. 显示正常视野范围。

难以区分[18]。在没有忽略症症状的同向性偏盲病例中，盲区通常会被注意到，并且很容易通过头部与眼球的运动，获得对视野障碍的补偿运动。

- 尽管有很多报道称USN偏盲并发症并不影响严重程度[19]，本报告中忽略症症状的严重程度，仅通过桌上测试来判断，对被动注意功能的评估不足。因此，对于是否存在偏盲以及恢复过程，包括USN的严重程度与长期性，还有待进一步研究。
- 除偏盲之外，**青光眼**等眼部疾病，也可能导致视野障碍。由于该病例以老年人居多，因此有必要考虑患者的病史、眼科诊断、视力程度与左右差异等因素。
- 眼科和低视力机构通过视野检查对视野障碍进行评估，而对侧法通常用于临床确认。所谓**对侧法**，是指测试者与受试者面对面坐下，受试者视线落在测试者身上的某处，在可以看到测试者手指运动的位置，确认其范围。
- 可采用以下（1）~（3）的方法进行干预。

（1）利用以眼球运动训练为代表的残余视觉能力，获得补偿手段[20]。

（2）利用棱镜，将视觉信息转移至视野的可见范围[21]。

（3）边界区练习，通过在盲区和正常视野之间的边界，施加外部刺激进行检测练习，以直接扩大盲区[22]。

2）注意障碍（觉醒度、持续注意功能与泛化注意功能降低）

- **觉醒度**（alertness）降低，是指一个人无法对突然的行动请求做出快速、适当反应的状态，是注意强度方面的一种缺陷。而维持这种状态一段时间的觉醒性降低，这种状态被称为**持续注意功能**降低。
- 所谓**泛化注意**，是指除了上述注意强度方面的障碍外，还包括与左右空间无关的注意选择性方面，双方要素均处于降低状态。注意的选择性方面，以强度方面为前提[23]。

- 右半球受损的患者（尤其是右腹侧区域受损的患者），更有可能出现注意强度方面的功能性下降，如觉醒度和持续注意功能下降[24]，多会伴有忽略症症状[25]。
- 已知USN与注意障碍的恢复过程，大致分为3个阶段[26]。第一阶段是整体缺乏反应，不分左右空间，主要症状是注意障碍阶段；第二阶段是注意自动定向至右侧空间，即注意更容易定向至右侧空间，左右差异变得更强；第三阶段则是注意可以重新定向至左侧空间，而对左侧空间的部分反应减少。恢复进程取决于损伤部位与范围，但可以观察到各种不同的恢复模式，如1→2、2→3与1→3[27]。
- 有关注意障碍的详情，参见高级脑功能障碍分论第2章-1。

3）视觉空间性工作记忆障碍

- 视觉空间性工作记忆是指在短时间内保留视觉空间信息，并在必要时将其与新信息进行匹配的功能。
- 据观察，忽略症症状往往会重新探索已经探索过的空间。Husain等[28]在探查过程中监测了右侧顶叶（顶下小叶）受损患者的凝视，并证实他们反复将目光视线集中在右侧空间的同一位置。除了对右侧空间的注意偏向外，右侧顶叶损伤导致的忽略症症状，被认为是由于缺乏在扫视性眼球运动之间保持探索位置的能力（扫视工作记忆），这种视觉空间性工作记忆进一步导致了右侧空间偏向（图2）。
- 除了前述扫视性眼球运动之间的工作记忆障碍外，还存在保持一定时间的视空间性跨度的障碍（不仅仅是CAT的视觉跨度，而且对于垂直排列的刺激，不依赖于左右空间的情形也同样如此）。相比之下，语言性工作记忆得以保留，而视觉空间性工作记忆则主要受损[25]。

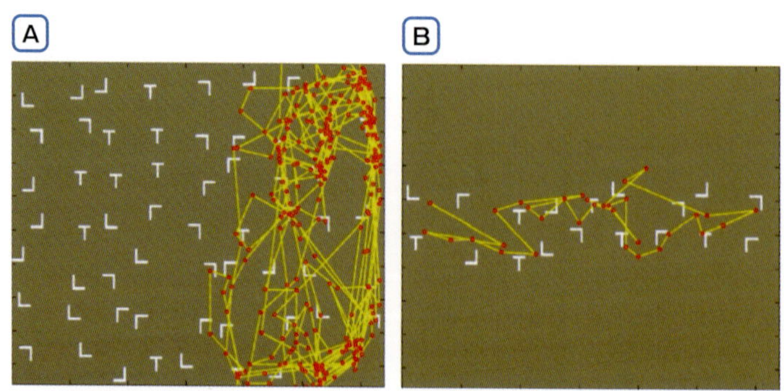

图2 探索任务与视觉空间性工作记忆

探索T字形状的视觉任务。探索到的位置无法标记，因此需要记住探索到的位置。红圈表示凝视位置，黄色表示扫视。A. 通过红圈聚集在相似的位置，可以观察到多次视线在同一位置的情形。换言之，即处于不知道看向何处的状态。B. 一旦探索次数减少而水平分布保持不变，就会观察到红圈的重叠减少，探索区域扩大的现象。由此表明视觉空间性工作记忆的减少，可能会导致USN的右侧空间偏差。
摘自文献[28]。

4 相关脑功能与解剖●1

参见●1
→第1章 -2
第15页

- **腹侧顶叶区域**。
    - 包括下侧颞顶小叶（角回与缘上回）以及颞上回的颞顶联合皮质（Temporoparietal Junction，TPJ），以及包含下、中额前回与视觉联合皮质的腹侧前额顶叶区域，属于腹侧注意网络。它参与维持觉醒度一段时间的觉醒性、持续注意[25]，以及刺激驱动过程中的注意再定位[29]，并负责非定向注意力功能，而与左右空间的侧向性无关。
- **背侧顶叶区域**。
    - 背侧顶叶区域如顶内沟（Intraparietal Sulcus，IPS）与顶上小叶（Superior Parietal Lobule，SPL），包含在背侧注意网络中，功能涉及将空间性注意引向左右视野。右侧IPS/SPL的活动，被认为对线段等分线的判断非常重要[30]。在使用视觉空间性工作记忆的任务中，右侧IPS在同侧与对侧空间都很活跃，而左侧IPS只在右侧空间表现活跃（空间性注意力的半球差异）。
- **背侧额叶区域**。
    - 额叶眼动区与外侧前额皮质（包括额下沟与额间下沟）等背侧顶叶区域，均包含在背侧注意网络中，当根据感觉信息将注意指向高度突出的物体时，这些区域就会活跃起来。
- **海马旁回与颞中回**。
    - 海马旁回与颞中回与以物体为中心的忽略症症状和慢性忽略症相关。
- **丘脑与基底节**。
    - 在丘脑内，丘脑枕和丘脑背核的后部与外侧，接收来自中脑上丘与中脑被盖前部的传入信息，这与忽略症症状相关[31]。
- **上纵束**（Superior Longitudinal Fasciculus，SLF）。
    - **Ⅰ分支**：连接背侧注意网络。其中一部分被认为是扣带回束的子成分。在解剖学上，它将包含Brodmann第5区与第7区等躯体感觉相关区域的顶叶上部与背外侧前额皮质以及扣带皮质背侧部分连接起来。
    - **Ⅱ分支**：连接腹侧注意网络的顶叶部分与背侧注意网络的前额皮质。它起源于角回，包括顶内沟与缘上回，终止于额叶眼动区与背外侧前额皮质。
    - **Ⅲ分支**：连接腹侧注意网络。它起源于缘上回，延伸至额下回被盖部，额下回三角部，终止于前额皮质下部。有趣的是，上纵束的Ⅰ分支与Ⅱ分支显示出对称的活动，而与腹侧注意网络相对应的上纵束Ⅲ支，已知在右利手者的右半球占主导地位[32]。
- **额枕下束**（Inferior Fronto-Occipital Fasciculus，IFOF）：直接连接腹侧枕叶与眼眶前额皮质的唯一腹侧联合纤维。从功能上讲，它参与朗读、视觉信息处理与注意，并被认为能将视觉信息从枕叶区快速传送到额叶区，因为它靠近大脑中线，能使信息处理快速流动。与线段划消相比，右侧IFOF损伤病例在噪声任务（如文字划消）中的左侧空间忽略增加，这表明从额叶到视觉区域的自上而下控制受损，参与了忽略症症状的发展[33]。

- 顶下小叶、颞上回、额下沟/视觉联合皮质等不仅构成腹侧注意网络，还参与注意重定向、持续注意、目标检测、觉醒性等独立于左右空间的功能，这表明评估这些因素很重要。
- Lunven等[34]指出，忽略症症状的慢性化，可能与左右上纵束Ⅲ分支以及位于枕叶和顶上小叶之间的半球连接的胼胝体膨大部的重要性有关。

5 病灶、机制

- 传统上，顶叶综合征被视为以右顶下小叶为中心的病理状况[35]，并且从那里涉及右半球的各种领域，包括侧顶叶接合部、颞下回及其深部白质、颞上回、丘脑等，这些是责任病灶。随后，关于上纵束Ⅱ分支与Ⅲ分支（部分弓状束），对于疾病忽略症与恶化预测因素的重要性，已在报道过的脑肿瘤切除术的清醒状态下手术中[36]与病变识别[31,37]，得到了验证。
- 随着对病灶多样性和连接病灶的白质纤维研究的发展，Mesulam（图3）[38]与Corbetta等，提出了注意网络假说，近年来，USN被认为是由空间性注意网络障碍引起的，即连接额叶-枕叶区的背侧与腹侧注意网络功能停滞所致[39-42]。
- **背侧注意网络**负责创建有意/主动的注意状态，并在出现预测刺激时，更迅速地做出反应。另一方面，**腹侧注意网络**除了会检测出新的外部刺激，释放当前注意并重新定位到新刺激[40,43]之外，同时也会参与觉醒性与目标检测。
- 作为网络的主要解剖结构，上面提到的上纵束被认为是重要的；上纵束Ⅰ分支负

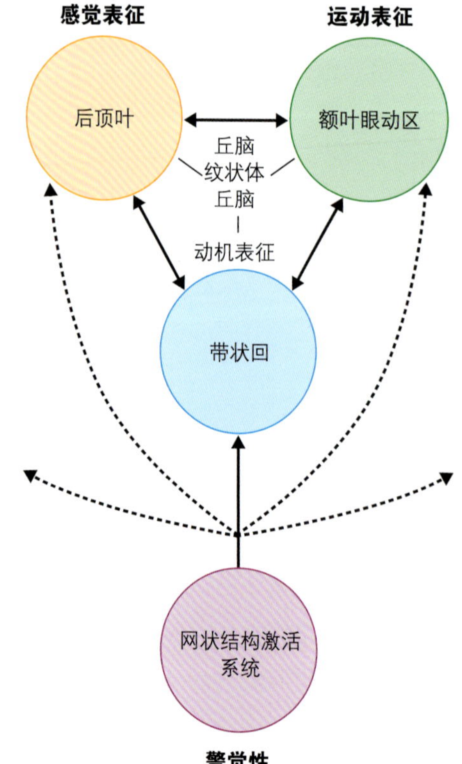

图3 空间性注意网络假说
Mesulam（梅苏拉姆）提出的注意网络假说。
后顶叶：负责将注意转移到感觉（显著性）表征上。
额叶眼动区：负责将注意转移到特定的运动（探索）行为上。
带状回：作为执行控制系统，负责维持注意水平。
网状结构激活系统：负责维持觉醒度状态，投射到注意网络的皮质并协调其他要素。

责**主动注意功能**，背侧注意网络，上纵束Ⅲ分支是腹侧注意网络，负责**被动注意功能**，外侧注意网络，即上纵束Ⅱ分支，参与背侧注意网络与腹侧注意网络。

- 为什么右半球损伤导致的空间忽略症如此常见？关于这一点，①Mesulam[44]提出的空间注意功能的半球差异（右半球控制对两侧空间的注意，左半球仅控制右侧空间的注意力），②Kinsbourne[45]提出的半球之间的相互抑制（各半球对对侧半球相互抑制，但左半球的抑制作用强于右半球）的两个理论假设为人所知。
- 关于上述假设，背侧注意网络（参见**4**）可以解释以自我为中心的右侧空间偏向，但无法解释为什么参与觉醒度、持续性注意力与刺激检测（外部注意与再定位）的腹侧网络受损，会导致背侧网络出现偏向右侧空间等症状，对此我们无法做出解释。
- 针对上述问题，Corbetta与Shulman提出了以下假说（图4）。

（1）右腹侧注意网络损伤会导致觉醒度、目标检测与重新定位能力下降。

（2）因此，腹侧-背侧注意网络变得停滞，导致左右半球之间的背侧注意网络相互作用不平衡。

（3）结果是注意偏向右侧空间。

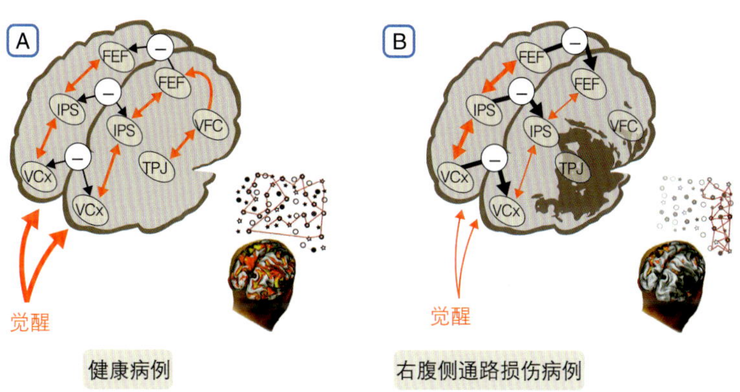

图4　Corbetta（科尔贝塔）与Shulman（舒尔曼）的病理假说

FEF：额叶眼动区；IPS：顶内沟；VFC：腹侧前额皮质；TPJ：颞顶联合皮质；VCx：视觉皮质。

A. 在正常人中，左右半球的背侧注意网络是平衡的。

B. 右腹侧通路损伤，会导致腹侧注意网络功能减弱，觉醒度也会降低。因此，左右半球的背侧注意网络变得不平衡，导致注意偏向右侧空间。

参考文献[41]编写。

6 评估

1）日常生活中的行为观察（Catherine Bergego Scale，CBS）[46]

- 目前，上述方法被认为具有最高的症状检验能力。将日常行为分为10个项目，确认躯体空间、近身空间、基于记忆的路线、听觉等各种状况下，行为的左右差异，针对每个项目进行客观评估（由治疗师、住院部护士等进行观察）与主观评估（由患者自己进行自我评估），分别采用从0分（无忽略症）到3分（重度忽略症）等4个阶段进行评分。

- 即使得分为1分，也表明存在忽略症症状，在客观评估中，严重程度分为0分（无忽略症）至轻度、中度和重度，并以10分递增。
- 除了通过客观评估，掌握日常生活中的忽略症症状外，还可以通过客观评估与主观评估之间的差异，来掌握对忽略症症状的疾病认知程度（离线ASN）［参见2 2）］。
- 对CBS的评估标准和指导内容做出了明确规定，为了进一步减轻测试者之间的个人差异，开发了Kessler基金会忽略症评估过程（KF-NAP™）[47]。该手册已经被翻译成包括日语在内的6种语言，并可以从Kessler基金会的官方网站上下载（图5，二维码）。

日期：________________　　患者姓名：________________

时间：__________am/pm　　评　　委：________________

Kessler Foundation Neglect Assessment Process（KF-NAP™）

用于半侧空间忽略评定的Catherine Bergego Scale的使用方法

	项目	0 无忽略症	1 轻度忽略症	2 中度忽略症	3 重度忽略症	NA （原因）
1	视线方向					
2	肢体识别					
3	听觉注意力					
4	所持物品					
5	更衣					
6	个人仪容					
7	导航					
8	碰撞					
9	进食					
10	进食后清理					
忽略症侧（○画圈）：	左半侧空间忽略症				右半侧空间忽略症	

评定总分：________________ ×10＝最终得分________

评定项目数：

忽略症的严重程度（画○圈）：无忽略症（0）、轻度（1～10）、中度（11～20）、重度（20～30）

图5　Kessler基金会忽略症评估过程（KF-NAP™）的量表

摘自文献[47]。

2）筛查评估

- **SIAS（Stroke Impairment Assessment Set，脑卒中损伤评估集）中的视觉空间认知症评估**：在受试者眼前约50cm处，展示一卷50cm长的胶带，并要求受试者用手指向磁带中心。展示2次，并选取偏离中心较大的数值。如果与中心的偏差小于3cm，得3分；如果偏差在3～5cm之间，得2分；如果偏差在5～15cm之间，得1分；如果偏差在15cm或以上，则得0分。
- **消去现象的评估**：消去现象，也包括在NIHSS※1中，指一个人可以对左侧或右侧空间的刺激做出反应，但当刺激同时出现在两个空间时，只有右侧空间的刺激可

A

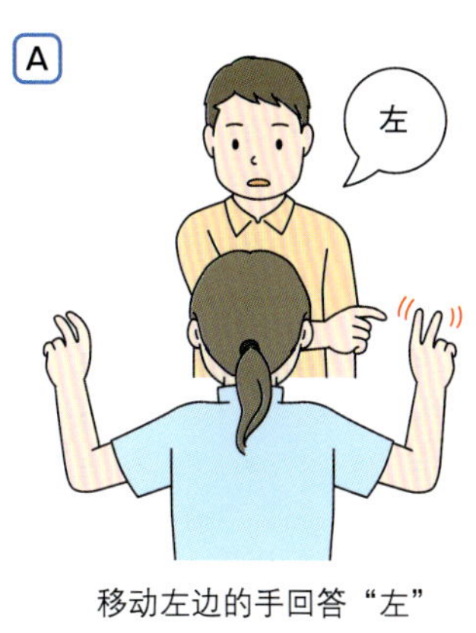

移动左边的手回答“左”

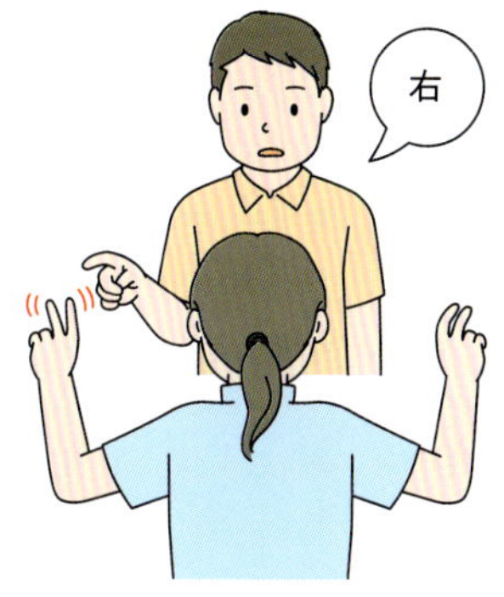

移动右边的手回答“右”

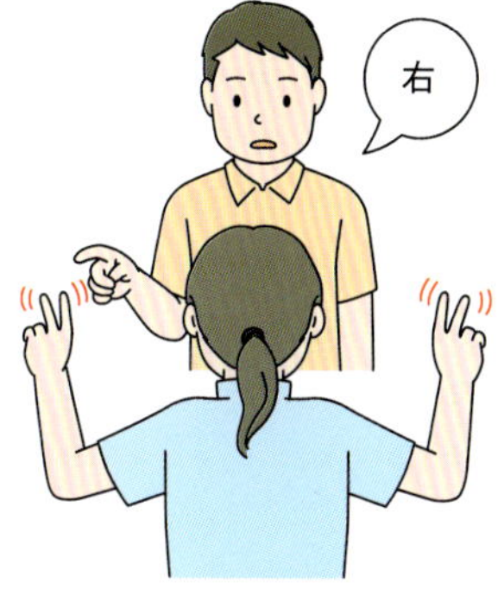

移动双手回答“右”

B

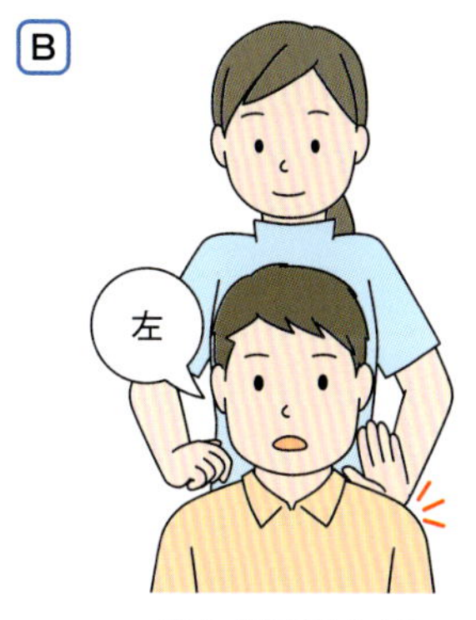

拍左肩回答“左”

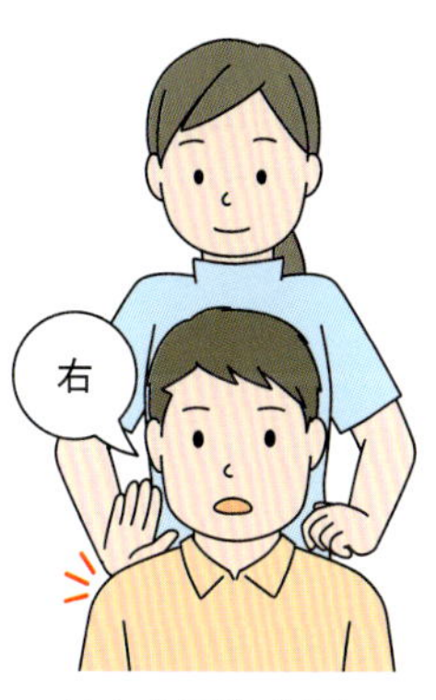

拍右肩回答“右”

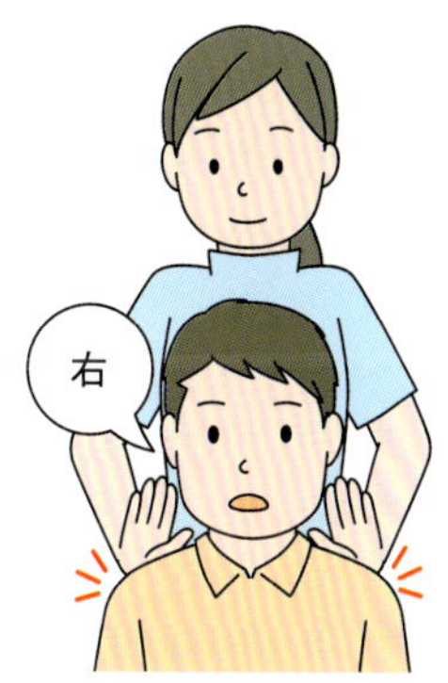

拍两肩回答“右”

图6　消去现象的评估

A. 视觉消去现象的评估。视野内展示双手并让受试者看到，当移动左手时，回答“左”并指向移动的手。当移动右手时，回答“右”并指向移动的手。即使移动双手，依然回答“右”并指向右手。
B. 体感系统也是如此，需要在半侧刺激可检测到的部位进行确认。

以被检测到，而左侧空间的刺激则很难做出反应。不仅可以对视觉刺激进行评估，还可以对体感刺激与听觉刺激进行评估（图6）。

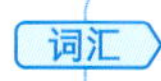

※1　NIHSS（美国国立卫生研究院脑卒中量表，National Institute of Health Stroke Scale）

该量表系评估与脑卒中相关的神经症状（共11项，包括意识水平、眼球外运动、视野、运动、共济失调、感觉、语言与发声），常在临床急性期使用。

3）桌上测试

- **探索性要素评估**
  - 划消任务，如线段、文字、星形与图形划消，通常用于检测自我中心坐标空间探索过程中的忽略症。
  - 探索任务很容易受到泛化注意障碍的影响，并且众所周知，随着探索过程中信息量（使探索变得困难的噪音）的增加，被忽略的空间的数量更容易受到忽略[48]。因此，在评估忽略症症状时，不仅划消总数，而且从偏侧性与探索的开始位置进行评估也非常重要[49]。

- ▸ 在线段划消任务中，我们在临床场景中经常遇到一些病例，即多次划消曾划消过的线段（类似持续性失语症的症状）。上述症状可能是由于注意过度分配到了右侧空间，难以释放注意以及抑制能力受损和视觉空间性工作记忆停滞等并发症[50]。
- ▸ 另一方面，有一份有趣的报告指出，在通常的划消任务（即标记并划消线段）中加入一个要素变化，并使用白板划消线段本身，就可以扩大可探索的空间[51]。上述研究结果表明，BIT●2的常规测试不仅可以作为一种诊断工具，还可以作为一种了解症状特征以及对日常生活中的活动与练习进行分级的手段。

参见●2
→第4章 -5 3
第293页

- **对目标中心/物体中心忽略症的评估**
  - ▸ 目标中心/物体中心忽略症是指在进食时，“可以识别右侧空间中的盘子，但却忽略了盘子的左侧”之类的现象。在桌上测试中，当被指示选择一个完整的圆圈时，他们甚至会选择左侧部分缺失的圆圈（将C倒置），而在文章阅读理解中，则表现为误读姐→且、18→8等错误。由于是否存在目标中心/物体中心的忽略症，很大程度上受视觉要素的形状与空间位置的影响[52]，因此有必要从**Ota测试**[53]与**文章阅读理解**中进行综合评估，以研究其对日常生活的影响。
- **感知与视觉空间要素评估**
  - ▸ 线段等分任务、抄写与文章阅读理解是众所周知的典型评估。
  - ▸ 线段等分任务涉及标记线段的中点位置，如果存在感知与视觉空间要素的忽略症，可能会出现错误，其中被识别为中点的位置向右移动。
  - ▸ 在复制任务中，可观察到物体左侧空间部分缺失的症状。除了复制结果之外，通过测试复制的对象是否被理解（写了些什么），可以确认识别阶段是否存在停滞。在描绘过程中造成混乱，甚至导致某些病例无法确定正在复制哪个部位，这样的病例可能涉及视觉空间性工作记忆障碍（3 3））。

4）利用PC进行的反应测试及视线测试

- 桌上测试由于其检测灵敏度，不足以检测出轻微的忽略症症状，而且在评估被动注意对外部刺激的反应方面，也存在局限性，而这正是忽略症症状的病理基础。因此，建议利用**PC进行的反应测试**，尤其是在慢性期。
- 2020年的一篇系统综述报告[54]称，与行为测试相比，视线测量在检验VSN症状方面具有更高的灵敏度，是桌面测试的有益补充。由于**视线测量设备**的种类越来越多，价格也越来越实惠，预计眼球视线测量在临床实践中的应用[55]会越来越多。
- 在许多情形下，忽略症症状随着时间的推移而改善是已知的事实[34]，康复过程中在某些场景下，随着对疾病认识的建立，患者会采取补偿策略，将注意分配到左侧空间[56-59]。Takamura等通过脑电图研究发现，有意将注意力分配到被忽略的空间，会伴随额叶功能的过度活跃（图7）[59]。除了检测轻微的忽略症症状外，在评估忽略症症状时，明确补偿策略的参与也很重要。

5）躯体空间忽略症评估

- **Bisiach单项测试**：①要求患者仰卧在床上。此时，将患者的左上肢置于其体侧。②测试者指着患者的右手，并要求患者“用这只手去触摸另一只手”。③根

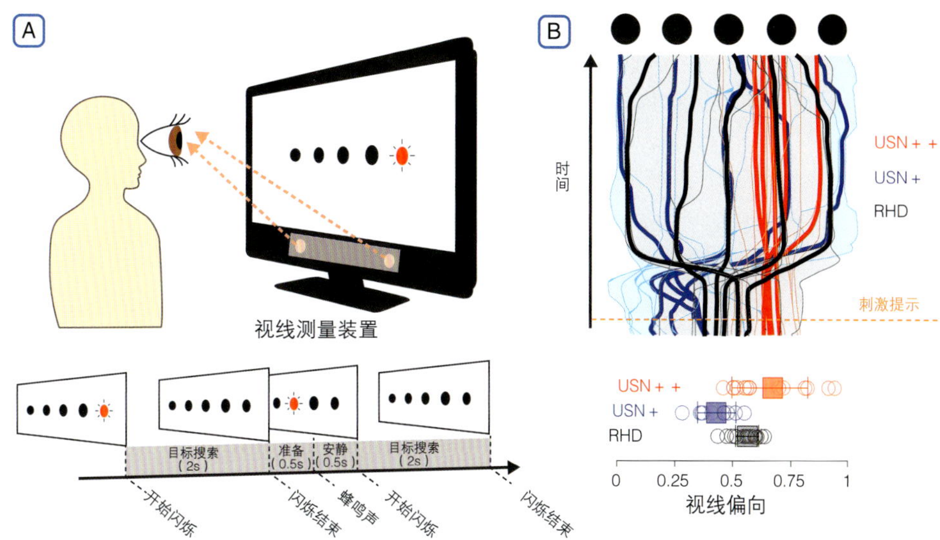

图7　USN恢复过程中的补偿策略

A. 基于视线的选择反应任务示意图中的设定与程序。

B. 上行：各组的视线轨迹。下行：任务前各组的视线偏差（RHD：右半球损伤）。在桌上测试中被判定为有忽略症症状的USN++组患者，在任务前的视线偏向右侧，而有轻微忽略症症状（如生活中残留的忽略症症状高于桌上测试的临界值）的USN+组患者，在任务前的视线偏向左侧，这证实了忽略症的补偿策略。视线偏左的病例在脑电图上表现出更高的额叶活动。参考文献[59]编写。

据患者右上肢的动作，将患者的右上肢分为以下4个等级。

得分0：立即到达左手。

得分1：经过犹豫或探索后到达左手。

得分2：探索中断，未到达左手。

得分3：未产生朝向左手移动的动作。

- **梳子/剃须刀/化妆测试**[60]：要求受试者持续做出梳理头发/用剃须刀片剃须/轻弹粉扑的动作。记录工具接触面部的次数，并采用下列公式量化为偏差百分比。
  - 偏差百分比=（左侧接触次数−右侧接触次数）/（左侧接触次数＋左右未知接触次数＋右侧接触次数）

    ★ −1（左侧最大偏差）～+1（右侧最大偏差）−0.11以下，被判断为躯体空间忽略症症状。
- 除上述测试外，还有绒毛（Fluff）测试[61,62]（图8）。此外，在对CBS等日常活动进行评估时，半空间忽略症的特征更容易在整理仪容与更衣动作中出现。目前有多种评估方法，包括上述方法，而不同的评估方法，其结果各不相同，评估方法尚未完全确定。

7 应对措施

- 针对USN的干预方法，大致可分为**自上而下**与**自下而上**这两种方法（表1）。前者是通过听觉、视觉和语言提示促进对左侧空间的认知，鼓励自发进行空间探索，后者则是通过各种感觉传入通路的作用，来调整空间定位系统。除了上述2种干预方法外，还有促进觉醒度与持续注意的觉醒法，以及调节大脑半球间抑制

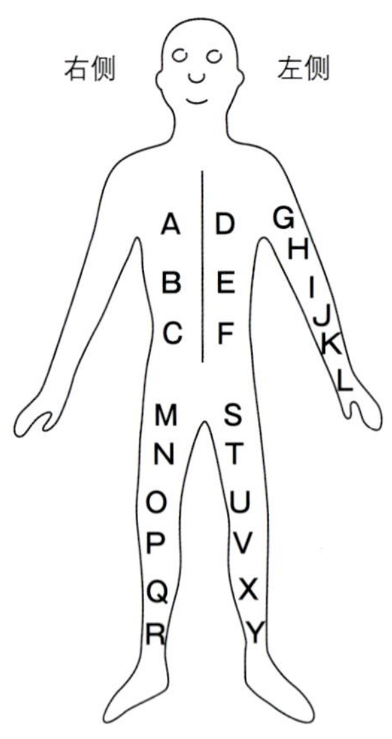

图8　绒毛（Fluff）测试

指示受试者用右手除去附着在受试者身体（不包括右上肢）上的绒毛（Fluff）。如果对侧的绒毛被去除超过13/15，则判定为正常，但近年来，考虑到泛化注意障碍的影响，损伤半球同侧的检出率-对侧检出率的比率发生变化，如果为±13.3%以上，则判定存在空间偏差。例如，如果在对侧左侧检测到12/15（即80%），在同侧右侧检测到8/9（即88.9%），则空间偏差将为8.9%<13.3%，因此不能视为躯体空间忽略症。
参考文献[61][62]编写。

表1　针对半侧空间忽略症的康复方法

康复训练手法	方法
自上而下法	视觉扫描任务（Visual scanning task）
	精神实践
	左侧空间线索刺激
自下而上法	半侧刺激 ・前庭电刺激 ・左侧后颈部肌肉振动刺激 ・经皮神经电刺激（TENS） ・视运刺激 ・冷热水刺激
	躯干旋转扫描
	眼罩
	肢体激活（limb activation）
	棱镜适应任务
	视动反馈
	镜像治疗
	多感官刺激（听觉-视觉训练）
	使用虚拟现实（VR）空间
警报	持续注意任务
半球间抑制机制的神经调节法	重复经颅磁刺激（rTMS） ※包括爆发模式脉冲刺激
	经颅直流电刺激（tDCS）

机制的神经调节法。

- 2016年美国AHA/ASA指南[63]建议，重复自下而上和自上而下的方法是合理的，如棱镜适应任务、视觉扫描任务、视动刺激、虚拟现实空间的使用、肢体激活（limb activation）、精神实践以及左侧后颈部肌肉振动刺激与棱镜适应任务的组合。此外，脑卒中治疗指南2021版[64]也认为rTMS（重复经颅磁刺激）、tDCS（经颅直流电刺激）、视觉扫描任务与棱镜适应任务是合理的（建议等级B）。
- 一项关于恢复期棱镜适应任务的随机对照试验（每日2次，每周5d，持续2周）报告称，从棱镜任务结束到出院，患者的生活自理得到了显著改善[65]。因此在有棱镜镜片的环境中，使用棱镜镜片是可行的。
- 然而，许多系统综述和荟萃分析都指出了一些问题，如所有干预方法都缺乏长期效果和在日常生活中的普及。即使是推荐的棱镜适应任务，也有报告指出数量方面的重要性，治疗次数应为8次或更多[66]，还有报告指出它对物体中心忽略症症状（中央沟后部受伤者）无效[67]，因此，除了干预量，还需要研究病理特征与干预方法之间的关系。
- 在**急性期**，正如症状部分提到的那样，往往对USN知之甚少，通常很难在发病2个月内进行，需要患者配合自上而下的方法。
- 在**生活期**正如评估部分提到的那样，有一定数量的病例对USN有补偿策略，因此不仅要确认病理，还要了解他们正在使用什么样的补偿策略。有必要检验这些策略是否有助于探索行为和日常活动的顺利进行，是否高效。在这种情形下，如图9所示，主动注意仅限于外部刺激。此外，还必须考虑到过于努力探索，会导致难以捕捉外部刺激的问题。

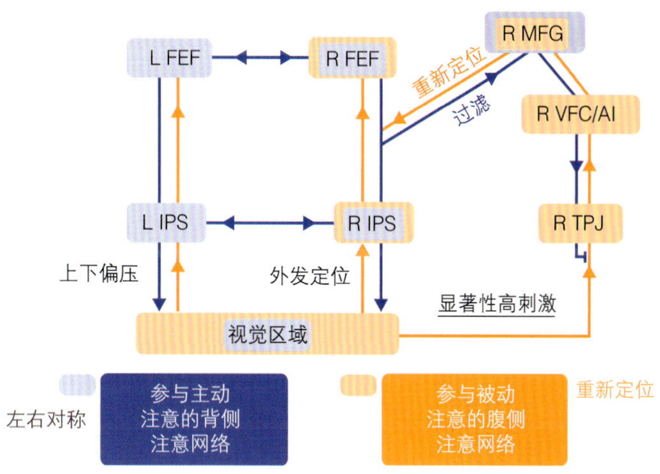

图9　背侧–腹侧注意网络的交互模型

背侧注意网络区域（FEF与IPS）给视觉区域带来自上而下的偏向，并通过额中回（MFG）过滤进入腹侧网络，从而部分限制了腹侧活动。在整个过程中，背侧网络协调刺激反应的选择。另一方面，当高显著性刺激出现时，腹侧注意网络会通过额中回重新定位。AI：前部视觉联合皮质；TPJ：颞顶联合皮质；VFC：腹侧前额皮质。参考文献[68]编写。

对偏瘫的疾病失认症

8 定义与分类

- 对偏瘫的疾病失认症（Anosognosia for Hemiplegia，AHP）是指尽管患者的智力功能尚存，但不知道自己的运动障碍或在被指出时，口头否认运动障碍的症状[69]。
- 大多数病例在急性期被报道为右半球病变或左偏瘫，但正如Cocchini等[70]指出的那样，缺乏左半球病变的报道，可能是由于评估方法学问题所致。

9 症状

- 症状主要发生在急性期，通常在发病后几周内消失（发病后3d内为32%，1周内为18%，半年内为5%）[71]。
- 某些AHP患者不需要帮助来移动瘫痪的肢体、行走或进行日常活动（明显无意识），而其他人则承认自己瘫痪（明显有意识），但可以像正常人一样移动。执行特定运动（行为、潜在无意识），或那些意识到当前运动障碍，却无法预见无法执行特定运动（预期无意识）的患者以及各种其他症状[61]。
- 其他病例包括对运动障碍持贬低态度的病例（例如受影响肢体的负面表达、不喜欢瘫痪的肢体、防御性反应）与缺乏兴趣的病例[69,72,73]，也有情绪反应的病例显示。

10 相关疾病

- 尽管它被认为是感觉障碍和注意障碍的次要结果，但此后它被视为独立于感觉障碍与视觉注意障碍[74]。
- 潜在的疾病失认症与躯体空间USN相关，而明显的感觉缺失则与躯体外空间USN相关[75]。

11 病灶、机制

- AHP是一种复杂的综合征，目前其神经基础尚未确立，但作为责任病灶，以视觉联合皮质为中心的**顶叶–颞叶–额叶区域**与**基底神经节**等多个区域已有报告[35]。
- 通过Pacella等的结构横断分析，他们研究了174名患者（其中AHP患者95名，偏瘫对照组79名）[76]，报告指出以下（1）～（3）的3个网络受到综合性损伤，从而导致了病理性失认的发生。

  （1）**前运动环**：连接纹状体–前辅助运动皮质–下辅助运动皮层的额斜束与额叶–纹状体投射。

（2）**边缘网络后部**：连接杏仁核、海马体与扣带回的扣带回束。

（3）**腹侧注意网络**：上纵束Ⅲ分支连接颞顶联合皮质与腹侧额叶皮质。

- 视觉联合皮质已被确定为责任病灶，它对边缘和腹侧注意网络都有贡献，并通过将外部感官信息与内部情绪和体感信息整合，**在更新自我信念方面发挥重要作用**[77]。
- 自我的运动识别涉及潜在疾病失认症中的感觉运动监测[75]，以及显性病理性失认中涉及的意识错误检测[78]和涉及自身信念的持续/更新的认知系统[76]，这些都表明了其参与。
- 运动意向得以保留[79]，而且有报告称，在完成引起负面情绪的任务时，对运动障碍的认识也有所改善[78]。

12 评估

- 典型的评估方法［Bisiach/Berti测试（1996），表2］由3个问题组成，如果患者在第一个问题中没有提到偏瘫的存在，问题就会转向更具体或对抗性的问题，以使患者意识到瘫痪的存在。以0（无疾病失认症）～3分的4级别表示。
- 上述评估仅停留在外显意识，由于AHP仅能找到有限的多样症状，因此在2021年，Moro等开发了**针对运动障碍的无自觉评估**（Motor Unawareness Assessment，MUNA）[75]。
- MUNA 不仅涉及明确的运动意识，还涉及运动意识对**ADL能力的影响**（“您能在没有别人帮助的情形下行走吗？”“您能自己系带子吗？”），在这种评估中包含了**隐性意识**，例如［“请用托盘抬起杯子以防摔落（图10）”“请翻开书的第60页”“请将右手戴上手套（非瘫痪手）”等］，通过测试执行这些动作时是否能采取补偿策略来确认[80]，从而确保存在隐性意识。

表2 针对偏瘫的疾病失认症的评估［Bisiach/Berti测试（1996）］

提问项目	回答	得分
1. 一般性提问 “您为什么会住院？” “您感觉哪里不舒服？”	自诉偏瘫 （如无自诉，转至提问2）	0
2. 与瘫痪相关的具体提问 “您的肢体动作怎样？” “您左侧的肢体动作没问题吧？”	首次自诉偏瘫 （如无自诉，转至提问3）	1
3. 与运动指示相关的麻痹提示及认知提问 让患者注意自己的左侧上下肢， “请举起（移动）您的左手/左腿。” 请患者看一下自己是否处于不能动的状态， “您能正常动作吗？”	仅当表现出瘫痪时，才能识别偏瘫	2
	即使患者表现出瘫痪状态，也无法识别出偏瘫	3

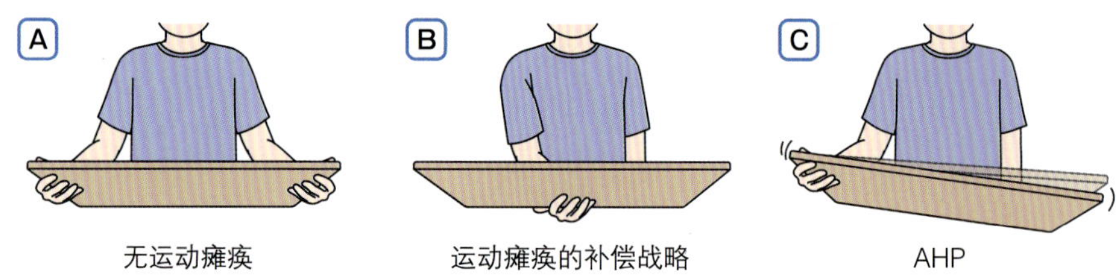

图10　针对AHP隐性意识评估

A. 没有运动瘫痪且双手都能使用的人，托盘是由左右边缘支撑的。B. 如果该人患有偏瘫并意识到这一点，则可观察到用非瘫痪手支撑托盘中心的补偿策略。C. 如果存在AHP，当无瘫痪的手握住边缘时，则托盘更有可能倾斜。摘自文献[61]。

13 应对措施

- 由于该症状更可能出现在急性期，并可能导致对瘫痪肢体的管理不善，从而导致危险行为、摔倒与肩部疼痛，因此与包括环境调整在内的多个专业共享信息，具有非常重要的意义。
- 特别是，某些患者对运动障碍的理解可能浮于表面，但在日常生活中却存在高危行为，因此有必要确认他们是否意识到潜在的问题，并认识到日常生活中的问题。
- 据报告，作为症状缓解的初始诱因，使用视频进行自我观察，颇有成效[81]。采用这种方式时，应以存在足够的信任关系为前提，并在提供精心心理支持的同时，按照以下（1）~（4）的步骤来进行。

  （1）获得观看视频与互动的同意。

  （2）解释可能会包含令人不快的内容，并可在对话中随时停止。

  （3）对视频中的空间识别（“您身在何处？”）、自我识别（“视频中的人是您吗？”）、身体部位、位置与左右识别（“请问这是您的左臂吗？”）加以确认。

  （4）观看视频。当患者的注意转移到其他地方时，暂停视频并询问：“您看到它试图移动吗？它动了吗？”通过提出上述问题，来帮助他们引起注意。
- 除此之外，在某些场景下，体验意识（emergence awareness），如意识提高，在患者实际做完动作后仍然存在[75]，因此有报告指出通过基于错误的训练进行错误基础训练（患者尝试特定动作，分析自己的行为策略和错误，并讨论失败的原因），来回顾在实际操作后的经验，有助于提高对运动瘫痪的认识。
- 乍一看，治疗师很容易将其视为奇怪且复杂的症状，认为这是一个严重的问题，但需要以广泛的视角考虑，意识到由于急性期症状，这通常不会成为长期问题。

◆偏瘫的身体拥有感障碍

14 定义与分类[82]

该定义过去包括半侧空间忽略和病理性失语，但近年来指右半球损伤后**瘫痪肢体的身体所有感**（我的身体属于我，并将永远存在的感觉、感受和判断）受损。

15 症状

- 通常为急性期症状，但某些病例可能会持续1个月以上，甚至长达数月之久[83]。
- 身体部位存在感障碍：是指在感觉上，瘫痪的肢体变得淡薄、消失，或者感觉好像消失了的状态。
- 视觉自我识别障碍：瘫痪肢体的非认知（不将瘫痪肢体认定为自己的一部分，但也不将其认定为他人一部分的状态）或误认知（将他人的身体错误地认定为自己的身体，或将自己的身体错误地认定为他人的身体的状态，而发生误认的他人主要是医疗人员或家人，他们可能存在于那个场景中）。

16 相关疾病

- 它与肢体瘫痪不同，后者除了对瘫痪肢体的身体拥有感受损外，还会出现妄想或谎言（错误归属），认为瘫痪肢体属于他人。
- 运动瘫痪必不可少，位置感障碍被认为对感觉障碍非常重要[84]。而AHP与USN也是常见的并发症。

17 病灶、机制

- 该病的病灶范围很广，包括额叶、颞叶与顶叶区域，但具体的表现机制尚不明确。
- 有人指出后部视觉联合皮质[85]和内侧额叶是重要的病灶，有报告称，除这些病灶外，眶额区严重受损时也会出现躯体妄想症[86]。
- 据推测，身体拥有感可能是自下而上的信息处理和多感官整合过程，与自上而下的信念、预测和显著性监测等方面的综合结果。

18 评估

- Feinberg[86,87]等提出的方法，是评估身体失认症的典型方法，如下所示。

（1）测试者将非瘫痪手（右手），从与患者病灶同侧的空间（右侧）举起，呈现给患者，并询问：“这是什么？”

→如果患者能以非瘫痪手正确回答并理解任务，则进入下一个提问。

（2）测试者支撑瘫痪侧的肘部（左肘）并展示给患者，使瘫痪的前臂（左前臂）位于患者的右侧。然后问：“这是什么？”

→如果患者无法辨认出瘫痪手（左上肢）是自己的，则视为躯体失认症。

*此时，如果观察到妄想或谎言，则怀疑患有躯体妄想症。

- 关于躯体妄想症的评估：

  （1）这是什么？

  （2）这是谁的手/脚？

  （3）您的手在哪里？

  （4）为什么别人的手/脚会出现这里？

  将按照以上程序进行评估。

19 应对措施

- 与包括环境调整在内的多个专业共享信息非常重要，因为对瘫痪肢体的管理不当，可能是导致肩部疼痛或水肿恶化的原因。使用口头提示和程序的管理，实施起来很容易。
- 在临床实践中，有时会使用“肢体意识减退/障碍”这一术语，但辨别躯体空间忽略症与AHP，更容易理解受试者的特征。
- 由于它通常出现在急性期并在早期就得到改善，因此在对USN进行干预之前，进行干预可能效果会更好，因为这可能会导致患者在识别肢体功能和归属感方面遭遇困难。
- 据报告，使用镜子和振动进行干预是有效的。
- 有报告称，在躯体性截瘫病例中，即使患者从第一人称视角看有症状，但从镜子中（第三人称视角）看到瘫痪肢体时，症状会有所改善[88]，而且使用镜子与振动进行干预[89]也非常有效，这可能为干预提供了线索。

文献

[1] 「Clinical Neuropsychology, 3rd Edition」(Heilman KM & Valenstein E, eds), Oxford University Press, 1993.

[2] Beis JM, et al：Right spatial neglect after left hemisphere stroke: qualitative and quantitative study. Neurology, 63：1600–1605, 2004.

[3] Vallar G：The methodological foundations of human neuropsychology: Studies in brain–damaged patients. 「Handbook of Neuropsychology, 1st Edition」(Boller F, et al, eds), pp305–344, 2000.

[4] Gillen R, et al：Unilateral spatial neglect: relation to rehabilitation outcomes in patients with right hemisphere stroke. Arch Phys Med Rehabil, 86：763–767, 2005.

[5] Hamilton RH, et al：Inconsistency of performance on neglect subtype tests following acute right hemisphere stroke. J Int Neuropsychol Soc, 14：23–32, 2008.

[6] Vossel S, et al：Anosognosia, neglect, extinction and lesion site predict impairment of daily living after right–hemispheric stroke. Cortex, 49：1782–1789, 2013.

[7] Azouvi P：Functional Consequences and Awareness of Unilateral Neglect: Study of an Evaluation Scale. Neuropsychological Rehabilitation, 6：133–150, 1996.

[8] Chen P & Toglia J：Online and offline awareness deficits: Anosognosia for spatial neglect. Rehabil Psychol, 64：50–64, 2019.

[9] Toglia J & Kirk U：Understanding awareness deficits following brain injury. NeuroRehabilitation, 15：57–70, 2000.

[10] Guariglia C & Antonucci G：Personal and extrapersonal space: a case of neglect dissociation. Neuropsychologia, 30：1001–1009, 1992.

[11] Bisiach E, et al：Unilateral neglect: personal and extra–personal. Neuropsychologia, 24：759–767, 1986.

[12] Saevarsson S, et al：Neglected premotor neglect. Front Hum Neurosci, 8：778, 2014.

[13] Buxbaum LJ, et al：Hemispatial neglect: Subtypes, neuroanatomy, and disability. Neurology, 62：749–756, 2004.

[14] Nijboer TC, et al：Functional assessment of region–specific neglect: are there differential behavioural consequences of peripersonal versus extrapersonal neglect? Behav Neurol, 2014：526407, 2014.

[15] Verdon V, et al：Neuroanatomy of hemispatial neglect and its functional components: a study using voxel–based lesion–symptom mapping. Brain, 133：880–894, 2010.

[16] Rowe F, et al：Visual impairment following stroke: do stroke patients require vision assessment? Age Ageing, 38：188–193, 2009.
[17] Kerkhoff G：Restorative and compensatory therapy approaches in cerebral blindness–a review. Restor Neurol Neurosci, 15：255–271, 1999.
[18] Jones SA & Shinton RA：Improving outcome in stroke patients with visual problems. Age Ageing, 35：560–565, 2006.
[19] Halligan PW, et al：Do visual field deficits exacerbate visuo–spatial neglect? J Neurol Neurosurg Psychiatry, 53：487–491, 1990.
[20] Bolognini N, et al：Visual search improvement in hemianopic patients after audio–visual stimulation. Brain, 128：2830–2842, 2005.
[21] Bowers AR, et al：Community–based trial of a peripheral prism visual field expansion device for hemianopia. Arch Ophthalmol, 126：657–664, 2008.
[22] Raemaekers M, et al：Effects of vision restoration training on early visual cortex in patients with cerebral blindness investigated with functional magnetic resonance imaging. J Neurophysiol, 105：872–882, 2011.
[23] 「Applied Neuropsychology of Attention, Theory, Diagnosis and Rehabilitation」（Zomeren AH van, et al, eds）, Psychology Press, 2002.
[24] Samuelsson H, et al：Nonlateralized attentional deficits: an important component behind persisting visuospatial neglect? J Clin Exp Neuropsychol, 20：73–88, 1998.
[25] Malhotra P, et al：Role of right posterior parietal cortex in maintaining attention to spatial locations over time. Brain, 132：645–660, 2009.
[26] Karnath HO：Deficits of attention in acute and recovered visual hemi–neglect. Neuropsychologia, 26：27–43, 1988.
[27] Takamura Y, et al：Interaction between spatial neglect and attention deficit in patients with right hemisphere damage. Cortex, 141：331–346, 2021.
[28] Husain M, et al：Impaired spatial working memory across saccades contributes to abnormal search in parietal neglect. Brain, 124：941–952, 2001.
[29] Shulman GL, et al：Right hemisphere dominance during spatial selective attention and target detection occurs outside the dorsal frontoparietal network. J Neurosci, 30：3640–3651, 2010.
[30] Fink GR, et al：Line bisection judgments implicate right parietal cortex and cerebellum as assessed by fMRI. Neurology, 54：1324–1331, 2000.
[31] Thiebaut de Schotten M, et al：Damage to white matter pathways in subacute and chronic spatial neglect: a group study and 2 single–case studies with complete virtual "in vivo" tractography dissection. Cereb Cortex, 24：691–706, 2014.
[32] Thiebaut de Schotten M, et al：A lateralized brain network for visuospatial attention. Nat Neurosci, 14：1245–1246, 2011.
[33] Urbanski M, et al：Brain networks of spatial awareness: evidence from diffusion tensor imaging tractography. J Neurol Neurosurg Psychiatry, 79：598–601, 2008.
[34] Lunven M, et al：White matter lesional predictors of chronic visual neglect: a longitudinal study. Brain, 138：746–760, 2015.
[35] Driver J & Mattingley JB：Parietal neglect and visual awareness. Nat Neurosci, 1：17–22, 1998.
[36] Thiebaut de Schotten M, et al：Direct evidence for a parietal–frontal pathway subserving spatial awareness in humans. Science, 309：2226–2228, 2005.
[37] Bartolomeo P, et al：Left unilateral neglect as a disconnection syndrome. Cereb Cortex, 17：2479–2490, 2007.
[38] Mesulam MM：Spatial attention and neglect: parietal, frontal and cingulate contributions to the mental representation and attentional targeting of salient extrapersonal events. Philos Trans R Soc Lond B Biol Sci, 354：1325–1346, 1999.
[39] Doricchi F, et al：White matter（dis）connections and gray matter（dys）functions in visual neglect: gaining insights into the brain networks of spatial awareness. Cortex, 44：983–995, 2008.
[40] Corbetta M & Shulman GL：Control of goal–directed and stimulus–driven attention in the brain. Nat Rev Neurosci, 3：201–215, 2002.
[41] Corbetta M & Shulman GL：Spatial neglect and attention networks. Annu Rev Neurosci, 34：569–599, 2011.
[42] Vossel S, et al：Dorsal and ventral attention systems: distinct neural circuits but collaborative roles. Neuroscientist, 20：150–159, 2014.
[43] He BJ, et al：Breakdown of functional connectivity in frontoparietal networks underlies behavioral deficits in spatial neglect. Neuron, 53：905–918, 2007.
[44] Mesulam MM：A cortical network for directed attention and unilateral neglect. Ann Neurol, 10：309–325, 1981.
[45] Kinsbourne M：Mechanisms of Unilateral Neglect. Advances in Psychology, 45：69–86, 1987.
[46] Azouvi P, et al：Behavioral assessment of unilateral neglect: study of the psychometric properties of the Catherine Bergego Scale. Arch Phys Med Rehabil, 84：51–57, 2003.
[47] Chen P, et al：Kessler Foundation Neglect Assessment Process uniquely measures spatial neglect during activities of daily living. Arch Phys Med Rehabil, 96：869–876.e1, 2015.
[48] Halligan PW, et al：Visuospatial neglect: underlying factors and test sensitivity. Lancet, 2：908–911, 1989.
[49] Azouvi P, et al：Sensitivity of clinical and behavioural tests of spatial neglect after right hemisphere stroke. J Neurol Neurosurg Psychiatry, 73：160–166, 2002.
[50] Nys GM, et al：Neuropsychological and neuroanatomical correlates of perseverative responses in subacute stroke. Brain, 129：2148–2157, 2006.
[51] Mark VW, et al：Hemispatial neglect affected by non–neglected stimuli. Neurology, 38：1207–1211, 1988.
[52] Gainotti G & Ciaraffa F：Is 'object–centred neglect' a homogeneous entity? Brain Cogn, 81：18–23, 2013.
[53] Ota H, et al：Dissociation of body–centered and stimulus–centered representations in unilateral neglect. Neurology, 57：2064–2069, 2001.
[54] Cox JA & Aimola Davies AM：Keeping an eye on visual search patterns in visuospatial neglect: A systematic review.

Neuropsychologia, 146：107547, 2020.
[55] Ohmatsu S, et al：Visual search pattern during free viewing of horizontally flipped images in patients with unilateral spatial neglect. Cortex, 113：83–95, 2019.
[56] Tham K, et al：The discovery of disability: a phenomenological study of unilateral neglect. Am J Occup Ther, 54：398–406, 2000.
[57] Hasegawa C, et al：Discrepancy in unilateral spatial neglect between daily living and neuropsychological test situations: a single case study. Neurocase, 17：518–526, 2011.
[58] Pflugshaupt T, et al：Residual oculomotor and exploratory deficits in patients with recovered hemineglect. Neuropsychologia, 42：1203–1211, 2004.
[59] Takamura Y, et al：Intentional gaze shift to neglected space: a compensatory strategy during recovery after unilateral spatial neglect. Brain, 139：2970–2982, 2016.
[60] McIntosh RD, et al：Improving the clinical diagnosis of personal neglect: a reformulated comb and razor test. Cortex, 36：289–292, 2000.
[61] Cocchini G, et al：Explicit and implicit anosognosia or upper limb motor impairment. Neuropsychologia, 48：1489–1494, 2010.
[62] Cocchini G & Beschin N：The Fluff test: Improved scoring system to account for different degrees of contralesional and ipsilesional personal neglect in brain damaged patients. Neuropsychol Rehabil, 32：69–83, 2022.
[63] Winstein CJ, et al：Guidelines for Adult Stroke Rehabilitation and Recovery: A Guideline for Healthcare Professionals From the American Heart Association/American Stroke Association. Stroke, 47：e98–e169, 2016.
[64] 「脳卒中治療ガイドライン2021」（日本脳卒中学会 脳卒中ガイドライン委員会/編），協和企画，2021.
[65] Mizuno K, et al：Prism adaptation therapy enhances rehabilitation of stroke patients with unilateral spatial neglect: a randomized, controlled trial. Neurorehabil Neural Repair, 25：711–720, 2011.
[66] Chen P, et al：Impacts of Prism Adaptation Treatment on Spatial Neglect and Rehabilitation Outcome: Dosage Matters. Neurorehabil Neural Repair, 36：500–513, 2022.
[67] Gossmann A, et al：Prism adaptation improves ego–centered but not allocentric neglect in early rehabilitation patients. Neurorehabil Neural Repair, 27：534–541, 2013.
[68] Corbetta M, et al：The reorienting system of the human brain: from environment to theory of mind. Neuron, 58：306–324, 2008.
[69] Babinski J：Contribution a l' etude des troubles mentaux dans l' hemiplegie organique cerebrale（anosognosie）. Revue Neurologique, 27：845–848, 1914.
[70] Cocchini G, et al：Anosognosia for motor impairment following left brain damage. Neuropsychology, 23：223–230, 2009.
[71] Vocat R, et al：Anosognosia for hemiplegia: a clinical–anatomical prospective study. Brain, 133：3578–3597, 2010.
[72] Turnbull OH, et al：Negative emotions and anosognosia. Cortex, 41：67–75, 2005.
[73] Gainotti G：Unconscious processing of emotions and the right hemisphere. Neuropsychologia, 50：205–218, 2012.
[74] Bisiach E, et al：Unawareness of disease following lesions of the right hemisphere: anosognosia for hemiplegia and anosognosia for hemianopia. Neuropsychologia, 24：471–482, 1986.
[75] Moro V, et al：The Motor Unawareness Assessment（MUNA）: A new tool for the assessment of Anosognosia for hemiplegia. J Clin Exp Neuropsychol, 43：91–104, 2021.
[76] Pacella V, et al：Anosognosia for hemiplegia as a tripartite disconnection syndrome. Elife, 8：doi:10.7554/eLife.46075, 2019.
[77] Craig AD：How do you feel--now? The anterior insula and human awareness. Nat Rev Neurosci, 10：59–70, 2009.
[78] Besharati S, et al：The affective modulation of motor awareness in anosognosia for hemiplegia: behavioural and lesion evidence. Cortex, 61：127–140, 2014.
[79] Garbarini F, et al：'Moving' a paralysed hand: bimanual coupling effect in patients with anosognosia for hemiplegia. Brain, 135：1486–1497, 2012.
[80] Moro V, et al：Error–based training and emergent awareness in anosognosia for hemiplegia. Neuropsychol Rehabil, 25：593–616, 2015.
[81] Besharati S, et al：Another perspective on anosognosia: Self–observation in video replay improves motor awareness. Neuropsychol Rehabil, 25：319–352, 2015.
[82] Jenkinson PM, et al：Definition: Asomatognosia. Cortex, 101：300–301, 2018.
[83] 石合純夫：無視症候群・外界と身体の処理に関わる空間性障害.「高次脳機能障害学 第3版」（石合純夫/著），p186，医歯薬出版，2022.
[84] Vallar G & Ronchi R：Somatoparaphrenia: a body delusion. A review of the neuropsychological literature. Exp Brain Res, 192：533–551, 2009.
[85] Baier B & Karnath HO：Tight link between our sense of limb ownership and self–awareness of actions. Stroke, 39：486–488, 2008.
[86] Feinberg TE, et al：The neuroanatomy of asomatognosia and somatoparaphrenia. J Neurol Neurosurg Psychiatry, 81：276–281, 2010.
[87] Feinberg TE, et al：Verbal asomatognosia. Neurology, 40：1391–1394, 1990.
[88] Fotopoulou A, et al：Implicit awareness in anosognosia for hemiplegia: unconscious interference without conscious re–representation. Brain, 133：3564–3577, 2010.
[89] 中島音衣麻，他：振動刺激およびミラーセラピーの併用療法により身体パラフレニアの改善を認めた一例．作業療法，38：205–212，2019.

7 失认症

学习目标

- 能够解释何为失认症
- 能够解释针对失认症的评估与应对措施

1 定义、分类与症状

- 失认症是指尽管感觉功能、意识功能与认知功能等基本能力保持完好，但通过某一感觉无法认知对象的障碍，表现为无法识别物品、面孔、文字等目标的症状。因此，如果能从其他感官模式获得信息，就会让认知成为可能。
- 迄今为止，与视觉、听觉和触觉有关的症状已有报道，本节将对与感觉模式相关的症状和与身体有关的症状，进行分类和解释。

1）与感觉相关的失认症及其症状

1 视觉失认症

- 视觉障碍是一种仅限于视觉模式的症状，是一种**无法通过视觉信息识别物体**，但如果从不同的感觉模式输入有关物体的信息，则可以立即识别物体的症状。当然，前提是患者没有受到其他因素影响，如感觉障碍、意识障碍、失语症或认知症。
- 例如，即使提示这是眼镜，患者仍无法回答，但通过触摸眼镜，对方却能够判断这是眼镜。另外，也可以通过输入诸如工具的声音等听觉信息，来实现识别。
- 这种视觉失认症，首先由Lissauer[1]归纳成体系，分为感知型与联想型。
- 根据受损处理过程的不同，视觉失认症可分为以下3种类型（表1）。

A. 感知型视觉失认症。

- **在接收了视觉信息的状态下，却未被感知的状态中**，无法理解目标物品的形状与颜色，因此也无法进行图形或绘画的复制，甚至无法勾勒出局部形状。
- 通过触觉与听觉，可以立即辨认出这是何物。
- 这是最严重的视觉障碍类型，被认为是病症早期处理过程中产生的紊乱。

B. 整合型视觉失认症。

- 是指视觉对象的部分形式可以辨认，**但不能作为一个连贯的整体被辨识的状态**。
- 目标物可以复制，但复制结果是片段式的，需要时间才能完成。与感知型一样，

表1　按照视觉失认分类划分的特征

	感知型	整合型	联想型
物体命名法	×	×	×
指点	×	×	×
辨别分类	×	×	×
复制	×	△	○
色觉	△	△	△
外貌	×	×	△
风景	×	×	△
文字	×	×	△

×表示通常很困难。△表示也许可以。○表示常常可以。
参考文献[2]编写。

触觉和听觉可以用来立即识别物体为何物。

- 感知型通常被联想型所取代。

C. **联想型视觉失认症。**

- 可以识别和复制目标物的形状和颜色。然而，**却处于无法识别目标物为何物的状态**。在Lissauer看来，这是知觉内容与其他表象整合的障碍。之所以能辨识出目标物却无法辨识出它为何物，是因为无法与该目标物相关的知识（记忆）联系起来。
- 与感知型和整合型一样，联想型也可以通过触觉和听觉立即辨识出目标物。

2 相貌失认症

- 患者即使见到患病前就认识的人也无法认出，**并且很难判断是否认识对方**。此外，该症状的一个显著特征，是在发病后，无法记住所遇之人的面孔。不过，有时也可以通过听声音，或以发型或衣着为线索认出对方。
- 此外，许多患者在识别面部构成要素如眼、鼻、口等以及整体特征方面，表现出良好的认知，能够理解表情、分辨性别与年龄等情形。因此，并非每次都认不出对方是谁。

3 街景失认症

- 在街上或家中走动时，不知道该往哪走，**并迷路**。本该了若指掌的地方和风景，患者会变得迷失。
- 这并不是一种找不到路的方向性障碍，而是一种无法辨别建筑物、风景等外观而导致的症状，是一种对风景的视觉失认症。
- 街景失认症很少单独出现，往往与其他症状伴随出现。
- 而患者的症状也多种多样，通常能够毫不犹豫地描述建筑物和风景，即使迷路，也能借助听觉信息等线索，不知不觉地到达目的地。

4 视觉失语症

- 就无法给视觉呈现的对象命名这一点而言，它与联想型视觉失认症相似，但可以用非语言的方式，解释对象的使用方法，并且也能进行分类。换言之，该症状的特征是，患者能够通过视觉识别某事物的含义，**但只是名称说不出口**。

- 患者能够看到和辨认物体，但无法说出物体名称或口头解释其含义或用途。
- 不过，他们能够通过听觉与触觉等其他方式，说出物体的名称，这有别于找词障碍等失语症状。

5 听觉失认症

- 在该病态中，尽管患者的听力得以保留，**但周围的声音与音乐听起来像噪声，无法理解**。
- 患者无法辨别电话铃声或汽车声响等环境噪声，但听觉语言理解与复述能力仍然得以保留。

参见●1 →第2章-4 1 第88页

- 此外，那些对语言听觉信息表现出失认症的人，被认为患有单纯性语聋●1。
- 听觉失认症涉及对被选择性干扰的听觉信息，并被归类为**环境音失认症**与**感觉性音乐聋**。

6 触觉失认症

- 触觉失认症是指虽然触觉、痛觉、温度觉、振动觉、运动觉、位置觉与两点辨别觉保持正常，但却无法通过触觉感知物体的状态。其特征是，**即使躯体感觉系统没有受损，也无法通过触觉识别物体**。
- 这被认为是手部的特征，而在身体的其他部位尚未发现。
- 在没有视觉信息的状态下，用手触摸物体是无法识别的。例如，正常人可以把手伸进口袋并立即辨别出里面有什么，但触觉失认症患者却无法通过触摸，说出硬币或钥匙的名称或用途。

2）与身体相关的失认症及其症状

- 与失认症最初的概念不同，它并不是一种特定意义上的障碍，而是被定义为一种无法正确感知自己身体的症状。
- 有别于上述与感觉相关的认知障碍，这种对自己身体的感知障碍，不会立即被其他感觉输入所激活。
- 在本节，笔者将分别解释双侧性失认症，即在身体双侧同样发生的失认症，以及仅发生在身体一侧（病灶的对侧）的半侧性失认症。

1 身体失认症

- 身体失认症是对自己身体的感知异常，可分为半侧身体失认症与双侧身体失认症。
- **半侧身体失认症**包括身体一侧表现得好像不存在的情形，与患者诉说单侧身体存在丧失感、畸形感以及不属于自己身体的异物感的情形。以下列举了一些身体失认症的病例。

A. 身体部位失认症。

- 这是对身体各部位的认知出现障碍的状态。患者无法听从指令，指认自己的身体部位。此外，患者还会表现出无法指认自己身体部位以及他人身体各个部分的症状。

- 即使能够说出该部位的名称，患者也可能无法指向自己身体的相同部位，而是指向他人的身体部位，或者无法用自己的身体指向与图示相同的身体部位。
- **自我身体部位失认症**，其特征是呈现双侧性质症状，而与身体的左右无关。

B. **半侧身体失认症。**

- 受损的病灶导致对身体对侧的认知受损，而其症状通常通过语言而非观察来确认。

参见●2
→第2章-6 1
第116页

- 常被当作与半侧空间忽略症相关的忽略综合征来讨论[2]。
- 例如，在对瘫痪的左上（下）肢提问时，患者可能会表达出“它不属于自己”这种非归属感。虽然这种说法本身很少成为大问题，但患者可能会展现出对瘫痪肢体的存在毫无意识的行为，比如将瘫痪的上肢放置在不自然或危险的位置，或者在穿衣时不让瘫痪的上肢穿过袖子，这些都表明了对自己身体的归属感的丧失。
- 此外，重症患者还会出现妄想认识自己的半侧身体、归属他人化、拟人化等几种症状。它们统称为**半身妄想症**。
- **归属他人化**，是指患者对自己瘫痪的肢体，感到像是别人的手一样的症状，而**拟人化**，则是指患者给瘫痪的肢体命名并称呼它。这种症状通常与病理性失语症有关。

2 疾病失认症[3]

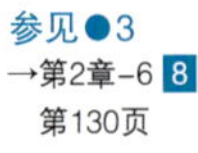
参见●3
→第2章-6 8
第130页

- **这是患者意识不到偏瘫，即使指出也不承认的症状**。该症状由Babinski于1914年命名，当被问及瘫痪的肢体时，患者往往会给出“没问题”或“动起来一切正常”之类的回答。
- 该症状常见于因右半球损伤而导致左侧偏瘫的患者，且由于常伴有半侧空间忽略症，因此可被视为忽略综合征。而大多数承认症状的患者，均为左侧偏瘫。
- 其病态在疾病的早期急性期较为常见，但通常会随着时间的推移而自然消失。
- 一旦出现这种症状，患者对偏瘫意识不强，因此无法积极参与包括职业治疗在内的整体康复，难以解决问题，日常生活能力预后往往较差。

2 相关脑功能及病变部位

1）与感觉相关的失认症

1 视觉失认症

A. **知觉型视觉失认症。**

- 知觉性视觉失认症是指患者无法判断目标物为何物，被认为是由于认知所需的、与形状有关的视觉信息处理发生障碍所致。
- 这对应于视觉信息处理的**腹侧通路**，并且人们认为这些通路之一正在发生疾病（图1）。
- 然而，很难确定腹侧通路的哪一部分受影响最大，因为它实际上是由双侧大脑半球的广泛损伤引起的，如一氧化碳中毒或缺氧性脑病。

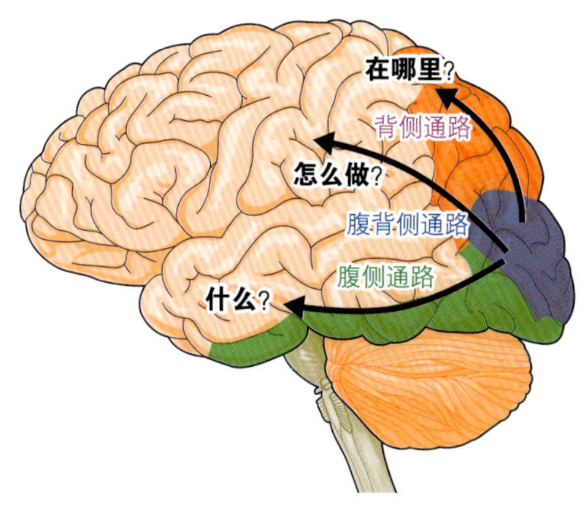

图1　视觉感知的信息处理通路

B. **整合型视觉失认症。**

- 在呈现出整合型视觉失认症的已报告病例中，左半球一侧损伤或双侧半球损伤很常见，而右半球一侧发生损伤的情形则极为罕见。
- 因此，这可能意味着左半球主要负责处理来自局部形状的信息，将它们识别为一个连贯的整体。
- **左侧梭状回**参与视觉信息处理的腹侧通路，当责任区受限时，它被认为很重要（图2）。

C. **联想型视觉失认症。**

- 联想视觉失认症的常见病灶是**左半球的舌回**、**梭状回**与**颞下回**，包括整合型的常见区域（图2）。
- 根据平山[3]的研究，舌回与梭状回的后部区域未受损，可能导致它们形成一种联想型，这也许说明除舌回与梭状回的后部区域之外的部位，可能存在将目标物的形状与知识相一致的功能。

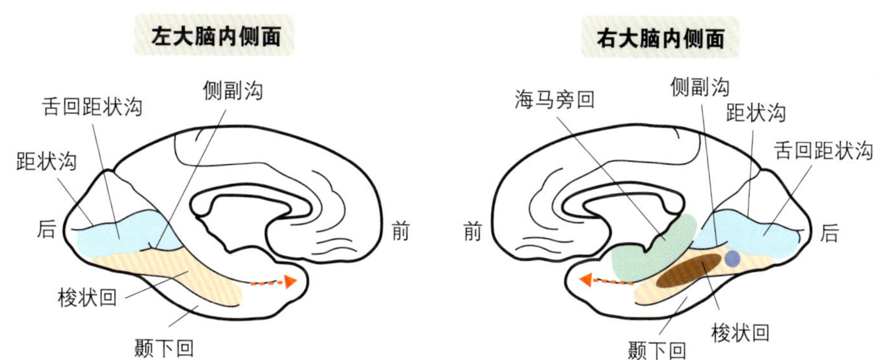

图2　与视觉感知所相关的脑区域
参考文献[3]编写。

2 相貌失认症

- **颞叶内侧的梭状回**被认为是责任病灶，双侧病变较为常见，但也可能观察到右侧病变（图2）。
- 仅发生在左侧病变的情形很少见，面部认知所需的功能，可能主要存在于右半球。然而，除非病变仅限于梭状回，否则不太可能只出现前视失明，但如果邻近的**海马旁回**受损，导致街景失认症，或如果视觉皮层也受到影响，则可能出现视觉失认症。

3 街景失认症

- 责任病灶被认为位于**海马旁回**，通常半侧位于右侧，对风景的认知被认为依赖于右半球（图2）。
- 此外，与相貌失认症一样，可能会发生其他疾病，除非相关病变很接近，并且病灶局限于海马旁回。

4 视觉失语症

- 当病灶位于**左枕颞叶腹侧**时发生，也可发生在左侧一方。
- 然而，它可能与联想型视觉失认症或视觉失语症相关。这被认为是左半球具有较高的语义记忆能力所致。

5 听觉失认症

- 与语言相关的听觉信息，涉及**颞上回的后半部**。
- 未到达Wernicke区的病灶，与听觉失认症相关，而包括Wernicke区的病灶，则与Wernicke失语症与其他语言相关症状相关。

6 触觉失认症

- 据认为，这可能是由左半球或右半球**角回深处**的病变引起的。它被认为是由于感觉联想皮质与颞叶记忆中枢之间的连接断开，或由于触觉等与记忆有关的区域受损所致。
- 也有报告称，**继发性躯体感觉皮层的病灶**也可能导致这种症状[4]。

2）与身体相关的失认症

1 身体失认症

- 据报告，半侧身体失认症发生在**右半球的顶叶与颞叶**，更有可能发生在包括额叶在内广泛的障碍。
- 还有报告指出，**岛叶部**（图3）是一个重要区域[3]，但尚未得出足够的结论。
- 也有报告称，其发生于**内侧额叶病灶**[3,5]。

2 疾病失认症

- 据报告，与身体失认症一样，它通常是由右半球的广泛病灶引起的[4]。
- 尽管特别指出是由**运动前区皮质**与**视觉联合皮质**的病灶引起的，但并非一定如此，损伤范围被认为是重要的。

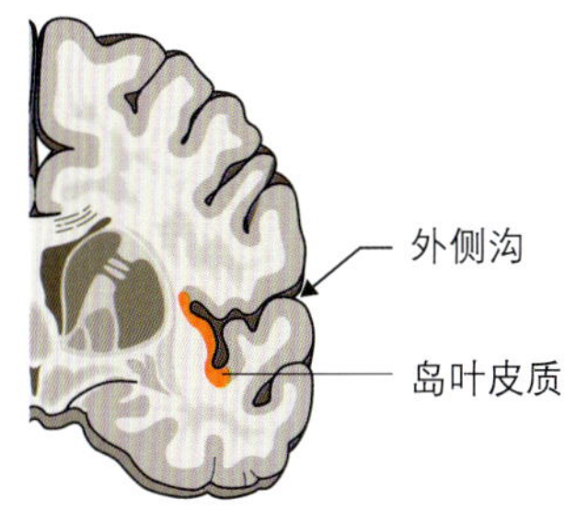

图3　与视觉感知相关的脑区（冠状平面）

- 此外，也有报告称，由**扣带回**与**颞叶内侧部**、**基底节**等病灶引起，但症状持续到急性期或之后的哪个时期，取决于损伤的具体位置。

3 评估

1）评估程序

- 在评估高级脑功能障碍时，首先要确定大致的问题，并通过筛查测试，**在一定程度上预测问题障碍的类型，是其基本原则**。
- 在对失认症进行评估时，还必须针对每种感觉功能，进行全面评估。
- 在确定每种感觉功能是否或在多大程度上受到影响后，下一步是确认脑成像结果，是否与障碍的近似图像和受影响的脑区一致，并明确发生障碍的依据。
- 在失认症中，障碍的表现因通过视觉、听觉、体感等感觉功能的方式而异，呈现出多样化的状况。与认知相关的通路有多种，尤其是视觉功能，想象一下哪条通路受损就更容易理解了（图1）。
- 然而，虽然利用脑图像预测神经系统疾病非常重要，但作为康复专业人员，有必要仔细确认日常生活与测试情景中的问题。每种障碍的主要评估方法，如下所示。

2）评估方法

1 视觉失认症

- 提前评估视野障碍。还应使用文字以外的指标来测量视力。然后，应对视觉失认症的对象进行评估。

A. 物品、图片的称呼。

- 向对方展示真实的物体、照片、图表等，并要求他们回答这是什么。物体以易于理解的角度呈现。另外，请对方回答其预期用途。
- 物品则使用铅笔等文具与其他日常生活中常用的东西。
- 如果无法称呼或判断，可以让其亲自触摸，如果能立即理解，则可能怀疑**视觉失认症**。此外，还可以利用发出声音等听觉刺激的物品等，利用其他感官信息进行测试。如果通过其他感觉输入也不能称呼，则存在**失语症的可能性**。

B. 复制物品、图形与图片。

- 复制能力用于判断患者是否具有视觉认知能力。
- 如果能够复制，则证明其能够感知视觉信息；如果不能复制，则可判断为**感知型视觉失语症**。
- 模仿是否为片段性或局部性，是整合型还是联想型，也可以从其整体性来判断。
- 评估范围包括从简单的复制到使用复杂的图形等各种情形（图4）。

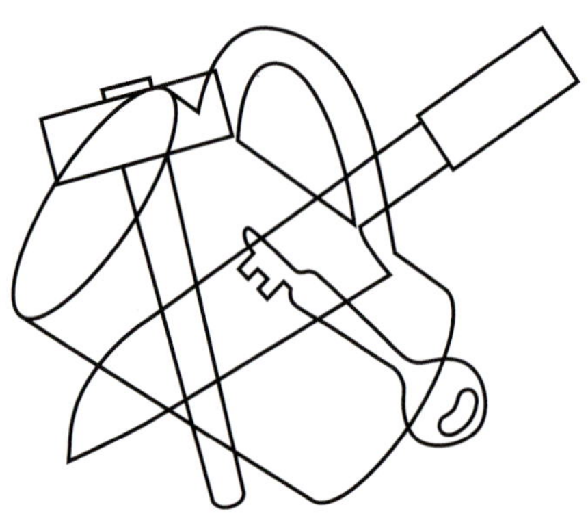

图4　**复杂图例**

摘自文献[6]。

C. 文字识别。

- 文字对平假名和汉字分别进行评估。评估是否能书写与阅读文字。再确认是否能自行书写，读出看书所写的文字。
- 有时可以通过用手指描画文字来识别；在这种情形下，识别是基于体感信息的，并且存在**单纯性失读症**的可能性。
- 单纯性阅读障碍通常与视觉失认症相关，因此应进行评估。

2 相貌失认症

- 向患者展示家人、熟人、艺人与运动员等名人的照片，并要求他们说出其名字。
- 如果患者能正确回答出与人物相关的属性，即使他们不能说出人物的名字，也可以认为他们能够辨认出人脸。
- 相貌失认症，可以通过听此人的声音或穿着有特色的衣服来识别。
- 在展示此人时，只需将此人的照片与名人和家庭成员的照片混在一起即可。

3 街景失认症

- 即使向患者展示本该了若指掌的地方和风景，患者也会变得无法判断。
- 即使住院，患者也不知道自己的病房或住院部楼号，记不住自己身处何方，因此可以通过观察日常生活场景来评估。
- 患者不一定会失去方向性，却无法正确辨认建筑物与风景。

4 视觉失语症

- 症状主要是无法看清和叫出名字，可能无法用语言直截了当地解释物体的用途。
- 如果患者无法做出回答，但能用手势解释，则可判断为语言输入与输出受限的视觉失语症，但也需要注意可能存在失用症的情形。

5 听觉失认症

- 对于听觉失认症，患者会被蒙上眼睛以阻断视觉信息，从而评估其是否能感知听觉信息。
- 要求受试者对警报器与噪音等环境声音以及电话和闹钟等日常物品的声音做出回答。
- 如果患者在获得视觉信息的提示时，能够立即做出判断，则患有听觉失认症的可能性较高。

6 触觉失认症

- 触觉失认症与听觉失认症类似，需要评估触觉信息是否能够被认知。为此，可以通过在遮挡视觉信息的情形下进行测试，如使用眼罩等方式。
- 要求患者在蒙住眼睛的情形下，触摸或握住某个物品，并指出该物品是什么。

3）与身体相关的失认症

1 身体失认症

- 在视觉上显示与病灶部位相对的手，要求患者回答这是谁的手。如果回答不是自己的手，则追问这是谁的手。
- 如果回答是别人的手，则有可能是**身体妄想症**。
- 如果展示身体的部位，而受试者无法称呼或自己指示该部位，可能存在身体部位失认症的可能性。

2 疾病失认症

- 评估患者能否对病态做出正确回答。例如，如果患者能自发回答有关偏瘫的现状问题，则疾病失认症的可能性不大。如果回答与事实不符，而且患者自我感觉根本没有出现瘫痪，则怀疑是**疾病失认症**。
- 此外，虽然疾病失认症的症状在急性期很明显，但通常会随着时间的推移而改善，因此严重程度因患者而异。因此，应评估与实际症状的偏离程度。
- 障碍越严重，越不容易被认定为运动瘫痪。

4）标准测试与日常生活评估

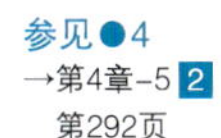
参见●4
→第4章-5 2
第292页

- 除了对到目前为止所述的筛查检测的各种症状进行评估外，还有将失认症的评估整合为标准尺度的**标准高级视觉感知测试**［Visual Perception Test for Agnosia，VPTA（日本高级脑功能障碍学会）］。为了评估症状的细节及其严重程度，应进行标准高级视觉感知测试。具体内容，请参见测试本身●4。
- 此外，在日常生活情景中，观察实际生活情景，并进行评估，以确定哪些行动过程导致了障碍，以及什么样的感觉信息产生了影响。失认症中的视觉失认症，主要由枕叶病灶引起，往往没有偏瘫等明显症状。因此，虽然乍一看日常生活没有问题，但实际上却产生出种种障碍。
- 如果是严重障碍，患者在进食与做其他事情时可能需要完全的帮助。重要的是要评估可以使用哪些感觉信息，在什么条件下可以轻松识别目标物，并将其与方法联系起来。

- 此外，由于该障碍通常由多种病灶引起，而且还与失用症和失语症相关，因此有必要从不同角度对受损行为进行分析。此外，评估患者日常生活中的问题也很重要，不仅要观察患者的状况，还要从其他专业人员与家人那里获取信息。

4 应对措施

- 在失认症的病例中，患者由于某些条件的限制而无法识别目标物，因此必须了解是哪些感官信息导致了认知过程的障碍，并针对感官输入本身加以改善。
- 如果通过相关感官输入有困难，基本的方法是通过其他感官信息，来补偿性地识别物体。据报告，通过重复常规的连续动作，同时使用实际物品来实现目标物识别，可以改善日常活动能力。也有报告显示，一些病例在发病初期，就通过积极使用补偿措施，从而得到了改善。
- 不过，疾病失认症与半侧身体失认症，可能是由于患者在发病后，**对自己的处境产生了无法接受的心理反应**，而强迫患者认清处境的做法并不可取。因此，除了直接的方法外，还需要与他人和家人合作，以便更容易了解状况。在逐渐接受或理解状况的过程中，需要调整人际环境。
- 环境调整在其他认知障碍情形下也很重要，例如，在用餐场合，如果能够认知文字，那么重要的是建立一个使患者更容易识别单词的环境，例如添加菜单。

文献

[1] Lissauer H：Ein Fall von Seelenblindheit nebst einem Beitrage zur Theorie derselben. Archiv für Psychiatrie und Nervenkrankheiten, 21：222–270, 1890.

[2] 「高次脳機能作業療法学 第2版」(矢谷令子/シリーズ監修，能登真一/編)，p99，医学書院，2019.

[3] 「高次脳機能障害の理解と診察」(平山和美/編著)，中外医学社，2017.

[4] 「高次脳機能障害学 第3版」(石合純夫/著)，医歯薬出版，2022.

[5] 「対象認知・空間認知、病態理解の障害」(日本高次脳機能障害学会 教育・研修委員会/編)，新興医学出版社，2021.

[6] 「標準高次視知覚検査」(日本高次脳機能障害学会 Brain Function Test 委員会/著)，新興医学出版社，2003.

[7] Rizzolatti G & Matelli M：Two different streams form the dorsal visual system: anatomy and functions. Exp Brain Res, 153：146–157, 2003.

[8] 「神経心理学入門」(山鳥 重/著)，医学書院，1985.

[9] 大岸太一，井上桂子：視覚失認に対する視覚イメージを用いた介入の検討. 作業療法，34：198–206，2015.

[10] 「高次脳機能障害マエストロシリーズ (3) リハビリテーション評価」(鈴木孝治，他/著)，医歯薬出版，2006.

[11] 「高次脳機能障害マエストロシリーズ (4) リハビリテーション介入」(鈴木孝治，他/著)，医歯薬出版，2006.

[12] 「高次脳機能障害の作業療法」(鎌倉矩子，本田留美/著)，三輪書店，2010.

[13] Bridge H, et al：Structural and functional changes across the visual cortex of a patient with visual form agnosia. J Neurosci, 33：12779–12791, 2013.

[14] 山鳥 重：失行研究の現況. 脳と神経，38：27–33，1986.

8 失用症

学习目标

- 能够解释何为失用症
- 能够解释针对失用症的评估与应对措施

1 定义与分类

- 失用症是指无法进行有目的的运动的状态，即使识别目标物与运动所需的基本能力得以保留。如此一来，失用症就不是满足特定条件的集合，而是不满足特定条件的互补集合［基本能力得以保留（基本能力并非受损）］的定义。因此，在判断是否存在失用症时，有必要减去基本能力的影响。
- 例如，当由于意识障碍导致对目标物的认知与运动执行变得困难，或者由于运动麻痹或感觉障碍导致运动变得笨拙时，都不满足“保持物体认知和运动所需的基本能力（没有基本能力障碍）”的条件，因此不被视为失用症。
- 失用症被分为哑剧失用症、意念性运动失用症、使用失用症、意念性失用症与肢体节段运动性失用症，但不同研究者的定义各不相同。本节将根据山鳥[1]的定义与分类，来描述哑剧失用症与使用失用症。

1）哑剧失用症与使用失用症

- 哑剧失用症与使用失用症的前提，都是保持识别目标物与运动所需的基本能力。
- 哑剧失用症其定义是无法通过口头或模仿指令，做出社会常规的手势与动作[1]。哑剧失用症妨碍了使用**手势与动作进行非语言交流**。
- 另一方面，使用失用症是一种**无法使用工具的状态**[1]。使用失用症，会影响日常生活中工具的使用。此外，使用失用症有时还伴有哑剧失用症。

2）与意念性运动失用症和意念性失用症相关

- 哑剧失用症有时被称为意念性运动失用症，而使用失用症则被称为意念性失用症，然而，由于意念性运动失用症与意念性失用症的定义因研究者而异，严格来说无法将两者视为相同的概念。

2 症状

- 如图1的病例所示，哑剧失用症导致患者无法做出社会习惯的手势和动作，如“石头剪刀布”“拜拜”“招手”等。因此，在日常生活中，通过手势与动作进行交流变得困难。
- 如图2的病例所示，尽管能够解释日常生活中使用的工具的名称与用途，但却无法使用这些工具。
  - 例如，症状包括尝试使用齿朝上的梳子，或使用勺子时尝试用勺把舀起食物。

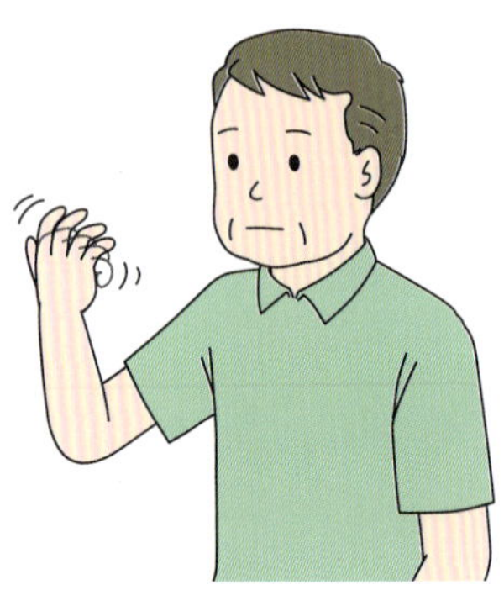

图1　哑剧失用症
患者模仿拜拜的动作，弯曲手指，手掌朝向自己。

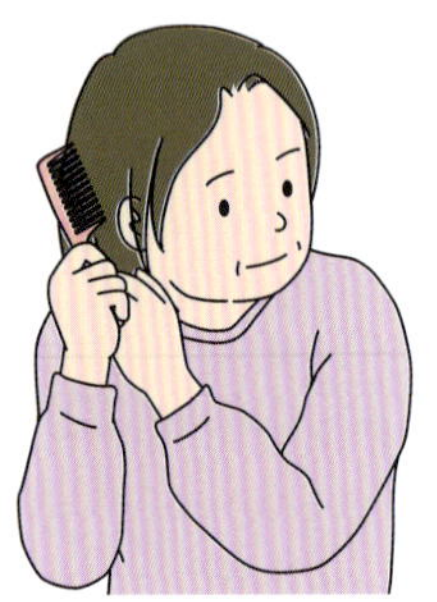

图2　使用失用症
试图用梳齿向上梳理头发。

3 相关疾病

- 脑卒中、脑外伤、认知症等都可能导致失用症。
- **脑卒中**，是指脑组织因缺血或出血而受损，分为脑梗死、脑出血、蛛网膜下腔出血等类型（图3）。
  - **脑梗死**，是脑组织因缺血而坏死。脑梗死又分为**动脉粥样硬化性脑梗死**、**心源性脑栓塞**与**腔隙性脑梗死**。
  - **脑出血**，是由于高血压、脑动脉畸形、脑动脉瘤等引起的脑实质出血。
  - **蛛网膜下腔出血**，是发生在蛛网膜下腔的出血。蛛网膜下腔出血，又分为外伤或脑出血引起的**继发性出血**和脑动脉畸形或脑动脉瘤引起的**原发性出血**。

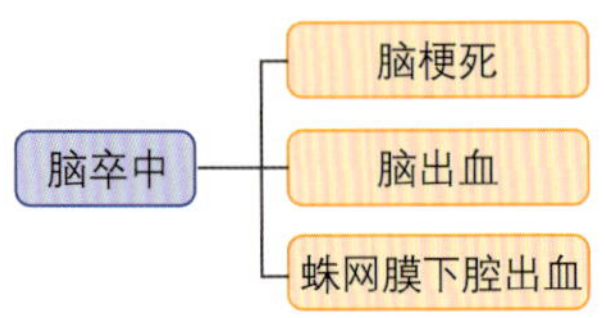

图3　脑卒中的类型

- **头部外伤**是指头部受到外力造成的颅骨与脑损伤，分为局灶性脑损伤与弥漫性脑损伤（图4）。
  - 在**局灶性脑损伤**中，当物体与静止的头部碰撞时，外力作用于局部区域，导致**颅骨骨折**、**硬膜外血肿**与**脑挫裂伤**。
  - 另一方面，在**弥漫性脑损伤**中，当头部因交通事故而产生旋转角加速度时，脑内各组织之间产生剪切力作用，引起神经纤维多处断裂，造成**弥漫性轴索损伤**、**缺氧性脑病**与**弥漫性脑肿胀**等障碍。
- **认知症**，是一种由于后天性脑损伤，导致认知功能持续恶化，并影响日常生活的疾病。它分为**阿尔茨海默病**、**血管性认知症**与**路易体认知症**等（图5）。

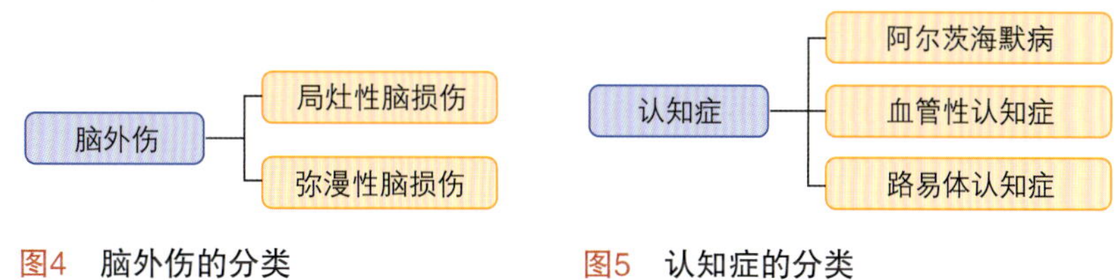

图4　脑外伤的分类　　图5　认知症的分类

4 相关脑功能与解剖

- 为了根据口头或模仿命令做出手势或使用工具，有必要处理**感觉与运动信息**。
- 失用症是由不满足特定条件的互补集来定义的［目标物识别与运动所需的基本能力得以保留（基本能力并无受损）］，因此，失用症是需要一个程序，来排除该部分的影响与对应于基本能力的运动相关的神经通路。
- 本节概述了在听到指令或看到物体后，手部动作顺序所涉及的脑功能与解剖结构。

1）听觉

- 当耳膜受到口头命令等听觉刺激而振动时，振动会传递到耳朵的听小骨和卵圆窗，卵圆窗膜的运动使耳蜗中的液体移动，引发听觉感受器细胞的反应。听觉感受器细胞（耳蜗神经）的轴突，通过脑桥中的耳蜗核、中脑下丘与丘脑内侧膝状体到达颞叶的初级听觉皮质（图6）。当听觉通路受损时，就会出现耳聋等**听力障碍**。
- 听力障碍是物体识别所需的基本能力的障碍，因此手势、动作与工具使用的障碍，不被视为失用症。

2）视觉

- 视网膜上的视杆细胞和视锥细胞，会因受到手势与工具等视觉刺激而兴奋。来自视网膜鼻侧的神经纤维，穿过视束，向内侧延伸至对侧丘脑的外侧膝状体。来自视网膜耳侧的神经纤维不会交叉，而是沿着视束外侧到达同侧视束的外侧膝状体。此外，投射到枕叶初级视觉皮质，被称为视辐射的轴突从外侧膝状体出现。

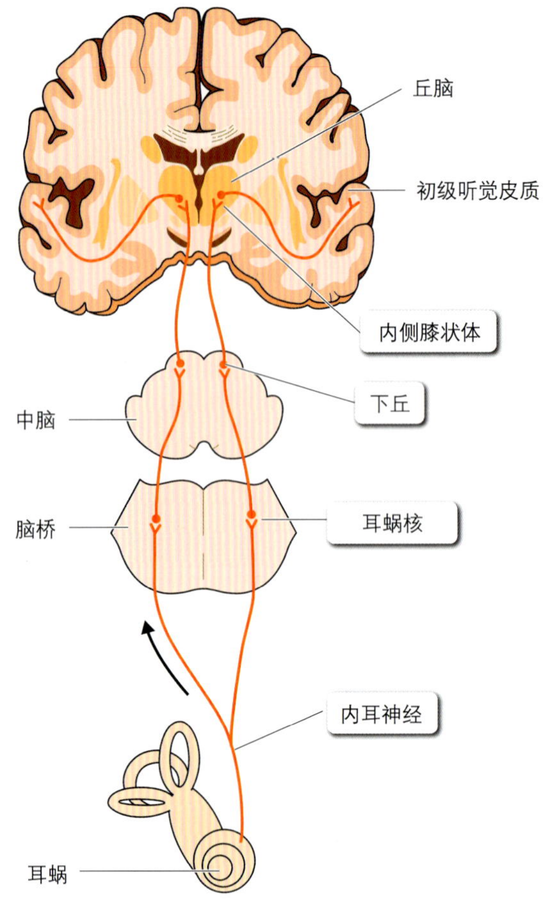

图6 听觉的中枢通路

- 如果从视束到视辐射的通路受损，受损同侧的视网膜和对侧的鼻视网膜的信号，就无法传输到初级视觉皮质，从而导致**同向性偏盲**。
- 同向性偏盲等视觉障碍，是识别目标物所需基本能力的障碍，因此，这些障碍导致的手势与使用工具的障碍，并不被视为失用症。
- 在初级视觉皮质之后，视觉处理分为背侧通路与腹侧通路这2条通路。背侧通路从初级视觉皮质延伸到顶叶，参与对移动物体和眼球运动的感知。腹侧通路从初级视觉皮质到颞叶，参与对目标物形状和颜色的感知。

3）运动

- 视觉信息被传达至初级运动皮质，并通过辐射冠、内侧皮质与脑干到达脊髓，在那里与脊髓前角支配四肢和躯干肌肉的α运动纤维发生突触（图7）。与这条通路相关的许多纤维也在延髓中交叉。因此，如果通往延髓的初级运动皮质的任何部分受损，初级运动皮质的信号就无法到达受损区域对侧的四肢与躯干骨骼肌，从而导致**运动瘫痪**。
- 运动瘫痪是运动所需的基本技能受损，因此手势与使用工具方面的障碍并不被视为运动瘫痪。

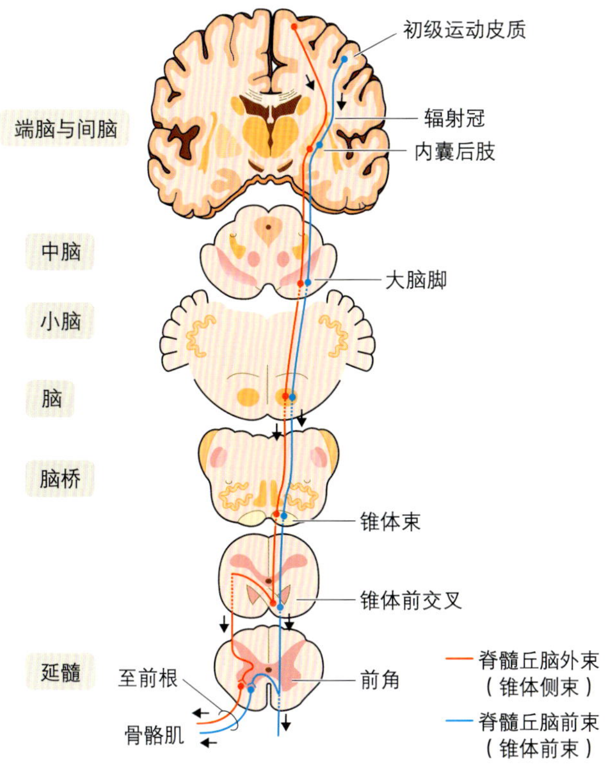

图7 皮质脊髓束

4）躯体感觉

- 手势与工具的使用，需要躯体感觉信息。皮肤上的迈斯纳小体、默克尔盘、帕西尼小体和鲁菲尼末梢中的感受器，会对与触觉和压力相关的刺激做出反应。这些感受器兴奋后产生的信号通过延髓的周围神经（即Ⅱ组纤维）传递至脊髓丘脑前束（图8）。脊髓丘脑前束在脊髓内交叉并向上穿过对侧的前索，经过丘脑最终到达初级躯体感觉皮质。
- 此外，肌梭的初级末端与次级末端，对与肌肉长度相关的刺激做出反应。初级末梢是Ⅰa组纤维，次级末梢通过被称为Ⅱ组纤维的有髓鞘周围神经上升至脊髓后索，在延髓穿过，然后通过丘脑延髓束，到达丘脑与初级躯体感觉皮质。
- 因此，如果从丘脑到初级躯体感觉皮质的脊髓丘脑前束或延髓丘脑束的任何部分受伤，处于损伤部位与反对侧的触觉压力觉与深部感觉（肌肉长度和肌张力的感觉）就会受损。
- 触觉压力觉与深部感觉障碍，是目标物识别与运动所需的基本能力的障碍，因此由其导致的手势与工具使用的障碍，并不被视为失用症。

5）与失用症相关的脑功能和解剖结构

- 如上所述，从鼓膜到初级听觉皮质、从视网膜到初级视觉皮质、从初级运动皮质到肌肉、从躯体感觉到初级体感皮质的神经通路，反映了基本的感觉与运动能力。由于听力障碍、视力障碍、运动瘫痪或这些神经通路损伤引起的躯体感觉障碍而导致

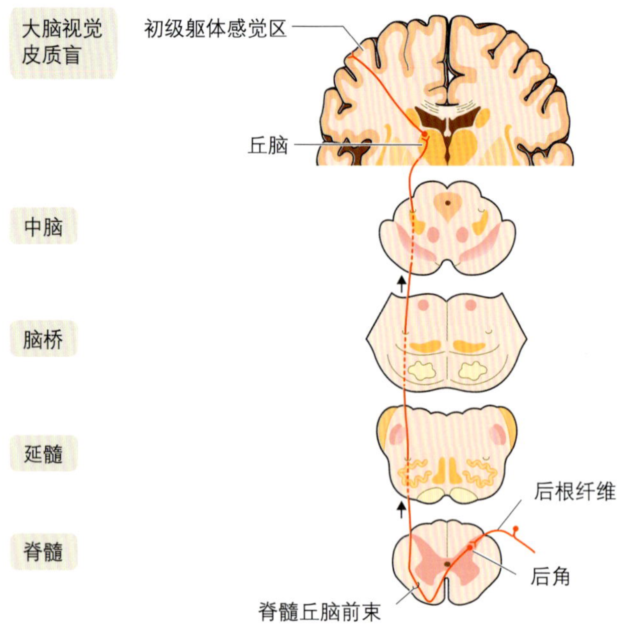

图8　脊髓丘脑前束

的有目的运动障碍，并不被视为失用症。失用症是由不满足某些特定条件［基本能力得以保留（基本能力无障碍）］的互补集来定义的，因此在探讨与失用症相关的脑区/功能时，排除与这些基本能力相关的脑区/功能，是其中一个前提条件。

- 除基本能力之外的手势、动作与工具使用，似乎需要前额皮质、运动前区皮质与顶叶，在从初级听觉皮质、初级视觉皮质和初级躯体感觉皮质到初级运动皮质的信息处理过程中，进行网络活动，但与失用症相关的脑功能与解剖结构尚未形成统一的观点。

5 病灶、机制

- 由于不同研究者对失用症的定义和分类存在差异，哑剧失用症与意念性运动失用症，或使用失用症和意念性失用症，不能被视为一回事。不过，由于迄今为止的研究，主要讨论了意念性运动失用症与意念失性用症的病灶与发病机制，因此本节将意念性失用症与哑剧失用症、意念性失用症与使用失用症视为相互关联的症状，并将意念性运动失用症与意念性失用症的病灶进行描述。由于与哑剧失语症（意念性运动失用症）和使用失用症（意念性失用症）相关的病灶和机制仍处于讨论阶段，因此本节仅重点介绍过去报告的病灶。
- 据报告，左半球顶叶包括缘上回（图9A）与侧脑室附近的额叶白质（图9B），是导致哑剧失用症（意念性运动失用症）的病灶部位[2,3]。
- 据报告，包括角回在内的顶叶–枕叶（图10A）与包括辅助运动皮质在内的内侧额叶（图10B），是导致使用失用症（意念性失用症）的病变部位，可能发生于左侧或双侧病变[4–8]。

6 评估

1）评估程序

- 首先，应回顾诊断名称与病史，以了解典型症状，包括识别目标物与运动所需基本能力的障碍。
- 其次，通过确认脑部影像学检查结果，将典型症状的形象更具体地调整，以符合受试者的情形。如果脑部影像学检查结果显示左半球顶叶（包括缘上回）或侧脑室附近的额叶白质的任何一个部位受损（图9），则可能出现哑剧失用症。如果脑部影像学检查结果显示左半球顶叶［包括缘角回或侧脑室附近的额叶白质的任何一个部位受损（图10）］，则可能出现哑剧失用症。
- 然后对受试者进行观察与测试，逐步修正、筛选与明确有关症状的印象。首先评估基本感觉与运动能力，如视野障碍、运动瘫痪与躯体感觉障碍。在确认目标物识别与运动所需的基本能力得以保留后，再对失用症进行评估。

2）基本能力测试

- 在视野测试中，受试者与治疗师面对面坐着，当治疗师移动手指测试视野时，要求受试者指出移动的方向（图11）。

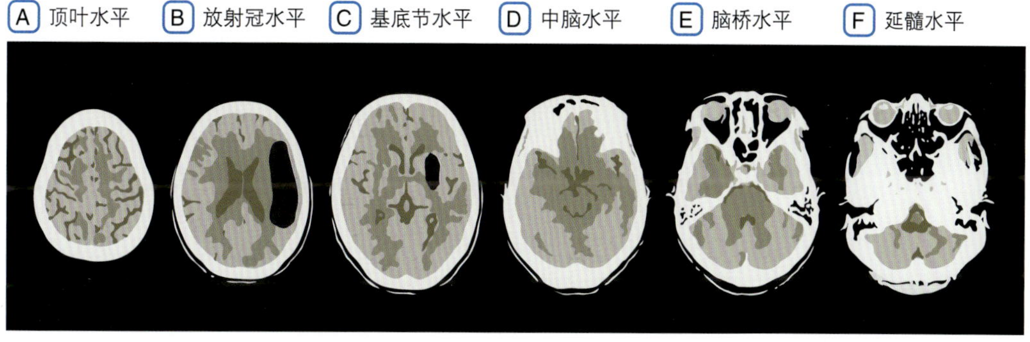

图9 哑剧失用症（意念性运动失用症）的病灶

病灶的叠加视图。任何一个区域的病灶，都可能导致哑剧失用症（意念性运动失用症）。

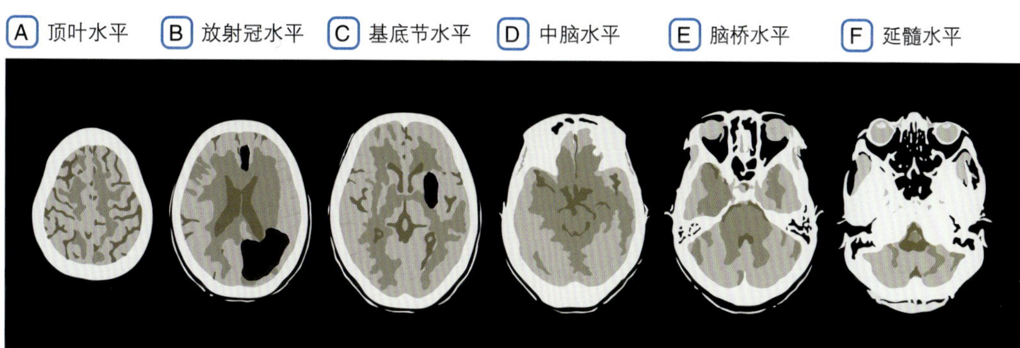

图10 使用失用症（意念性失用症）的病灶

病灶的叠加视图。任何一个区域的病灶，都可能导致使用失用症（意念性失用症）。

- 在确认诊断与脑部影像学检查所见时，发现与皮层脊髓束（图7）相关的初级运动皮质、半卵圆中心、放射冠、内囊、中脑、脑桥或延髓的任何部位都有损伤，运动瘫痪可能发生在损伤部位的对侧，因此应进行与**运动瘫痪相关的测试**。可在短时间内评估运动瘫痪的测试，包括Brunnstrom恢复阶段[9]、Fugl-Meyer评估量表[10]、脑卒中损伤评估量表（SIAS）[11]、美国国立卫生研究院脑卒中量表[12]、Scandinavian脑卒中量表[13]。
- 在确认诊断名称与脑部影像学检查所见，如果发现与脊髓丘脑前束（图8）、后索束相关的延髓、丘脑、初级躯体感觉皮质的任何部分出现损伤，则有可能肢体和躯干的触觉压力感及深部感觉受损，需进行**躯体感觉测试**。可在短时间内评估运动瘫痪的测试，包括Fugl-Meyer评估量表、SIAS。

3）哑剧失用症测试

- 除了使用口头命令来执行社交习惯动作，例如“请做出告别手势”“请敬礼”“招手”与“请用您的手做出狐狸的形状”，测试者用手指发出“再见”“敬礼”“招手”与“狐狸”等指令，并让受试者模仿它们。
- 如果观察到的动作是**动作倒错**（被另一个动作取代的反应）、**非典型反应**（不知道自己在做什么反应）、**持续性失语症**（重复前一个动作的反应）、**无反应**、**笨拙**、**纠正动作与延迟启动**，则判定为哑剧失用症。

4）使用失用症测试

- 首先，执行步骤（1）~（4）。

  （1）向受试者展示工具，让他说出工具的名称。

  （2）将几种工具摆放在一起，受试者被要求选择测试者说出的工具。

  （3）将几种工具摆放在一起，向受试者提出“哪种工具用于”或“哪种工具与……一起使用”等问题，让受试者从中选择。

  （4）向受试者展示工具，请他们解释如何使用，并确认他们在多大程度上能够认识工具。
- 接下来，让受试者实际使用工具，完成梳头、用打火机点火、用剪刀剪纸等单个动作，以及泡茶、把信装入信封等系列动作。

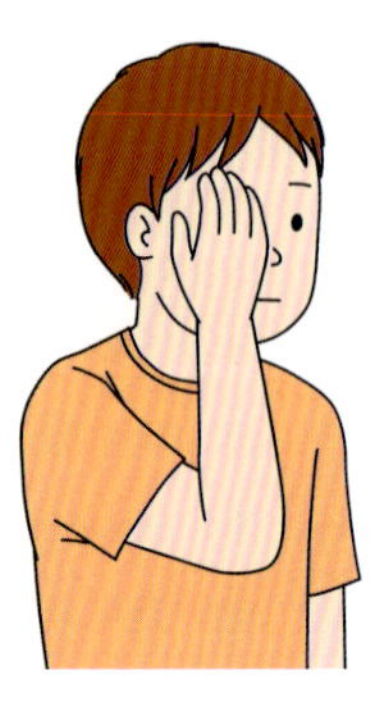
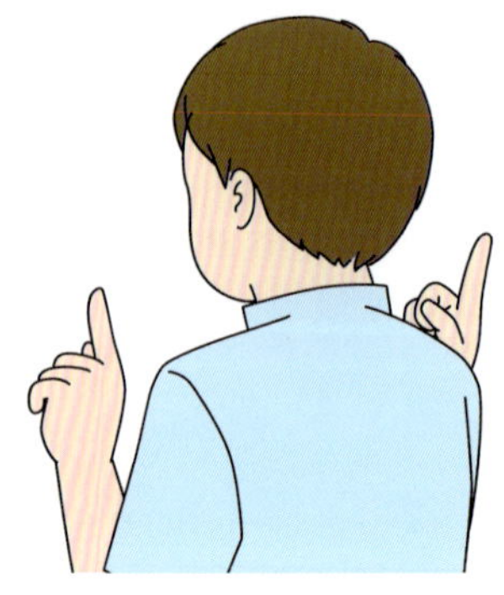

图11　视野测试

- **当发现受试者拿错物品、做错动作或以错误的顺序执行动作时**，就会判定为使用失用症。

5）标准测试与日常生活状况

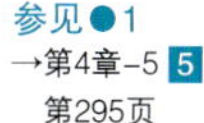
参见●1
→第4章-5 5
第295页

- 除上述筛查测试外，还要进行标准高级动作性测试（SPTA）[14]●1，以详细评估失用症的内容与程度。
- 此外，还对其家人的日常生活状况进行访谈，并使用日常生活评估量表，来评估失用症对其生活所造成的影响。
- 能够在短时间内评估基本日常生活的测量方法包括巴化指数（Barthel Index）[15]与**功能独立量表**（Functional Independence Measure，FIM）[16]。此外，工具性日常生活活动量表（Instrumental Activities of Daily Living Scale）[17]，是一项可以在短时间内评估工具性日常生活的测试。

7 应对措施

- 据报告，**精神实践与经颅直流电刺激**对哑剧失用症有效[18,19]。精神实践是在进行运动训练后，反复对其进行想象练习的一种方法[19]。经颅直流电刺激，通过在头皮上使用阳极和阴极这2个电极施加直流电，来改变神经静息膜电位的状态[20,21]。
- 有报告称，**无差错学习**对使用失用症非常有效，例如，将一系列动作划分为基本动作与物品操作，同时呈现提示刺激并调整难度[22,23]。
- 例如，在穿衣服的状况下，可以将任务分为几个基本动作，如将一只手穿过袖子，将袖子拉到肩膀上，将另一只手穿过袖子，然后扣上扣子，并通过提供受试者完成每个基本动作所需的**提示刺激**，来调整难度。提示刺激包括轻拍受试者适当的身体部位或方向以引导受试者，或用手按住受试者的身体以引导其动作（**身体引导**）；治疗师实际展示一个例子并鼓励受试者模仿的方法（**示范**）；使用字母或图片等发出指令或提示的方法（**视觉提示**），使用语音进行指示或示意的方法（语言提示）等。
- 除了通过提示刺激，使任务的难度与受试者的能力相匹配外，用强化刺激来配合适当的行为也非常重要。例如，当穿衣服时，如果受试者能够将一只手穿过衣袖，就应立即给予强化刺激，如表扬（**听觉刺激**）、微笑（**视觉刺激**）或轻拍肩膀（**触觉刺激**）。由于在做动作时，受试者往往很难判断自己的行为是否恰当，因此，如果治疗师能向受试者提供具体的反馈，说明行为的哪些方面是恰当的，则会很有效。
- 不过，也有人指出，哑剧失用症与使用失用症的康复方法尚未得到完全的确立。

文献

[1] 山鳥 重：失行研究の現況．38：27–33，Brain and Nerve 脳と神経，1986.
[2] 河村 満：失行の総括的機序．神経研究の進歩，38：533–539，1994.
[3] Kertesz A & Ferro JM：Lesion size and location in ideomotor apraxia. Brain, 107（Pt 3）：921–933, 1984.
[4] Heilman KM, et al：Two forms of ideomotor apraxia. Neurology, 32：342–346, 1982.
[5] 森 悦朗：神経心理学の基礎：臨床と画像．神経心理学，15：150–154，1999.
[6] Motomura N & Yamadori A：A case of ideational apraxia with impairment of object use and preservation of object pantomime. Cortex, 30：167–170, 1994.
[7] Sirigu A, et al：A selective impairment of hand posture for object utilization in apraxia. Cortex, 31：41–55, 1995.
[8] Watson RT, et al：Apraxia and the supplementary motor area. Arch Neurol, 43：787–792, 1986.
[9] Brunnstrom S：Motor testing procedures in hemiplegia: based on sequential recovery stages. Phys Ther, 46：357–375, 1966.
[10] Fugl–Meyer AR, et al：The post–stroke hemiplegic patient. 1. a method for evaluation of physical performance. Scand J Rehabil Med, 7：13–31, 1975.
[11] Liu M, et al：Psychometric properties of the Stroke Impairment Assessment Set（SIAS）. Neurorehabil Neural Repair, 16：339–351, 2002.
[12] Brott T, et al：Measurements of acute cerebral infarction: a clinical examination scale. Stroke, 20：864–870, 1989.
[13] Scandinavian Stroke Study Group：Multicenter trial of hemodilution in ischemic stroke––background and study protocol. Scandinavian Stroke Study Group. Stroke, 16：885–890, 1985.
[14] 「改訂第二版 標準高次動作性検査」（日本高次脳機能障害学会/編），新興医学出版社，1999.
[15] Mahoney FI & Barthel DW：Functional Evaluation：The Barthel Index. Md State Med J, 14：61–65, 1965.
[16] 「脳卒中患者の機能評価：SIASとFIMの実際」（千野直一/編著，里宇明元，他/著），pp43–96，シュプリンガー・フェアラーク東京，1997.
[17] Lawton MP & Brody EM：Assessment of older people: self–maintaining and instrumental activities of daily living. Gerontologist, 9：179–186, 1969.
[18] Bolognini N, et al：Improving ideomotor limb apraxia by electrical stimulation of the left posterior parietal cortex. Brain, 138：428–439, 2015.
[19] Wu AJ, et al：Improved function after combined physical and mental practice after stroke: a case of hemiparesis and apraxia. Am J Occup Ther, 65：161–168, 2011.
[20] Ranieri F, et al：Modulation of LTP at rat hippocampal CA3–CA1 synapses by direct current stimulation. J Neurophysiol, 107：1868–1880, 2012.
[21] 田中悟志：経頭蓋直流電気刺激の基礎と実際．総合リハビリテーション，43：43–48，2015.
[22] Cantagallo A, et al：The cognitive rehabilitation of limb apraxia in patients with stroke. Neuropsychol Rehabil, 22：473–488, 2012.
[23] Cicerone KD, et al：Evidence–based cognitive rehabilitation: updated review of the literature from 2003 through 2008. Arch Phys Med Rehabil, 92：519–530, 2011.

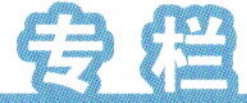

5. 运动想象

运动想象是一种心理预演，在大脑中模拟所需的行为，而不做实际动作，是一种有用的练习方法，即使患者因环境影响或能力问题，而难以完成动作，也可以进行运动想象。反复运动想象被称为精神实践，主要用于脑卒中后的康复治疗，是改善运动功能的一种有效方法，即使患者在进行练习时遇到困难，也可以使用。产生这种效果的背景是，在运动想象过程中，大脑会获得与运动执行过程类似的激活，这可能会促进大脑的可塑性与激活。据说这对脑卒中后的康复有效。然而，为了让运动想象发挥作用，患者能够清晰地想象出想要的运动非常重要[1]，在临床环境中，有必要设计出让患者更容易唤起运动想象的方法。需要使用适合患者的方法，例如使用视频、声音或营造真实感[2,3]。最重要的是，要支持他们保持高度的动力，继续实施运动想象。

参考文献

[1] Iso N, et al：Hemodynamic Signal Changes During Motor Imagery Task Performance Are Associated With the Degree of Motor Task Learning. Front Hum Neurosci, 15：603069, 2021.

[2] Iso N, et al：Effect of mental practice using inverse video of the unaffected upper limb in a subject with chronic hemiparesis after stroke. J Phys Ther Sci, 28：2984–2987, 2016.

[3] Fujiwara K, et al：A method for using video presentation to increase the vividness and activity of cortical regions during motor imagery tasks. Neural Regen Res, 16：2431–2437, 2021.

9 认知症

学习目标

- 能够解释认知症的定义、分类、致病疾病与症状
- 能够解释认知症的评估与应对措施

1 定义与致病疾病

1）定义

- 认知症，是指由于后天的脑损伤，使曾经达到正常水平的认知功能持续受损，以至于对日常生活与社交造成干扰的一种病症。
- 重要的是，**它影响了日常生活和社会生活**。因此，单纯的记忆障碍或定向力认知症，并非认知症。
- 认知症的诊断可能会改变，也可能不会改变，这取决于社会对患者的接受程度。
- 根据WHO（世界卫生组织）制定的《疾病与有关健康问题的国际统计分类（第10版）》（*International Statistical Classification of Diseases and Related Health Problems*：ICD-10）的诊断标准（表1），认知症被定义为“记忆力减退、认知能力丧失、日常生活活动能力与完成任务能力丧失”。
- 根据美国精神病学协会制定的《精神疾病诊断与统计手册（第5版）》（*Diagnostic and Statistical Manual of Mental Disorders*：DSM-5）的诊断标准（表2），在“复杂注意力、执行功能、学习与记忆、语言、感知运动与社会认知这6个领域中的一

表1　根据ICD-10制定的认知症诊断标准

	诊断标准
1	有证据表明存在以下各项 ①记忆力下降。②认知能力下降 ①和②的结果，会对日常生活活动与执行功能造成干扰
2	对周围环境的感知已保持足够长的时间，以清楚地表现出标准1的症状。在谵妄重叠发作的状况下，可暂不考虑
3	至少出现以下1个项目 ①情绪不稳定。②易受刺激性。③情感淡漠。④社交行为粗鲁
4	标准1的症状，明显存在超过6个月

转载自文献[1]。

表2　根据DSM-5制定的认知症诊断标准

	诊断标准
A	在1个或多个认知领域（复杂注意力、执行功能、学习与记忆、语言、感知、运动、社会认知）中，有证据表明认知能力较之前明显下降，其证据如下： 当事人、熟悉当事人的信息提供者或临床医生对其认知能力显著下降的担忧，以及通过标准化的神经心理学测试，或在没有标准化的神经心理学测试的情形下，通过其他量化的临床评估，所记录的认知行为的实质性损害
B	在日常活动中，认知缺损妨碍了患者的独立性（即患者至少在复杂的日常生活工具性活动中需要帮助，如支付账单或管理内服药物）
C	认知障碍不仅发生在谵妄的状况下
D	其他认知缺损（如抑郁症、精神分裂症），不能很好地解释认知障碍

转载自文献[2]。

个或多个领域出现障碍，此外，在与生活有关的活动中的独立性也受到损害”。

2）致病疾病

1 阿尔茨海默病（dementia of the Alzheimer type）

- 它是最常见的疾病，约占认知症致病疾病的半数，并会导致进展缓慢的记忆障碍与视觉空间认知障碍等**认知功能障碍**。
- 从组织病理学角度看，经常可以观察到老年斑（淀粉样蛋白-β 堆积的斑块）与神经纤维缠结（Tau蛋白的纤维聚集）。老年斑会首先出现在新视觉联合皮质，然后扩散到其他区域。神经纤维缠结始于海马边缘系统，然后扩散。
- 记忆力减退是许多病例的首发症状，并伴有记忆问题，如“多次购买同一商品”“房间杂乱无章”“烧焦食物”与“让食物在冰箱里变质”。
- 随后，**失语症**、**失用症**、**失认症**等症状，以及妄想物品被盗窃与易怒等BPSD（参见2 2）），也会高频率出现。
- 图像所见显示，以颞叶为中心的广泛性脑萎缩。
- 据报告，女性雌激素是认知症与MCI的［参见1 2）6］风险因素[3]，而且即使在调整预期寿命后，据说女性的发病率也更高[4,5]，但是另有报告，男女之间没有差异[6]。

2 脑血管性认知症

- 当发生包含记忆障碍的脑卒中，如脑梗死或蛛网膜下腔出血，或由于脑动脉硬化导致脑血流减少或脑损伤的再发，逐渐影响多个部位时，就会最终发展为血管性认知症。
- 大多数病例是由**缺血性脑病变**引起的，图像可见多个低吸收区。潜在的血管病变可能由**大血管动脉粥样硬化**或**小血管病变**引起，其中小血管病变多见于深部白质与基底神经节。
- 某些病变部位，可能会出现锥体束征、**运动障碍**与**感觉障碍**。
- 许多患者患有原发性高血压、糖尿病等基础疾病。
- 其症状会分阶段恶化。另一方面，患者的人格通常得以保留，往往存在疾病认知，也被称为**混合型认知症**。

- 可能会出现夜间躁动、视幻觉、谵妄与情感失禁，但BPSD比阿尔茨海默病少见。

3 路易（Lewy）小体型认知症

- 常见于40岁左右及以上的老年男性，症状包括**幻觉**（如看到小生物），**帕金森病样症状**（运动迟缓、轻度震颤、僵硬、易摔倒）以及**意识的昼/夜波动**。
- 从组织病理学角度看，主要病变是神经细胞中的α-突触核蛋白异常堆积，形成被称为路易小体的包涵体。
- 在早期阶段，认知症并无明显症状，而**精神症状**［如视幻觉、妄想（如偏执性妄想）、抑郁等］非常明显（图1）。
- 图像所见显示，顶叶、颞叶与枕叶的血流减少，大脑皮质与基底节广泛存在路易小体。
- 该病呈进行性发展，最终会卧床不起。

4 额颞叶变性症

- 它是一种退行性疾病，从早期就出现**意识缺失**与**人格变化**，记忆障碍相对较轻。
- 从组织病理学角度看，Tau包涵体被称为皮克（Pick）小体，会形成和堆积。
- 人格变化，可能包括反社会行为（不洁、懒惰、邋遢、缺乏羞耻感、虚假、冲动行为、偷窃）、人格水平低下、人格减弱与道德情感迟钝。
- 其他症状则包括多动、思维懒惰（注意力不集中、不认真、疏忽、愚蠢、思维懒惰）、语言障碍（语言迟缓、语言延迟）、局灶性症状（失语症）与时间表行为（图2）。
- 图像所见显示，额叶、颞叶与顶叶的局部萎缩和硬化。
- 病程在1～15年内迅速发展。

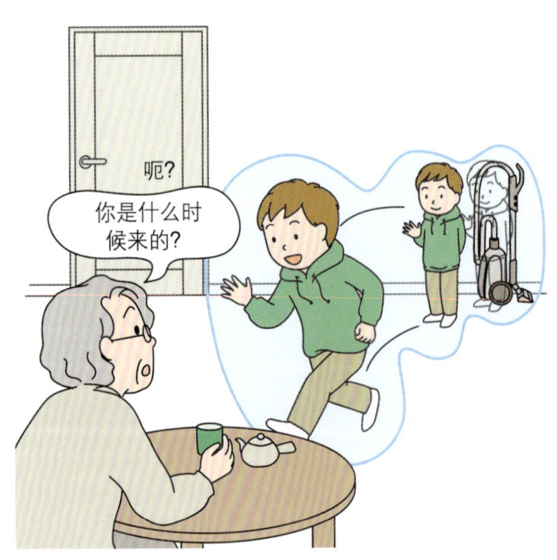
呃?
你是什么时候来的?

图1　幻觉
［PT・OTビジュアルテキスト専門基礎　精神医学（先崎　章／監，仙波浩幸，香山明美／編），羊土社，2022より引用］

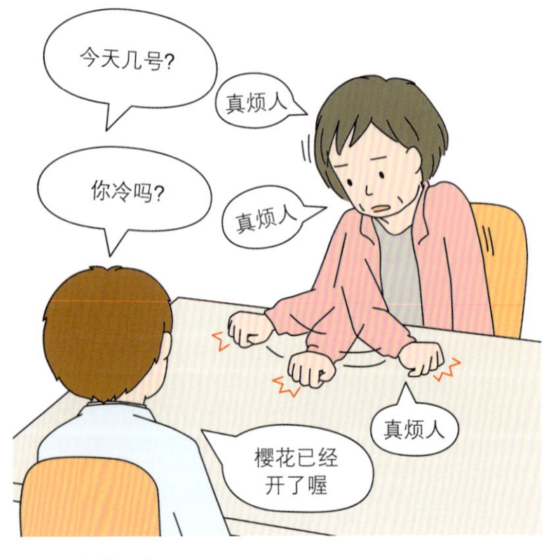
今天几号?
真烦人
你冷吗?
真烦人
真烦人
樱花已经开了喔

图2　语言延迟
［PT・OTビジュアルテキスト専門基礎　精神医学（先崎　章／監，仙波浩幸，香山明美／編），羊土社，2022より引用］

5 其他疾病

- 其他表现为认知症的疾病包括酒精性认知症、皮质基底节变性、进行性核上性瘫、正常压力脑积水与亨廷顿病。
- 容易被误诊为认知症的状态，包括与年龄相关的记忆障碍、MCI、轻度意识障碍（谵妄）、抑郁症（假性认知症，pseudo dementia）、智力发育障碍、神经心理症状（失语症、视觉空间障碍）与老年性癫痫。
- 最近，有报告称存在可被误诊为老年脑卒中的发育障碍[7]。

6 轻度认知障碍（Mild Cognitive Impairment，MCI）

- Petersen等[8]提出，轻度认知障碍（MCI）是“一种异常的记忆状况，同时考虑到记忆障碍的主诉和年龄”。
- MCI被认为是**阿尔茨海默病的前兆**，10%～15%的MCI患者会发展为阿尔茨海默病[9]。
- 近年来，无论何种疾病类型，MCI一词都指的是根据症状，一个人的认知功能低于以前，但仍能够独立完成基本日常生活活动的状态。

2 症状

1）认知功能障碍

1 记忆障碍

- 认知症的记忆障碍包括**遗忘症**与**定向力障碍**，属于情景记忆障碍遗忘症，由顺行性遗忘开始，逐渐发展为逆行性遗忘。
- 阿尔茨海默病的记忆障碍始于记忆丧失，其中情景本身会被遗忘。在中晚期病例中，患者对概念与事物知识的语义记忆可能会呈现障碍状态，可能无法辨认熟悉的人的面孔与姓名。
- 在血管性认知症中，患者可能无法回忆起情景的某些部分。

定向力障碍

- 从脑卒中的早期阶段开始，时间和地点的定向力就会受到影响。**时间定向力**，会导致患者丧失对星期、日期与季节的认识，也无法区分一天中的白天与黑夜。
- 在**地点定向力**中，患者会不知道自己身在何处。
- 虽然**人的定向力**，比时间或地点的失认持续时间更长，但随着脑卒中变得越来越严重，患者可能无法辨认出自己的配偶或子女。

2 视觉空间认知功能障碍

- 所谓视觉空间认知功能障碍，是指患者虽然没有视觉障碍，但视觉空间识别能力异常（如识别人脸与物体的认识障碍、简单的工具操作与更衣动作障碍），通常出现在路易小体型认知症与阿尔茨海默病中。
- 针对认知症患者的视觉空间认知功能测试包括时钟绘制测试（Clock Drawing

参见●1
→第4章 -5 2
第292页

参见●2
→第4章 -2 1
第280页

Test）、标准高级视觉感知测试（Visual Perception Test for Agnosia，VPTA）●1的复杂图形任务[10]、阿尔茨海默症评估量表（Alzheimer's Disease Assessment Scale）日本版的构成行为任务[11]、MMSE●2的五边形抄写任务、山口狐鸽模仿测试（Yamaguchi fox-pigeon imitation test）[12]。

- 据报告，视觉空间认知障碍会增加脑卒中患者摔倒的风险[13-15]。

3 执行功能障碍

- 执行功能障碍是指由于前额皮质功能受损，导致患者在解决任务时遇到困难。Baddeley与Wilson[16]将执行功能障碍定义为“运用认知技能启动、监控和使用信息调整行为的能力，尽管个别认知技能本身是正常的”。
- 执行功能受损会导致一系列行为障碍，包括计划能力受损、无法制定策略、无法自我调节、无法参与目标导向行为、无法启动行为以及无法获得自我洞察力。

4 其他认知障碍

- 除了记忆障碍、定向力障碍、视觉空间认知障碍与执行功能障碍之外，认知症还可能出现一系列其他症状。
- 注意力障碍、失语症、失用症、失认症等呈现复杂的症状，这些症状均进展缓慢。

2）认知症的精神行为症状（Behavioral and Psychological Symptoms of Dementia，BPSD）

- BPSD被称为认知症的周边症状，它使患者难以适应社会，并给家人与护理人员造成负担。BPSD可分为**心理症状**和**行为症状**[17]。

1 心理症状

A. 幻觉。

- 所谓幻觉，是一种错误的感知，患者会感觉到实际上并不存在的物体、声音、味道和气味。幻觉在认知症中很常见。
- 幻觉是路易小体型认知症的特征，其中对人、动物和昆虫的视觉幻觉频率较高。

B. 妄想。

- 所谓妄想，是一种无法纠正的错误信念。妄想的内容包括被害妄想、嫉妒妄想、妄想性误认与遗弃妄想。
- 阿尔茨海默病患者出现**被盗妄想**的频率较高（图3）。

C. 睡眠障碍：昼夜颠倒与夜间行为。

- 40%～60%的认知症患者会出现睡眠障碍。睡眠障碍会随着年龄的增长而增加，健康老年人中的睡眠障碍发生率为15%～30%。睡眠会随着年龄的增长而变浅，**中途觉醒**与**早醒**的频率也会增加。
- 认知症患者睡眠障碍的特点是，与年龄相关的变化更为极端，昼夜节律变为平缓化的**趋势**。
- 路易小体型认知症表现为快速眼动睡眠行为障碍，即做梦成为一种行为，以及白天突然嗜睡。

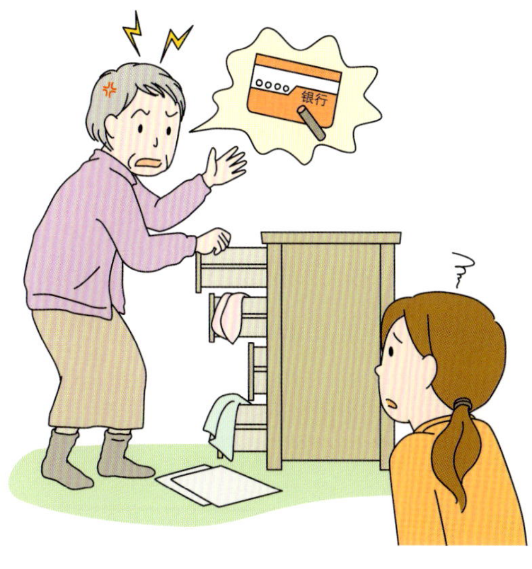

图3 被盗妄想
［PT・OTビジュアルテキスト専門基礎 精神医学（先崎 章／監，仙波浩幸，香山明美／編），羊土社，2022より引用］

- 睡眠障碍不仅会增加护理人员的负担，还会因夜间失眠导致白天困倦增加从而出现幻觉、易受刺激性、焦虑、烦躁，进一步导致难以入睡，据报告，BPSD与其他BPSD之间已出现恶性循环。

D. 抑郁与欣快。

- **抑郁**是一种情绪障碍，是一种情绪下降的状态，例如悲伤或快乐减少，但与认知症相关的抑郁症的特点是非特异性情绪变化，例如缺乏喜悦与身体不适的感觉。
- 所谓**欣快**，是一种情绪/心境障碍，一个人的情绪无缘无故地高涨，而欣快感会导致冲动行为、喋喋不休、缺乏对疾病的认识、缺乏对周围环境的考虑等。

E. 焦虑与焦躁。

- 患者会为琐事焦虑不安，并经常向他人寻求帮助。
- 患者很容易变得焦躁，很可能会跟着家人四处游荡。

2 行为症状

A. 定型行为。

- 重复同一件事的症状，如刮台风时仍坚持早上9点出去散步，或每天只吃红豆沙、甜甜圈等，被称为定型行为。
- 每天在同一时间做出同样的行为（时间表行为）与专注于同样的食物，是额叶萎缩的结果，在**额颞叶变性症**中经常出现。

B. 易受刺激（包括辱骂）。

- 易受刺激与攻击性行为增加，情绪迅速变坏。其结果是，他们可能会出言不逊或攻击他人。

C. 摆脱抑制。

- 所谓摆脱抑制，是指语言与行为失去自我控制能力。尤其是，它常常表现为性行为或有问题的行为。

D. 饮食行为异常。

- 认知症患者饮食行为异常的特点，包括吃非食物（**异食癖**）、改变口味、玩弄食物、吃别人的食物（**偷吃**）。

- 异食癖，患者会将自己看到的任何东西放入口中，如带皮花生或橡皮擦，因此有必要采取一些措施，如将小物品从其视线中移开。

E. 徘徊。

- 在设施内或屋外四处走动。焦虑、烦躁与失眠往往是诱因。患者可能有自己的目的，但由于记忆障碍、定向力障碍与执行功能障碍，患者在行走时会失去目的与位置，无法返回。

F. 兴奋/拒绝协助。

- 患者可能会变得激动，拒绝护理人员的引导。患者经常拒绝洗澡或更衣，导致不洁状态持续。

G. 不洁行为。

- 行为偏离常规，如用手触摸粪便或用手触摸其他物品，变得很明显。

H. 不作为与无反应（冷漠）。

- 所谓冷漠，指的是对过去可以做的事情无动于衷、漠不关心，是认知症的症状之一。

3）日常生活活动（Activities of Daily Living，ADL）

- 阻碍认知症患者在家生活的因素，包括**日常生活活动**（ADL）障碍，如进食、更衣与排泄，以及**工具性日常生活活动**（Instrumental ADL，IADL）障碍，如家务劳动与外出。
- 认知症患者在进行某项活动之前会犹豫不决，动作顺序会出错，完成某项任务需要时间，并且无法预测与预防问题的发生。
- 在进行这些活动时，适应能力的降低会降低ADL（日常活动）与IADL（工具性日常活动）的安全性与效率，并增加家庭护理的工作量。
- 下节将举例说明认知症患者的ADL（日常活动）与IADL（工具性日常活动）受损的特征。

1 ADL障碍

A. 进食。

- 正如上文提到的异常进食行为，认知症患者在进食方面会出现各种行为问题。
- 除了不进食（**厌食症**）与暴饮暴食（**过食症**）外，患者每天只吃同一种食物、吃其他食物（异食症）、口味改变、进食方式改变，如用手吃或将通常不加热的食物（水果、纳豆等）加热后食用、玩弄食物、不将食物吃到嘴里也不吞咽、吃别人的食物（偷吃）等。

B. 整理仪容。

- 认知症患者对视觉与嗅觉信息变得不敏感，难以察觉污垢和异味，因此无法保持清洁，容易出现卫生不良的情形。
- 此外，由于判断力减退，他们无法判断自己应该做些什么来清除身上的污垢和异味，因此在洗脸、刷牙、理发与剪指甲时，往往需要他人的提醒与帮助。

C. 更衣。

- 随着认知症病情的发展，患者会分不清衣服的上下左右，因此更衣时，需要他人的帮助。

- 另一方面，即使动作本身是可行的，患者也可能在不适当的时候进行，并且曾经出现过患者白天在食堂将衣服脱掉的情形。无论护理人员多少次尝试给患者穿衣服，对方都会不断重复脱衣服的动作。从工作人员的角度来看，脱衣服是一种不正常的、有问题的行为，认知症患者却有必须这样做的理由。
- 由于他们无法对自己的想法与原因进行归纳，也无法将其传达给他人，因此才被他人视为有问题的行为。
  - 例如，虽然天气炎热让人感到无法忍受，但可能会因为无法将这种感受传达给他人而脱下衣服。第一次穿的衣服布料引起皮肤瘙痒，但可能因为无法向对方解释而脱下了衣服。
- 在每种情形下，都会出现各种冲突与情绪，如快乐与不适，而出于某种原因并试图做一些事情而采取的行动的结果，往往被认为是有问题的行为。

D. 排泄。

- 患者无法辨识马桶，也可能不坐上去，或者坐在马桶上却不排便，或者即使有尿意或便意，却不知道马桶的位置，或者大小便失禁，却无法告诉对方自己想上卫生间。
- 随着病情的发展，患者会失去排尿或排便的冲动。
- 协助如厕是家庭护理负担感的一个因素[18]，也是一项重要的日常生活活动，决定患者是否可以出院回家，具体取决于辅助程度[19]。

E. 移动。

- 在认知症的早期阶段，患者没有步行障碍，可以独立行动。然而，有些状况下可以观察到无目的地徘徊，即在用餐时也无法停止在户外或在医院走廊四下走动。
- 徘徊往往有其自身的原因，比如想回家却迷失了方向，或者，如果是在医院里徘徊，则可能是想要回家、寻找出口的表现，**他们往往有自己的理由**，比如寻找儿子。
- 除了徘徊，患者还可能坐在医院走廊的地板上（休息），或直接躺在走廊的地板上。由于对地点的定向力受损，他并不知道这是一个不适合躺下休息的地方。
- 随着认知症的发展，患者会出现运动功能障碍，行走时需要他人搀扶。

2 IADL障碍

A. 购物与理财。

- 各种与购物有关的问题增多，如反复购买相同的商品、线上购买大量不必要的商品、因不合理的上门推销而购买昂贵的商品等。
- 购物是一项需要较高能力的活动，包括挑选商品、计算金钱以及与他人互动。因此，认知症患者常常被周围的人认为“没有能力”，他们可能没有太多机会自己购物与理财。
- 但是，如果认知症患者为了保持认知与运动功能而愿意去购物，那么就必须在家人和其他人的协助下，尽可能多地去购物，以避免出现问题。

B. 准备饭菜。

- 炖煮食物的调味突然变得更加浓郁，或者患者在做菜过程中，同时做别的事而忘记锅已经开火，从而将锅烧焦。

- 有时由于无法有效管理购买来的物品的保质期，食物可能会腐坏。
- 因此，周围的人可能会认为“他们做不到，不必再做了”。尤其是，当他们管理不好火源时，往往会得到这样的评估。
- 然而，做饭，比如准备饭菜，往往是人们多年来已经习惯的一项活动，充满了对家人的感情，表达了自己的身份。在这种情形下，剥夺这些活动会导致患者**自信心严重丧失**。
- 为了避免出现上述情形，重要的是为他们身边的人提供适度的支持，使他们只能完成部分可能的过程（如部分洗涤），哪怕只是部分。

C. **洗涤**。

- 观察到的行为包括：不知道如何操作洗衣机开关；反复把洗好的衣服放进洗衣机里洗；衣服没烘干就拿出来，尽管家人说衣服没干，但是不管这些，坚持衣服已经干了。
- 行为包括清洗马桶座圈内的马桶垫与座套，导致马桶进水。

D. **使用电话**。

- 由于不知道如何操作电话上的按钮而无法拨打电话、接听电话但无法传达重要信息、写便条但事后无法解释所记下的内容、家人不在家时即使电话设置为语音信箱也会在电话铃响时接听，以及无法回答等行为。

E. **用药管理**。

- 忘记或误服药物。有研究表明，需要护理的老年人在用药管理方面出现的疾病意识下降，是导致主要护理人员在日常生活中怀疑认知症的线索之一[20]。

3 认知症周围环境

- 目前，日本的认知症发病率为19%[21]，预计到2025年，认知症患者人数将达到约700万，即每5名65岁或以上的老年人中就有1人罹患认知症。
- 根据2012年的一项调查结果显示，认知症患者人数为462万人，约占总人口的4%，占65岁及以上老年人口的约15%。
- 除认知障碍与精神障碍外，认知症还可导致肢体障碍，造成多种多样的残疾情形。因此，仅靠传统的护理和医疗服务，不足以支撑认知症患者的生活，有必要建立一个能够调动政府机构与当地社区所有社会资源的体系。

1）人文环境

- 认知症是需要护理的最常见原因。在日本的支持系统中，家庭在提供护理方面发挥着核心作用。
- 老年人之间的护理已经成为一种常态，而如何为老年护理人员提供支持是面临的挑战之一。
- 在日本这个超高龄国家，认知症是一种国民疾病，它对我们来说并不陌生，而是一个离我们很近的问题，是我们家庭的问题，也是我们自己的问题。

- 认知症是一种严重的疾病，它折磨着患者与家庭护理人员，病程漫长。因此，周围的人、当地社区与政府机构的理解与支持是必不可少的，也是非常重要的，这样才能让认知症患者继续安心生活，并在自己熟悉的社区得到支持。
- 实现**全社会对老年人和痴呆症患者的全面支持**，将是未来的重要课题。

2）物理环境

- 作为认知症患者的支援实例，为了预防护理与防止病情恶化，有各种社会资源，如小规模多功能型居家护理、访问护理、认知症对应型通所护理、集体住宅、门诊康复、访问康复、短期入所生活护理（短期滞留）等，根据社区自治体的不同，可以根据护理的需求进行利用。
- 有些地区还设有安全确认与监控系统，如失踪老人搜寻网络、认知症支援人员与老年护理顾问（福利专员）。

4 评估

1）认知功能障碍评估

1 筛选测试

参见●3 →第4章 -2 1 第280页
参见●4 →第4章 -2 2 第281页
参见●5 →第4章 -2 3 第281页

- 其中包括精神状态短期测试修订日本版（MMSE-J）[22]●3、長谷川认知症量表修订版（HDS-R）●4、MoCA-J●5。

2 记忆测试

（1）标准语言配对联想学习测试（Standard verbal Paired-Associate learning test，S-PA）[23]。

- S-PA，是一项可以检测语言顺行性遗忘症的测试，如果分数在年龄的正常范围内，则可以排除遗忘症。

（2）数数。

参见●6 →第4章-1 2 第277页
参见●7 →第2章-3 4 图4 第81页

- 数数是即时记忆。数数包含在Wechsler（韦克斯勒）记忆测试（WAIS-R）与WAIS-Ⅲ成人智力测试（WAIS-Ⅳ智力测试●6）中，因此最好相应地进行。

（3）Rey复杂图形测试[24]●7。

- 这是一项针对视觉顺行性遗忘症的测试，其操作简单，不会给患有认知症的老年人带来太大负担。

3 智力测试

- 在智力测试中，通常使用WAIS-Ⅲ成人智力测试●6。在一般临床情景下，需要进行智力测试的病例并不多。

4 执行功能测试

参见●8 →第4章-4 3 第288页

- Wisconsin卡片分类测试（WCST）●8与语句流畅性任务多用于测试执行功能。

5 整体严重程度评估：临床认知症评估量表（Clinical Dementia Rating，CDR）（表3）[25]

- CDR是为判断认知症严重程度而创建的量表。评估项目包括记忆力、定向力、判断力与解决问题能力、社会适应能力、家庭状况与兴趣爱好、护理状况等6个项目。该量表基于与患者本人以及熟悉患者的家人与护理人员的访谈信息。对于6个项目中的每一个都分为“健康（CDR 0）”“疑似认知症（CDR 0.5）”“轻度认知症（CDR 1）”“中度认知症（CDR 2）”“重度认知症（CDR 3）”这5个阶段进行判断。
- 总体严重程度根据记忆力来确定，如果记忆力以外至少有3个项目与记忆力程度相同，则CDR与记忆力程度相对应。如果记忆以外的3个以上的项目被评估为比记忆障碍水平更严重，则总体CDR将根据这3个以上项目的障碍水平来判定。

表3　临床认知症评估量表（CDR）[25]

	健康（CDR 0）	疑似认知症（CDR 0.5）	轻度认知症（CDR 1）	中度认知症（CDR 2）	重度认知症（CDR 3）
记忆	·无记忆障碍	·持续的轻度遗忘症 ·良性遗忘症，能回忆起部分事件	·中度记忆障碍，尤其是针对近期事件的记忆 ·影响日常生活	·重度记忆障碍 ·深度学习的记忆得以保留，而新的事物则很快被遗忘	·重度记忆障碍 ·只有片段记忆得以残存
定向力	·无定向力障碍	·同上	·对时间存在障碍，测试中没有地点、人物的迷失，但有时存在地点上的迷失	·始终存在时间的迷失，特别是地点的迷失	·只有对人物的定向力
判断力与问题解决能力	·良好的判断力与问题解决能力	·怀疑存在问题解决能力的障碍	·存在与解决复杂问题相关的中度障碍 ·社交判断能力得以保留	·重度问题解决能力障碍 ·社交判断能力障碍	·无法判断 ·无法解决问题
社会适应	·在工作、购物、商业、理财、志愿服务与社交团体中正常独立运作的功能	·在上述任何活动中存在轻度或疑似障碍	·即使参与了上述的某些活动，也无法实现独立功能	·无法在家庭以外（一般社区）独立活动	·同上
家庭状况及兴趣与关注	·家庭生活、兴趣爱好与智力关注得以维持	·同上或存在轻微障碍	·轻度家庭生活障碍 ·复杂的家务劳动障碍 ·失去高水平的兴趣与关注	·只限对简单的家务劳动感兴趣	家庭内适应不良
护理状况	·完全自理	·同上	·偶尔需要鼓励	·在穿衣、卫生管理及其他个人护理方面需要帮助	·日常生活需要足够的护理 ·经常失禁

摘自文献[25]。

表4　神经精神量表（Neuropsychiatric Inventory，NPI）[26]

项目	（1）是否适用	（2）子问题	（3）被视为最有问题的症状	（4）频率	（5）严重程度	（6）频率与严重程度的乘积	（7）负担水平
A. 妄想		1 2 3 4 5 6		1 2 3 4	1 2 3		0 1 2 3 4 5
B. 幻觉		1 2 3 4 5 6		1 2 3 4	1 2 3		0 1 2 3 4 5
C. 兴奋		1 2 3 4 5 6		1 2 3 4	1 2 3		0 1 2 3 4 5
D. 抑郁/不适		1 2 3 4 5 6		1 2 3 4	1 2 3		0 1 2 3 4 5
E. 焦虑		1 2 3 4 5 6		1 2 3 4	1 2 3		0 1 2 3 4 5
F. 欣快		1 2 3 4 5 6		1 2 3 4	1 2 3		0 1 2 3 4 5
G. 不作为与不关心		1 2 3 4 5 6		1 2 3 4	1 2 3		0 1 2 3 4 5
H. 摆脱抑制		1 2 3 4 5 6		1 2 3 4	1 2 3		0 1 2 3 4 5
I. 易受刺激、不安定		1 2 3 4 5 6		1 2 3 4	1 2 3		0 1 2 3 4 5
J. 异常行为		1 2 3 4 5 6		1 2 3 4	1 2 3		0 1 2 3 4 5
K. 睡眠		1 2 3 4 5 6		1 2 3 4	1 2 3		0 1 2 3 4 5
L. 食欲或进食行为异常		1 2 3 4 5 6		1 2 3 4	1 2 3		0 1 2 3 4 5

摘自文献[26]。

2）BPSD评估

所谓BPSD，被称为认知症的周边症状，指知觉、思维内容、情绪和行为方面的紊乱。

1 神经精神量表（Neuropsychiatric Inventory，NPI）（表4）[26]

- 该量表由Cummings等创建，用于评估认知症的行为与心理症状。评估项目有妄想、幻觉、兴奋、抑郁、焦虑、欣快症、冷漠、摆脱抑制、易受刺激性、行为异常、睡眠与饮食行为异常，共12个项目组成。评估方法是与熟悉认知症患者的家庭成员和护理人员访谈，并根据每个项目的总分（频率×严重程度）进行打分。评分范围为0～144分，分数越高表示BPSD越严重。

2 NPI-Q[27]

NPI-Q以向照护者提问的形式，评估精神症状的严重程度与负担，由12个项目（幻觉、妄想、兴奋、抑郁、焦虑、欣快症、冷漠/注意力不集中、摆脱抑制、易受刺激性、行为异常、睡眠异常、饮食行为异常）组成，通过相关精神症状的存在、严重程度与负担水平进行评估。

3）ADL评估

详细分析认知症患者ADL障碍，其结果是为认知症患者提供支持的基础。

1 N式老年人专用日常生活行为能力评估（N-ADL）

N-ADL是一个从多个角度，反映老年人与认知症患者日常生活能力的量表。它包括5个评估项目：行走/站立、生活区、穿衣/脱衣/洗澡、进食与排泄。每个项目均采用0、1、3、5、7、9与10等7个级别进行评判。

2 痴呆的残疾评估（Disability Assessment for Dementia，DAD）

DAD是针对ADL及IADL的评估量表。ADL包括卫生、穿衣、排泄与进食，IADL包括准备饭菜、打电话、外出、理财与沟通、服药、休闲与进食。

3 兵库脑研版日常生活活动评估量表（Hyogo Activities of Daily Living Scale，HADLS）

HADLS，是专门为阿尔茨海默病患者开发的ADL、IADL的综合量表。该量表基于对熟悉阿尔茨海默病患者的护理人员的访谈信息，由18个评估项目组成，每个项目以3～7个级别进行评分。

4 运动技能与过程技能评估（Assessment of Motor and Process Skills，AMPS）

- AMPS，测量的是运动技能与过程技能（最小的行动单位），评估的是ADL的质量方面。评估包括从一份难度不同的标准化任务清单中，选择2项符合受试者兴趣与能力的任务。通过对任务执行状况的直接观察，对16种运动技能与20种过程技能进行评判，分别进行4个等级的评判。将运动技能与过程技能的评估结果输入软件后，测量值将按区间尺度（以下简称对数）进行计算。
- AMPS不是专门针对认知症的ADL评估，但可用于检测ADL与IADL的微小质变。

4）家庭和护理人员评估：Zarit护理负担量表（Zarit Burden Interview，ZBI）[28]

- Zarit等开发的ZBI，作为评估护理负担的方法，被广泛使用。在日本，经常使用由荒井等[29]创建的**Zarit护理负担量表日本版（J-ZBI）**，其效度性与信度已得到证实。Zarit将护理负担，定义为“护理人员因护理亲属而在情感、身体健康、社会生活与经济状况方面，遭受的痛苦程度”。评估项目包括诸如“您是否认为自己没有足够的时间护理患者？”等22个项目。
- 认知症患者要想继续在家生活，护理人员是必不可少的。减轻护理人员的护理负担，往往是为认知症患者提供支持的重要环节，ZBI通常用于评估护理人员的护理负担与护理服务的使用效果。

5 应对措施

- 除正常压力脑积水与慢性硬膜下血肿外，目前还没有任何方法或根本性治疗，可以完全阻止认知症的发展。因此，认知症治疗与康复的目的是尽可能减缓认知症的进展，维持患者进行ADL和参与社会活动的能力，并改善患者及其护理人员的生活质量。
- 认知症的治疗，大致可分为**药物治疗**［以下的1）］与**非药物治疗**［参见以下的2）～6）］。

1）药物治疗

认知症的药物治疗包括**认知增强剂**，以减少核心症状的发展；**精神药品与安眠药**，以减少行为与心理症状。本节省略药物治疗的细节。

2）处理方法

1 认知康复方法

- 失语症、失用症、语言障碍、行动障碍与认知障碍的康复是过去的主流，但除了这些障碍外，人们还越来越多地尝试对注意障碍、记忆障碍与执行障碍等**高级脑功能障碍进行康复治疗**。
- 所谓认知康复方法，是Wood与Fussey[30]提出的一种针对脑损伤后遗症，引起的高级脑功能障碍患者的康复方法。后来，它也被应用于认知症患者。
- 认知症患者的应用实例，参见文献[31]～[33]。

2 运动

- 据报告，运动与体操可以改善认知功能[34-36]，称有氧运动可以改善阿尔茨海默病患者的认知功能并增加海马体的体积[37,38]。不过，虽然在MCI（轻度认知障碍）中观察到效果，但也有关于对认知症患者无效的报告[39]。

3 现实定向法（Reality Orientation Method，RO法）

- 现实定向法旨在通过在各种情形下，使用各种方法提供正确的信息来获得现实感，例如季节性显示与在日常交流中确认日期和时间[40]。这有助于纠正混淆行为与适应行为。

4 园艺疗法

- 园艺疗法的目的是利用广义上的园艺产品在种植过程中，对植物生命的处理来平息情绪。
- 关于园艺疗法效果的报告并不多，希望能积累更多的证据。

5 回忆疗法

- 有强烈顺行性遗忘的认知症患者，通常能很好地回忆年轻时的情景。回忆疗法正是基于这一点。在这种方法中，专业人员以同情和接受的方式利用回忆，帮助老年人与认知症患者，通过回忆自己的生活、整理生活并试图从中找到意义，从而使他们平静下来。
- 具体来说，在小组回忆时，展示他们年轻时的照片与视频，为讨论提供话题。

3）ADL（日常生活活动）能力与IADL（工具性日常生活活动）能力的维持、改善

由于认知症患者的症状复杂，表现出各种各样的残疾，因此康复治疗需要根据认知症患者的病情、生活环境与家人的观点，进行反复试验。为了采用有效的方法，需要详细了解当事者的功能状况（认知与身体），经常观察其进行的ADL（日常生活活动），并评估与个体生活方式相匹配的工具与环境的适应性是至关重要

的。在此基础上，根据需要简化动作和过程是必要的。

1 进食

- 当认知症中期记忆障碍变得更加明显时，患者常常会忘记自己已经吃过东西，并多次要求进食。其背景因素包括记忆障碍，以及因执着于饮食、与护理人员的关系和**饱腹感中枢异常**而引起的**焦虑感**与**受害性情感**等因素。
- 为了改善这种状况，与认知症患者交谈以促进其情绪稳定，是有效的方法。换言之，重要的是接受认知症患者，了解他们的背景，并根据对方的反应以关怀的方式对待他们。

2 整理仪容

- 整理仪容不像进食与排泄那样是维持生命的必需品，因此，重度认知症患者的护理人员，可能无暇顾及帮其整理仪容。但是，如果重度认知症患者换上比较正式的衣服、梳好头发并化好妆，他们可能会感到高兴，得到他人的称赞后，会变得更有动力，也会经常说话。许多认知症患者即使不会自我清洁，也会在指导下逐渐做出反应，用毛巾擦脸、在手上涂抹护手霜，并逐渐开始用自己的双手做这些事情。
- 对于认知症患者来说，随着认知症的发展，他们自主活动的能力会下降，因此，让他们有机会按照自己的意愿完成日常活动的一部分，比如擦脸或在手上涂抹护手霜，对他们来说是非常重要的。在日常生活中尽可能多地增加这样的情景，对于保持ADL能力和提高QOL（生活质量）非常重要。

3 排泄

- 排泄动作的独立程度，受到排尿需求的极大影响。例如，护理人员定期确认患者是否意识到需要排尿和漏尿，以及在患者未出现尿失禁的情形下，引导患者如厕查看是否排尿，都是有效的方法。
- **习惯性排尿疗法**也是一种有效的方法，护理人员与护士可记录患者每天大小便失禁的时间，以确定排尿模式与习惯，并据此引导患者如厕。

4 站立、转移与转运

- 患有认知症的老年人经常会出现进行性认知症、身体并发症与废用综合征。此外，在医院长期接受精神药物治疗，往往会导致**ADL（日常生活活动）能力下降**，患者往往需要他人协助站立、转移与转运。
- 为需要帮助的认知症患者提供帮助非常重要，但不是提供所有的帮助，而是尽可能鼓励自主的身体反应或遵循指导的反应。由此可以发掘患者的剩余能力，并使其保持ADL（日常生活活动）能力。

5 为维持IADL（工具性日常生活活动）提供支持

- 即使患者需要ADL方面的全程协助，也可能能够执行某些IADL。注意到这一点，就能发现患者的个性。对于认知症患者的康复并不一定局限于支持独立与维持ADL的框架，从中解脱出来，通过让患者参与熟悉的活动，**能够为其提供有意义的时光**，进行符合其个性的活动，这本身就具有重要意义。如果有意将此作为康复的目标，可能会**提高QOL**。

> **备忘录 看到患者个性的那一刻**
> 笔者曾在一家医院的自助餐厅，亲眼看到一位坐在轮椅上的女性认知症患者，轻轻地伸手拿起面前的毛巾，并用惯用方式迅速将其叠好。这位严重认知症的女性患者，在所有ADL与IADL方面都需要有人协助，而且没有语言能力，她是一名全职家庭主妇，多年来独自负责家务。叠毛巾可能是她熟悉的工作，她很自然地伸出手，像过去一样叠起散落在面前的毛巾。想必在自己家里，她一直保持着房间的整洁与干净。这是笔者第一次亲眼看到这个人的个性，那一刻我觉得她有时间做自己的事情，实在是非常有意义。看到这一幕后，笔者就拜托其他工作人员配合，当着认知症患者的面叠毛巾，于是，该认知症患者熟练叠毛巾的场景，就成了家常便饭。

4）拒绝护理的应对措施

- 在护理过程中，很多认知症患者都会表现出拒绝或抗拒他人的护理。尤其是在医院与医疗设施中，认知症患者拒绝或抗拒穿衣与洗澡的协助，都是司空见惯的场景。拒绝护理，通常是由于**记忆障碍**、**视觉空间认知问题**与**判断力受损**造成的混乱。
- 例如，当护理人员协助认知症患者更衣时，患者可能会由于记忆障碍，而对“一个从未见过的陌生人突然从自己身上拿走衣服”感到惊讶，从而拒绝护理。或者，由于位置定向力障碍，他们可能没有意识到更衣室就是更衣室，并对“一个陌生人突然要在公共场所脱自己的衣服”这一念头感到恐惧。视觉空间感知方面的问题，可能会导致他们只有在护理人员近在咫尺时才会有视觉感知，从而对护理人员表现出逃避与后退的反应。护理人员触摸患者肩膀引导其站起时，可能会因判断力受损而形成“来自外部环境的突然触觉与深层感觉是不愉快刺激的情绪状态”。**个人有多少，拒绝的原因就应该有多少**。
- 在确定拒绝或抗拒的原因后，有必要设计一种不会引起混乱的接触方法。例如，对于表现出逃避反应的认知症患者，不能从身体的正面和上部接近，而应该从正面和下部、几米远的地方接近；对于触觉刺激令人不愉快的认知症患者，应该从有毛发的部位而不是无毛发的部位接触，或者从腹部或背部等中心部位，而不是外围部位接触。护理人员在观察认知症患者的反应时，还必须经过反复试验的过程，看看哪种方法会被认知症患者接受，而不会造成混乱。
- 当认知症患者表现出复杂的方面时，如果再加上拒绝护理的负担因素，往往会成为协助与指导日常活动的障碍，从而导致白天活动减少，ADL能力进一步下降。重要的是要了解拒绝护理背后的个人原因，并据此对患者进行治疗与护理。
- **大脑边缘系统**在感知“危险”等外部环境认知中，发挥着重要作用。此外，来自内部和外部环境的感官信息对于指导行为也很重要。**感觉信息**不仅传达到大脑皮层，还传达至大脑边缘系统与脑干。所有感觉信号，包括**特殊感觉**（视觉、听觉、前庭觉、嗅觉、味觉）与**躯体感觉信号**（皮肤感觉、本体感觉与内脏感觉）都作用于大脑皮层，产生“认知信息”，并投射到边缘系统，形成以愉快或不愉快为基础的情绪状态，并对感觉信息进行情感评估（愉快-不愉快、喜欢-不喜欢），据说这会诱发情绪行为与情绪反应。由于认知症患者通常直接表达基于情感评估的反应，因此在接触时，通过试错来筛选什么样的刺激是愉悦刺激是非常重要的。

5）预防摔倒的应对措施

- 认知症患者摔倒的发生率很高，摔倒会加速认知症的进展，导致患者卧床不起与认知功能下降[41]。因此，预防摔倒是**防止认知症恶化**与**增加护理负担**的一个重要任务。
- 认知症患者的摔倒可能由于平衡不稳定性[42,43]、认知症的加重[44]、严重的白质病变[45]、BPSD[46]、精神药物的使用[47]、原发性高血压[48]，以及空间视知觉功能下降[13,14]等原因引起。
  - ▶ 另一方面，笔者也曾经历过多次平衡功能稳定的认知症患者，坐在治疗室带脚轮的轮椅上，即将摔倒而伸手求救的场景。通过反复重新编码，“今天第一次坐上有脚轮的轮椅”这个情景记忆，会变成“有脚轮的轮椅在地板上容易滑动”“如果坐得不深，轮椅会移动而容易掉下来”“如果抓住轮椅，那么轮椅就会容易移动而不能提供支撑”等知识和概念的**语义记忆**。认知症患者在尝试坐在轮椅上时之所以容易摔倒，可能是因为他们没有将“轮椅”与“容易摔倒”联系起来，也就是说，他们的语义记忆已经严重受损。
- 对每位认知症患者的摔倒发生状况进行详细评估，找出与背景功能障碍和环境因素的关系，并根据需要，进行功能方面的康复治疗与环境调整。

6）人文与物质环境支持（包括家庭支持）

- 在考虑认知症患者的家庭生活时，护理人员的存在至关重要。厚生劳动省[49]提出了作为推动认知症施策的基本理念，**“延缓认知症的发生，致力于建立即便患有认知症也能怀有希望过上日常生活的社会，重视认知症患者及其家庭的视角，以‘共生’与‘预防’为双轮，推动施策”**这一理念。不仅要关注认知症患者的视角，还要关注作为护理人员的家人视角，这对于患者继续家庭生活非常重要，而减轻护理人员的负担，是支持认知症患者生活的一个非常重要的关键。
- 例如，Brodarty[50]制定了一项为期10天的寄宿计划，让认知症患者及其家庭护理人员在医院过夜，为认知症患者提供包括记忆练习在内的工作活动，并为家庭护理人员提供教育与管理技能练习。通过接触认知症患者及其家人，参与支持认知症患者的生活，是非常重要的。
- 在日本的医疗领域，由于人口老龄化，认知能力下降的老年人住院人数不断增加。住院的认知症患者由于认知功能障碍，往往会对与平时日常生活不同的环境感到困惑，无法理解陌生医生与护士的治疗和护理意义，经常出现激动、拒绝、谵妄等情形，难以安全住院。在这样的护理环境中，可以通过工作人员之间学习与分享，如何以一致的方式对待认知症患者，从而改变认知症患者周围的交流环境，以免造成混乱。
- 重要的是，要从每个专业人员的立场出发，与其他专业人员分享有关认知症患者的信息和评估，这样他们就能对认知症患者有一个共同的认识，然后作为一个护理团队，分享他们对认知症患者想要做什么以及他们对目标的想法[51]。

文献

[1] 「ICD-10 精神および行動の障害　新訂版」(融 道男，他/監訳)，医学書院，2005.
[2] 「DSM-5　精神疾患の診断・統計マニュアル」(日本精神神経学会/日本語版用語監修，髙橋三郎・大野 裕/監訳)，p594，医学書院，2014.
[3] Shumaker SA, et al：Conjugated equine estrogens and incidence of probable dementia and mild cognitive impairment in postmenopausal women: Women's Health Initiative Memory Study. JAMA, 291：2947-2958, 2004.
[4] 黒田洋一郎：アルツハイマー病の危険因子-最新データの紹介-．臨床精神医学，28：1215-1223，1999.
[5] 熊谷 亮：アルツハイマー病の危険因子-順天堂浦安病院老人性痴呆疾患センター相談例における検討-．順天堂医学，50：392-398，2004.
[6] 勝谷友宏，他：わが国における家族性 Alzheimer 病．医学のあゆみ，157：435-436，1991.
[7] 熊本大学：高齢者において、認知症に誤診されうる発達障害が存在することを世界に先駆けて報告．https://www.kumamoto-u.ac.jp/whatsnew/seimei/20220927.
[8] Petersen RC, et al：Mild cognitive impairment: clinical characterization and outcome. Arch Neurol, 56：303-308, 1999.
[9] Petersen RC, et al：Current concepts in mild cognitive impairment. Arch Neurol, 58：1985-1992, 2001.
[10] 「標準高次視知覚検査 改訂第1版」(日本高次脳機能障害学会/編，日本高次脳機能障害学会 Brain Function Test 委員会/著)，新興医学出版，2003.
[11] 本間 昭，他：Alzheimer's Disease Assessment Scale (ADAS) 日本版の作成．老年精神医学雑誌，3：647-655，1992.
[12] Yamaguchi H, et al：Yamaguchi fox-pigeon imitation test: a rapid test for dementia. Dement Geriatr Cogn Disord, 29：254-258, 2010.
[13] Eriksson S, et al：Characteristics associated with falls in patients with dementia in a psychogeriatric ward. Aging Clin Exp Res, 19：97-103, 2007.
[14] Olsson RH Jr, et al：Visual spatial abilities and fall risk: an assessment tool for individuals with dementia. J Gerontol Nurs, 31：45-51; quiz 52, 2005.
[15] Suzuki Y, et al：Quantitative and Qualitative Analyses of the Clock Drawing Test in Fall and Non-Fall Patients with Alzheimer's Disease. Dement Geriatr Cogn Dis Extra, 9：381-388, 2019.
[16] Baddeley A & Wilson B：Frontal amnesia and the dysexecutive syndrome. Brain Cogn, 7：212-230, 1988.
[17] 「認知症 臨床の最前線」(池田 学/編)，p159，医歯薬出版，2012.
[18] 仲山千明，他：脳卒中のリハビリテーションを中心とした一般病棟における介護負担感の調査-FIM 各項目の点数との比較．総合リハビリテーション，39：491-494，2011.
[19] 鈴木優喜子：認知症病棟におけるアルツハイマー病患者の自宅退院に影響を及ぼす入院時因子．日本認知症ケア学会誌，18：478-484，2019.
[20] Suzuki Y, et al：Awareness of Instrumental Activities of Daily Living Disability: Pilot Study for Elderly Requiring Care and Caregivers. Dement Geriatr Cogn Dis Extra, 12：94-99, 2022.
[21] 厚生労働省老健局：認知症施策の総合的な推進について(参考資料)．2019. https://www.mhlw.go.jp/content/12300000/000519620.pdf.
[22] 「MMSE-J 精神状態短時間検査 改訂日本版」(Folstein MF，他/原著，杉下守弘/日本版作成)，日本文化科学社，2019.
[23] 「標準言語性対連合学習検査」(日本高次脳機能障害学会 Brain Function Test 委員会 新記憶検査作製小委員会/著)，新興医学出版社，2014.
[24] 「Neuropsychological assessment, 4th ed」(Lezak MD, et al, eds), pp457-462, Oxford University Press, 2004.
[25] 「神経心理学コレクション 痴呆の臨床」(目黒謙一/著)，p104，医学書院，2004.
[26] Cummings JL, et al：The Neuropsychiatric Inventory: comprehensive assessment of psychopathology in dementia. Neurology, 44：2308-2314, 1994.
[27] Kaufer DI, et al：Validation of the NPI-Q, a brief clinical form of the Neuropsychiatric Inventory. J Neuropsychiatry Clin Neurosci, 12：233-239, 2000.
[28] Zarit SH, et al：Relatives of the impaired elderly: correlates of feelings of burden. Gerontologist, 20：649-655, 1980.
[29] 荒井由美子：介護負担度の評価．総合リハビリテーション，30：1005-1009，2002.
[30] Wood RI & Fussey I：Brain damage, behaviour & cognition.「Cognitive Rehabilitation in Perspective」(Wood RI & Fussey I, eds), Taylor & Francis, 1990.
[31] Moore S, et al：Memory training improves cognitive ability in patients with dementia. Neuropsyhological Rehabilitation, 11：245-261, 2001.
[32] 吉田 甫，他：学習課題の遂行が老年期痴呆患者の認知機能に及ぼす効果．老年精神医学雑誌，15：319-325，2004.
[33] Kawashima R：Mental exercises for cognitive function: clinical evidence. J Prev Med Public Health, 46 Suppl 1：S22-S27, 2013.
[34] Yoshitake T, et al：Incidence and risk factors of vascular dementia and Alzheimer's disease in a defined elderly Japanese population: the Hisayama Study. Neurology, 45：1161-1168, 1995.
[35] Lautenschlager NT, et al：Effect of physical activity on cognitive function in older adults at risk for Alzheimer disease: a randomized trial. JAMA, 300：1027-1037, 2008.
[36] Makizako H, et al：Six-minute walking distance correlated with memory and brain volume in older adults with mild cognitive impairment: a voxel-based morphometry study. Dement Geriatr Cogn Dis Extra, 3：223-232, 2013.
[37] Erickson KI, et al：Physical activity, brain plasticity, and Alzheimer's disease. Arch Med Res, 43：615-621, 2012.
[38] Shimada H, et al：Effects of Combined Physical and Cognitive Exercises on Cognition and Mobility in Patients With Mild Cognitive Impairment: A Randomized Clinical Trial. J Am Med Dir Assoc, 19：584-591, 2018.
[39] Öhman H, et al：Effect of physical exercise on cognitive performance in older adults with mild cognitive impairment or dementia: a systematic review. Dement Geriatr Cogn Disord, 38：347-365, 2014.

[40] 若松直樹，他：痴呆性老人に対するリアリティ・オリエンテーション訓練の試み．老年精神医学雑誌，10：1429-1435，1999.
[41] 行正 徹，他：転倒による受傷のリスク調査．バイオメディカル・ファジィ・システム学会誌，13：109-114，2011
[42] van Dijk PT, et al：Falls in dementia patients. Gerontologist, 33：200-204, 1993.
[43] Sterke CS, et al：Is the Tinetti Performance Oriented Mobility Assessment（POMA）a feasible and valid predictor of short-term fall risk in nursing home residents with dementia? Int Psychogeriatr, 22：254-263, 2010.
[44] Muir SW, et al：The role of cognitive impairment in fall risk among older adults: a systematic review and meta-analysis. Age Ageing, 41：299-308, 2012.
[45] Horikawa E, et al：Risk of falls in Alzheimer' s disease: a prospective study. Intern Med, 44：717-721, 2005.
[46] Suzuki M, et al：Impact of fall-related behaviors as risk factors for falls among the elderly patients with dementia in a geriatric facility in Japan. Am J Alzheimers Dis Other Demen, 27：439-446, 2012.
[47] 鳥羽研二，他：転倒リスク評価とリスクを高める薬剤．骨粗鬆症治療，7：191-195，2008.
[48] Morris JC, et al：Senile dementia of the Alzheimer's type: an important risk factor for serious falls. J Gerontol, 42：412-417, 1987.
[49] 厚生労働省：認知症施策推進大綱について 認知症に対する取り組み．
https://www.mhlw.go.jp/stf/seisakunitsuite/bunya/0000076236_00002.html
[50] Brodarty H & Gresham MF：Effect of a training programme to reduce stress in carers of patients with dementia. British Journal of medicine, 14：63-80, 1984.
[51] 見城道子，他：在宅における認知症高齢者のケアに関する文献研究 専門職連携の観点から「行動障害および精神症状」を有する高齢者に焦点を当てて．日本保健医療福祉連携教育学会学術誌・保健医療福祉連携，4：50-60，2011.

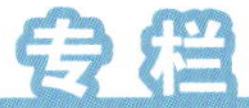

6. 认知功能的确存在性别差异吗？

关于男女在脑结构、脑功能与认知功能方面的差异，普遍存在性别偏见，有“男性大脑”“女性大脑”这样的说法，给人以男性在空间认知与数学能力方面更胜一筹，女性在语言功能方面更胜一筹的固有观念，似乎男女在脑功能与认知功能方面，存在显著差异。然而，事实果真如此吗?

性别二态性指的是两性之间个体特征的差异，如狮子的鬃毛或甲虫的角，除了生殖器官外，还可以从外形明显区分雌雄[1]。

乔尔等[2]分析了169名女性与112名男性的大脑结构数据，报告称他们找不到任何表达这种性别二态性的特定大脑区域。另一方面，乔尔等报告称，他们使用不同的方法分析脑结构数据，能够以93%的准确率，区分男性与女性大脑图像[3]。然而，男性与女性在大多数认知与性格指标上并没有什么区别[3]。此外，由于个体差异远大于群体平均值的差异，因此不可能根据性别来预测个体的脑功能或认知功能[3]。同样重要的是要记住，脑功能与认知功能并不是先天决定的，而是会随着经验与学习而灵活变化的。

许多普遍流传的关于男女脑功能与认知功能差异的论述，在科学上并不成立。还有人声称，与性别相关的固有观念对儿童的游戏和教育（例如数学教育）产生了负面影响[2]。为了日本社会的未来发展，日本政府正计划支持增加进入理工科的女生人数。关于脑功能与认知功能性别差异的流行言论，可能会助长性别不平等的固化。无论是治疗师还是普遍的社会成员，都必须以科学的态度来看待所有言论。

参考文献

[1] 四本裕子：脳や行動の性差．認知神経科学，23：62-68，2021.
[2] 「ジェンダーと脳」（ダフナ・ジョエル，ルバ・ヴィハンスキ/著，鍛原多惠子/訳），紀伊國屋書店，2021.
[3] 「あなたがあなたであることの科学」（デイヴィッド・J・リンデン/著，岩坂彰/訳），河出書房新社，2021.

第3章 高级脑功能障碍康复方法

1 注意障碍

学习目标

- 能够解释注意力障碍对生活的影响
- 能够解释注意力障碍的生活支持
- 能够解释烦心事会随着生活的改变而改变

1 病例介绍（图1）

病例 **分娩后，注意力、记忆力、执行功能障碍导致产后做家务困难的病例**

30岁，女性，右利手。职业：家庭主妇

诊断名称： 右脑挫裂伤。

障碍名称： 高级脑功能障碍（注意障碍、记忆障碍、执行功能障碍）。

家庭结构： 夫妻和一个孩子（幼儿）的3口之家。

主诉： 分娩后，变得不能正常做家务。

现病史： 患者20多岁时曾在交通事故中受伤。她被送往急诊医院，经过2个月的治疗后，她住进了A医院，被诊断为高级脑功能障碍，接受了3个月的康复治疗。出院后，她重返工作岗位，却因无法胜任工作而被辞推。之后，她结婚生子。由于分娩后，不能正常做家务，她在受伤十多年后才开始得到支持治疗。

病史： 无特殊病史。

2 临床所见（开始支持治疗时）（图2）

1）神经学所见

运动系统（锥体束与锥体外系统）、躯体感觉系统与视觉系统均未发现异常。

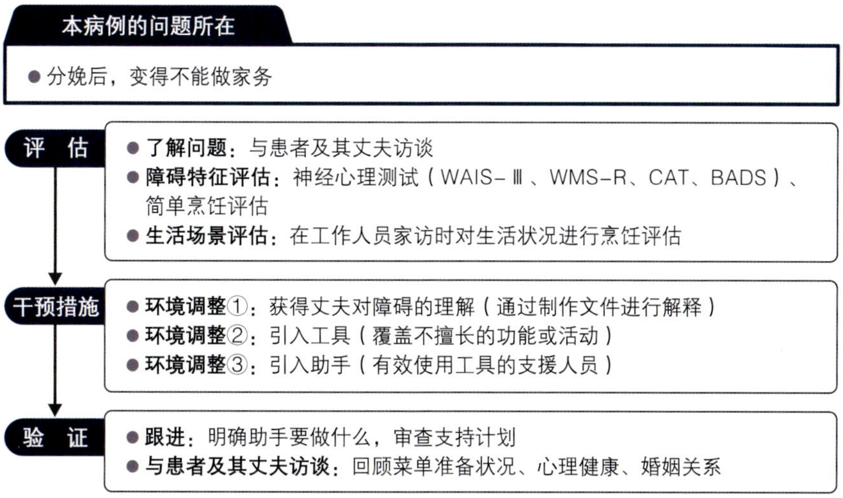

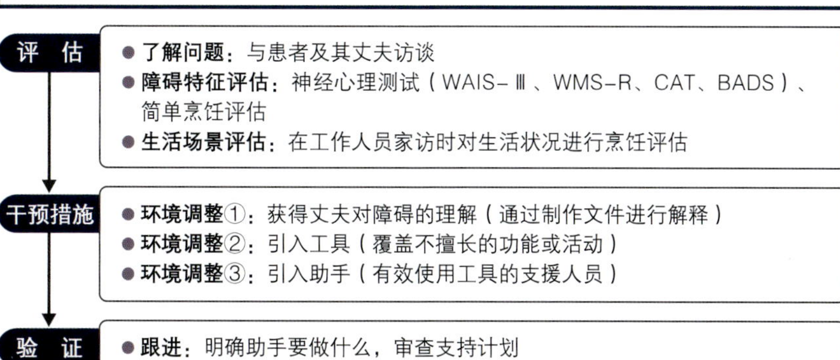

本病例的问题所在
●分娩后，变得不能做家务
评 估
●了解问题：与患者及其丈夫访谈
●障碍特征评估：神经心理测试（WAIS-Ⅲ、WMS-R、CAT、BADS）、简单烹饪评估
●生活场景评估：在工作人员家访时对生活状况进行烹饪评估
干预措施
●环境调整①：获得丈夫对障碍的理解（通过制作文件进行解释）
●环境调整②：引入工具（覆盖不擅长的功能或活动）
●环境调整③：引入助手（有效使用工具的支援人员）
验 证
●跟进：明确助手要做什么，审查支持计划
●与患者及其丈夫访谈：回顾菜单准备状况、心理健康、婚姻关系

图1　本病例示意图

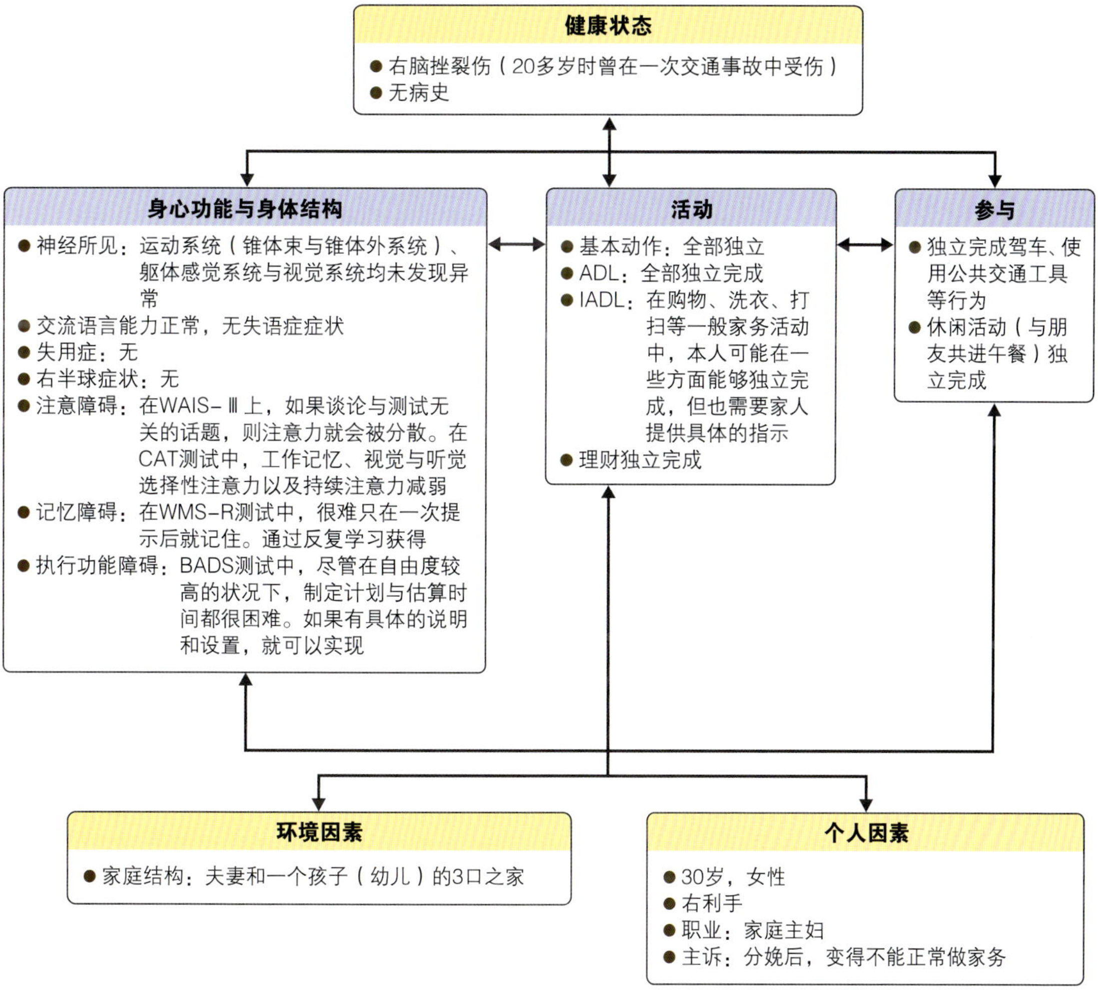

健康状态

- 右脑挫裂伤（20多岁时曾在一次交通事故中受伤）
- 无病史

身心功能与身体结构

- 神经所见：运动系统（锥体束与锥体外系统）、躯体感觉系统与视觉系统均未发现异常
- 交流语言能力正常，无失语症症状
- 失用症：无
- 右半球症状：无
- 注意障碍：在WAIS-Ⅲ上，如果谈论与测试无关的话题，则注意力就会被分散。在CAT测试中，工作记忆、视觉与听觉选择性注意力以及持续注意力减弱
- 记忆障碍：在WMS-R测试中，很难只在一次提示后就记住。通过反复学习获得
- 执行功能障碍：BADS测试中，尽管在自由度较高的状况下，制定计划与估算时间都很困难。如果有具体的说明和设置，就可以实现

活动

- 基本动作：全部独立
- ADL：全部独立完成
- IADL：在购物、洗衣、打扫等一般家务活动中，本人可能在一些方面能够独立完成，但也需要家人提供具体的指示
- 理财独立完成

参与

- 独立完成驾车、使用公共交通工具等行为
- 休闲活动（与朋友共进午餐）独立完成

环境因素

- 家庭结构：夫妻和一个孩子（幼儿）的3口之家

个人因素

- 30岁，女性
- 右利手
- 职业：家庭主妇
- 主诉：分娩后，变得不能正常做家务

图2　本病例的ICF

2）神经心理学所见

- 交流没有任何问题，可以进行口头交流。没有失语症、哑剧失用症与使用失用症的迹象。
- 没有观察到右半球症状（半侧空间忽略症、疾病失认症、半侧肢体失认症、维持运动困难）。
- 注意力障碍、记忆障碍与执行功能障碍，被视为高级脑功能障碍。在WAIS-Ⅲ测试中，当患者在此过程中，谈论与日常生活无关的话题时，注意力就会被分散。患者的工作记忆恶化，难以预测和有序地执行任务，这表明执行功能变得较弱。在WMS-R测试中，受试者很难只在1次提示后就记住事物。通过反复学习而某种程度上获得的记忆，也可能随着时间的推移而丧失。
- 在BADS测试中，受试者需要花费大量时间，来计划与估算自由度较高的任务所需的时间，因此很难有效地进行预测与准备。另一方面，在设定了一定程度的情景与得到具体指示的情形下，能够比较顺利地完成任务。
- 在CAT测试中，观察到工作记忆、视觉与听觉选择性注意力以及持续注意力均有所下降。此外，还观察到反应能力与适应能力减弱，以及难以适应周围环境的变化速度。

3）动作所见

- 基本动作，ADL全部独立。IADL（工具性日常生活活动）包括购物、洗衣与打扫等一般家务劳动，患者能够自己完成，但需要家人给予具体指导。
- 在理财、外出、乘坐交通工具（驾驶私家车、乘坐公共交通工具）等方面，均可独立完成。与朋友共进午餐等休闲活动，也可以独立完成。

3 支持——生活版就业指导支援※

1）了解问题

■1 困难
→第34页 一览表51
■2 困难
→一览表50

- 为了了解生活中存在的问题，通过向丈夫与患者本人进行访谈得知，“无法制定日程■1，无法做晚饭■2。房间一直乱七八糟，得不到整理，夫妻两人都面临同样的问题，例如“不限定地点就无法进行清理”这样的状况。
- 家人抱怨“比以前更容易忘事”，伴随着分娩后孩子的成长，环境发生了变化，难以按照自己的模式行动，需要更灵活地应对。在这个变化的环境中，问题变得更加突出。
- 丈夫则回答说，造成这些问题的原因是“妻子（病例）天生的性格所致”。

词汇 ※ **所谓生活版就业指导支援**[2]

即使是在机构或医院学到的生活技能，它们通常也无法应用于家庭生活。因此，开发出了“生活版就业指导支援”，作为一种通过访问当事人生活的地方，反复利用当事人自身的能力，对其行为的安定性和独立性进行支援的方法。这种方法类似于帮助残疾人在工作场所独立工作的就业指导（支援），因此被命名为“生活版就业指导支援”。

2）障碍特征评估

通过对患者进行简单的烹饪评估与日常生活访谈，并结合神经心理测试的结果，确定生活难以进行及不能做好饭的原因。结果表明，**执行功能障碍**与**注意力障碍**，如在试图同时完成多项任务时，出现遗漏，以及无法确定需要完成任务的优先次序，对患者的影响很大。

3）解释障碍特征与设定支援目标

- 为了获得丈夫对障碍的理解，以书面与可视的形式向他和患者本人解释了障碍特点（表1）。在此过程中，尽量避免简单地用“您有注意力障碍”或“您有执行功能障碍”等**专业术语来面对他们**。
- “您（夫人）有一个特点，即难以同时处理多项任务或保持一段时间的专注，也难以为多项任务设定优先顺序。这是由高级脑功能障碍中的注意力障碍与执行功能障碍引起的。当您每天有很多事情要做时，您可能不知道如何计划，您会感到

表1 障碍特征的说明文件

障碍特征	具体病例	日常生活中可能发生的现象
·难以为多项任务设定优先顺序（执行功能障碍）	·某一天，她有多项任务要完成，如“前往驾照中心”“第一次坐公交车带孩子去日托中心”与“自行前往医院”，她不知道该做什么，于是慌慌张张地给我打了电话	·很难围绕重要的日程制定计划，很难根据自己的身体状况与自己的能力减少日程，也很难按照优先顺序制定计划 ·**洗衣、做饭、打扫……什么都不会做，不知道从哪里开始，结果一事无成** ·在同一天安排有多个日程，会不知道该参与哪些或放弃哪些，从而感到恐慌
·一心想着某件事，就会沉浸其中，而将其他事情忘在脑后。或者无法在其中切换自如。“在做××的时候，做不到” ·容易分心（难以分配与转移注意力）	·忘记“请在14点叫我一声”的指示（专注于其他任务），如访谈结束后，她们折起了千纸鹤 ·即使工作人员告知她们“现在必须马上结束，因为还有另一个会议”，她们也无法停下来	·当专注于某件事情时，就无法注意到“现在应该做什么”（设定优先顺序、判断状况） ·即使开始做“该做的事”，也可能容易分散注意力，最终忘记“该做的事”，而无法回头 ·**在家里，往往会出现“当回过神时，已经为时已晚”的现象，而难以按时采取行动**
·即使被告知，仍然会遗忘（记忆障碍） ·即使被告知要写便条，也不知该记些什么，无法选择什么是必要的（执行功能障碍）	·虽然告诉对方“下次访谈时是否也请您丈夫一同出席，完全由您来拿主意”，但她还是就丈夫是否一同出席一事，多次打来电话确认 ·就访谈何时开始，2次打来电话确认	·因为会忘事，即使被告知要写便条，也什么都写不了 ·会将日程遗忘 ·虽然当场就记住，而当孩子和您说话或接到打来的电话等受到其他刺激时，就会忘得一干二净（记忆容器很小，如果内容太多，就会溢出）
·很难看着便条与指示书采取行动（执行功能障碍）	·给患者的任务是“按照指示书制作红薯点心与播种” ⇒然而，当能够自行推断应该做什么时，就可能会忽略指示书，或者甚至忘记它的存在，**而选择自己的方式去完成任务** 其结果便是，无法按照指示书的要求完成任务	·虽然在日常生活中，很多事情都“可以凭借直觉完成”，但是在需要按照指示书执行任务的状况下，如工作或幼儿园的提交文件等，由于误解或固执己见而容易导致失败

通过具体的日常生活中的困难事，可以浅显易懂地解释障碍导致的行为。
参考文献[1]编写。

困惑，最终会漏掉一些事情。在日常生活中，比如洗衣、打扫、准备饭食等，您可能会不知道从何开始，最终可能一事无成。”因此，**从实际生活中具体困难事的角度来解释这些困扰**，这些问题都与您的障碍有关。

- 其结果便是，这位丈夫才会发出“我现在终于明白妻子为什么会整天待在家里，无所事事了。听了您的解释，我才恍然大悟”这样的感叹，并获得了对障碍的理解。
- 随后，我们与丈夫和患者本人确认了目标，并做出了“会在丈夫回家前，及时把晚饭做好”的决定。为了实现这一目标，我们提出了由工作人员家访，对**日常生活情景进行评估**的建议。

4）实际生活状况评估——家访

- 在家访过程中，给患者本人布置了“做晚饭”的任务，而对方已事先制定了菜单，因此烹调过程非常顺利，并且没有出现做饭同时洗碗等重大问题。
- 因此，我们将准备饭菜的步骤（制定菜单、购物与烹调）进行了详细划分，并明确了哪些步骤存在问题。
- 之所以能“制定菜单”，是因为在家访时事先告知了需要预先制定菜单，所以才得以实现。但在评估过程中发现，她通常很难制定菜单，即使好不容易制定了菜单，也会出现连续选择相同菜单或重复类似菜单等问题。
- 例如，在同一周的晚饭中，有连续2天的咖喱饭和连续3天的乌冬面，以及在同一天的晚饭中出现南瓜沙拉、炒南瓜和南瓜汤等重复菜单。
- 虽然“购买食材”1人便可完成，但常常忽略了已有的食材，结果买成了同样的食材，冰箱里堆满了食材，其中很多都已经过期。
- “做饭”过程则比较顺利，只要菜单定下来，受试者就可以照着食谱做饭，同时还可以收拾，全程进行得较为顺利。但是，她开始做饭的时间较晚，结果，丈夫回家时，晚饭还没来得及做好。
- 评估结果表明，问题并不在于烹调本身，而在于弄清了以下2个问题：①无法制定菜单（如重复菜单、重复购买食材等）；②不知道何时开始烹调。

5）引入工具

为解决上述问题，而引入了一些工具。

1 解决无法制定菜单的问题

- 让受试者查看冰箱内的食材，并制定1周的菜单后，却发现了相同的菜单，或者忽略了冰箱内的食材，明显表明对方无法独自制定菜单。
- 因此，我们列出了冰箱里的食材，并引入了**食材清单表格**（图3），以及**1周菜单表格**（表2），以实现可视化。
- 食材清单表格最初使用的是没有边框的白纸，在整理冷藏室的食材时，由于一边看着冷冻室与蔬菜室，难以集中精力完成一个区域后再进入下一个，导致经常遗漏食材。
- 因此，为了解决这个问题，将食材清单表格，按冰箱的不同区域划分为框架（冷

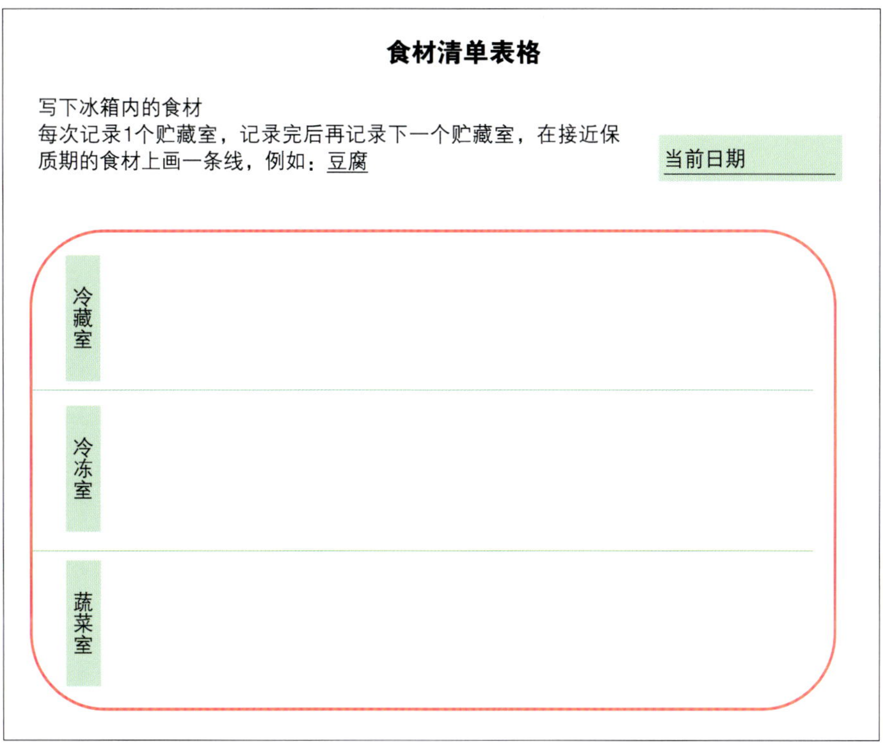

图3　食材清单表格

记录冰箱中食材的工具。该工具按冰箱贮藏室划分，通过限制受试者查看食材的位置，以防止受试者注意力分散。

表2　1周菜单表格

日期（月/日）		/（周一）	/（周二）	/（周三）	/（周四）	/（周五）
晚饭菜单	主食					
	主菜					
	配菜					
	汤类					
购物清单 ★写下在“采购日”买的东西！						
能在丈夫回家时做好吗？ ○×△						

作为思考的线索，将主食、主菜、配菜、汤类等项目进行划分，是其中的关键所在。通过显而易见的方式，避免了菜单的重复。摘自文献[1]。

藏室、冷冻室、蔬菜室），这样看食材时的位置就受到限制，从而减少了分散注意力与集中力的状况。

- 对于1周的菜单表格，最初只有日期与星期的框架，但这样做的话，很难在1天内完成主菜、配菜等的安排，自行完成菜单就会变得困难。

- 因此，我们将食材按主食、主菜、配菜、汤类等项目进行划分，并提供了思考的线索。由此，冰箱里的食材遗漏减少，也避免了购买不必要的食材。
- 另外，由于在制定菜单时，按项目进行了划分，很明显所要做的就是填写项目，由此减少了支援人员干预的需要。由于能够看到1周的菜单，不再出现相同的菜单。
- 然而，制定菜单仍需要支援人员适时提供开始制定的时机与建议。

2 解决丈夫回家时晚饭还没做好的问题

- 为了了解患者本人是如何度过1天的，而引入了**每日时间表**，从而实现患者本人1天的可视化。结果发现，在上午洗完衣服后，到中午接孩子放学的整整3h内，什么事也没做。
  - 当向本人询问这段时间该做什么时，得到的回答是“打扫卫生，将洗好的衣服收下来叠好，做晚饭”，说明对方知道自己该做的事。但她接着回答说，“不知道该按什么顺序做，以及什么时候做”。
  - 结果发现，患者从幼儿园接回孩子后，才开始匆忙干活，家务活都集中在傍晚孩子在家的时候。
  - 尽管洗好的衣服已经叠好，却在收起来之前，当场被孩子弄得散落一地，状况变得一团糟。
  - 患者经常来不及准备晚饭，而不得不买现成菜。
- 因此，提出合理建议，确认高效的每日时间表，趁着孩子在幼儿园的时间，完成集中在傍晚的家务活动。通过查看每日时间表（表3），能够确认“可以在13点开始做晚饭，14点收叠洗好的衣服”，这使她能够按时做家务，并保证丈夫回家就能吃上晚饭。
- 当寻问患者本人的感想时，这位女性回答说“有了每日日程表，我就知道在什么时间该做什么，真是太好了”。
- 然而，当下一次家访时，该日程表却和其他东西一起丢失了。为了防止丢失，我们将其贴在了冰箱门上，因为冰箱每天都要看上几次。然而，由于冰箱门上已经贴满了许多不必要的贴纸，在支援人员的帮助下，将张贴的贴纸整理至最低限度。
- 这样就避免了时间表的丢失，不仅患者本人，她丈夫也开始查看日程表，从而使两人能够共享时间表。

6）引入家务助理

- 发现引入工具（食材清单表格、1周菜单表格）是有效的，但并未达到完全自主使用的程度。
  - 对于食材清单表格的填写与菜单的制定，自己主动执行起来很困难，即使尝试执行，由于对食材清单表格的填写缺乏持久的注意，而无法完成到最后，而独自想出所有菜单也会困难至极。
- 要有效使用上述工具，需要与患者一起工作的支援人员提供建议。因此，作为当地支援人员，开始由**咨询支持办公室与帮助办公室提供持续支持**。

表3　每日时间表

时间	计划要做的事
6:00	起床
	洗衣开关打开（第1次）
	为丈夫准备午饭（饭团、茶）
6:30	叫孩子起床
7:00	早餐（服药）
	晾衣服（第1次）
	洗衣开关打开（第2次）
9:00	送孩子去幼儿园
	晾衣服（第2次）
	打扫卫生（洗碗、整理房间等）
12:00	午饭
13:00	做晚饭（打开米饭定时器）
14:00	将洗好的衣服取下、叠起并收好
15:30	去幼儿园接孩子
	洗澡
	整理房间
18:30	丈夫回家
	吃晚饭（服药）
	收拾晚饭，为明天做准备
22:00	上床睡觉

弥补注意与执行功能障碍的工具。通过将何时、做什么以及按什么顺序做的信息可视化，使行动更加容易进行。
参考文献[1]编写。

- 在引入家务助理时，我们准备了一个**支持流程手册**（表4），并解释了患者本人的障碍特点与具体的支持方法。家务助理多次陪同家访，传达具体的支持方法，直至其了解障碍特点并能够支持使用工具。家务助理按照每周2d，每日2h的频率提供支持，协助制定菜单，确认每日时间表并提出建议。
- 其结果便是，凭借家务助理的支持，终于达成了“能够在丈夫回来前及时做好晚饭”这一目标。

7）跟踪

- 在向家务助理移交工作后，也会定期进行跟踪。在跟踪过程中发现了一个新问题，即家务助理填写了食材清单表格，而这本该由患者本人填写。
- “作为家务助理，该做些什么呢？”家务助理惴惴不安地这样问道。于是，我们重新审定了支持计划，重新确认了患者本人该做什么与家务助理该做什么，并对支持进行了修正。

4　提供支持后的变化

1）菜单制作的变化

- 支持前，同一份菜单在同一周内重复了多次，但支持后，在准备菜单时考虑到了保质期，菜单没有重复，菜单种类也随之增加。

表4 支持流程手册

场景	障碍特点	由家务助理提供支持
(1)填写食材清单表格 ·按照冷藏室→冷冻室→蔬菜室的顺序进行列举	·由于容易分心，因此会花费较长时间 ·无法坚持做到最后	·请鼓励患者按照冷藏室、冷冻室、蔬菜室的划分，分别予以记录 ·建议在使用期限较近或已经开始腐败的食材名称上画线，以便尽快使用 ·如果对方注意力分散，请提醒并帮助其重新唤回 ·最后检查一下，确保没有遗漏之处
(2)制定菜单表格 ·填写为期1周的“主食”“主菜”“配菜”“汤类”栏 ·将主菜食材按照肉/鱼/肉……的顺序进行交替 ·当确定1道菜后，在食材清单表格中划掉“使用的食材”	·要在考虑优先顺序的前提下，制定菜单会非常困难 例如：“何时如何使用开始腐烂的食材”一个人难以做出判断 ·由于容易分心，因此会花费较长时间	·在看着食材清单的同时，制定菜单表 ·在将食材用于菜单后，请每次将线划掉 ·建议使用较早过期的食材 ·家务助理不是先行制定菜单，而是给予提示让患者本人决定 发声示例：“您轮着吃了肉和鱼吧？” “较早过期的食材是哪种？”
(3)制定购物清单 ·在菜单表格的“购物清单”一栏中填写	·要在考虑优先顺序的前提下，制定计划会非常困难 例如：该何时补买，一个人难以做出判断 ·很难同时完成多项任务，比如同时制定菜单与购物清单	·根据制定的菜单，共同决定①购买哪些新物品、②何时购买 ·鼓励患者将购买时间写在菜单上的指定栏内（始终写在同一位置）与白板上，以免遗忘

请按照相同的顺序，从（1）开始，每次均以相同的顺序进行
一旦患者能够做到，就不要提前给予建议，而是静待观察流程手册，通过支援人员提供统一支持，来实现行为固化。
参考文献[1]编写。

- 制定菜单所需的时间也减少了，现在可以在网上搜索菜单。
- 由于患者现在能够及时做好晚饭，因此匆忙购买现成菜的现象也减少了。

2）心理变化

- 在干预开始时，患者会经常给本支持中心打电话，因为她感到困惑，不知道该做什么，并会因为事情进展不顺利而倍感压力。
- 而当开始利用家务助理的服务后，由于身边有了贴心的顾问，焦虑情绪有所缓解，能够冷静行事，人也变得心平气和了。从那以后，打给本支持中心打电话次数就变少了。
- 患者本人则做出了积极的自我反省，并表示“独立做一些家务让我更有信心，自己周围的朋友也说我变得更开朗了”。

3）与丈夫的关系

- 干预后，夫妻关系变得和谐了。患者本人则表示“丈夫变得温柔了”。
- 这位丈夫才会发出“我现在终于明白妻子为什么会整天待在家里，无所事事了。现在，当我一回到家，晚饭便已做好，而且菜色变多，对此我心满意足”这样的感叹。

5 考察

此次，从一开始就存在问题的家务劳动得到了改善，患者实现了部分独立。究其原因，我们将从家人的理解、补偿措施与行为固化这3个方面来进行解析。

1）家庭对障碍认知的理解

在支持开始时，家人对患者的障碍状况缺乏认知，因此必须获得他们对患者因障碍而产生的行为的理解，以获得对方的合作。据末吉[3]报告，“家庭以自己的方式生活，没有家庭的支持就无法实现。还征求了家人的意见，通过提供如何应对这种状况的建议，家人的压力似乎得以减轻”。此次，在向丈夫仔细解释了障碍特性并获得他对障碍的理解后，支持目标得到了确认，问题也得到了明确。这被认为是支持丈夫重要的第一步，因为这有助于他理解自己需要支持，以便在未来的生活中实现独立。特别是在由第三方进入家庭提供支持的家访式支持中，如通过家访进行评估和引入家务助理等，为了使家庭顺利接受，有必要认真实施这一步骤，并判断这一步骤是否奏效。

2）补偿措施的获得与环境结构化

1 引入工具

阿部[4]指出，脑外伤者并不擅长运用经验知识，通过发现环境中包含的规律与意义，将原因与结果结合起来理解，并预测即将发生的事情，适应社会需要掌握补偿行为与环境结构化。

在本病例中，发生了种种问题，比如由于注意障碍与记忆障碍，出现了看不到冰箱内的食材而购买相同食材，忘记了几天前做过什么，而再次制作相同食物等问题。为了弥补这一点，引入了可视化“食材清单表格”与“1周菜单表格”这两个工具，被认为效果立竿见影。此外，由于执行功能障碍，很难规划1天的生活并判断何时以及按照何种顺序进行。为了弥补这一点，引入了可视化“每日时间表”使行为可见，并创造了一个随时可以参考的环境结构，这被认为是有效的。

针对这样的病例状况，引入适合的工具和有效的环境结构化，关键在于需要将要实现的行为过程分解为各步骤，通过评估与障碍特点的关系，来进行评估。

2 引入家务助理

在引入家务助理的支持交接中，需要确保家务助理能够持续提供相同的支持。因此，了解高级脑功能障碍的特点，并传达对现实生活中独立性的支持，具有非常重要的意义。在本病例中，为了确保家务助理可以持续提供相同的支持，我们制作并共享了关于实际支持方法的“支持流程手册”。

由于执行功能障碍与主动性较低等原因，高级脑功能障碍患者即使在规定的环境中可以做到，也很难自己主动行动，因此往往在实际生活中无法实现独立。然而，家务助理的到来，可以激发患者本人采取行动的动机。此时，一旦受试者在表面上能够独立完成行动（如本病例中的烹调），家务助理通常就会决定终止对受试者的帮助。关键在于务必要告知家务助理，在其监护下，患者存在一个独立的阶段。末吉[3]指出，“很明显，当高级脑功能障碍患者利用家务助理提供的服务时，通过家务助理进行‘培训性干预’，她们的某些日常活动就会变得独立。培训性干预意味着家务助理要提高对障碍的认识，支持她们掌握补偿措施，并重复即时反馈，以固化她们的行为。结果表明，家务助理提供的训练支持，提高了使用者的日常生活能力，使她们在家就能接受日常生活训练”。

3）行为固化

患者虽然在开始时，能够正确地完成某项任务或工作，但由于执行功能障碍，可能会自行改变方法，中途出现混乱。如果伴有注意障碍与思维过程障碍，则这种倾向会进一步恶化[5]。在本病例中，患者本人所做之事与家务助理所做之事，其间的界限逐渐变得模糊不清，当家务助理提供的支持超过了必要的限度，患者本人便不再做她该做的事。此外，患者还忘记了自己的目标与任务，也无法采取行动实现自己的目标。如此一来，由于执行功能障碍的特点，患者不能再做自己曾经做过的事情，因此，跟进对于行为固化必不可少。我们认为，通过定期跟进，迅速发现新的问题与难题，并通过回顾过去，重新确认目标与问题，是行之有效的方法。

6 总结

研究表明，约70%的脑功能障碍患者能够独立完成ADL（日常生活活动），但只有10%的患者能够独立完成签约、办理手续等社会参与活动，超过20%的患者能够独立完成理财与烹调活动，而且在家庭生活中，现实情形是家人提供了大量的照顾[6]。这意味着，在住院期间被认为没有问题的脑功能障碍患者，可能会在出院后的生活中发现问题，可以想象，看似轻度障碍的脑功能障碍患者，在实际的社会生活中，可能只能在家人的协助下，才可以勉强应付。在这种状况下，为使高级脑功能障碍患者的生活更加独立，而开发的生活版就业指导支援，作为一种支援人员到患者实际生活的地方，利用患者自身的能力，通过反复的行为固化，来促进独立，其有效性已经得到证实[2,7]。

在本病例中，由于患者能够进行烹调与打扫等活动，仅仅在医院内进行上述活动的技术评估，会被视为“烹调（家务）无问题”而惨遭忽略。在1天中，患者存在不了解烹调与打扫的顺序，无法制定菜单等问题，这些问题在提供生活框架建议的医院或设施中，很难被察觉。医疗人员需要预测在这样的实际生活场景中可能出现的问题，以及在患者回到家中后，通过这种视角进行确认至关重要。

本文首次发表于《脳科学とリハビリテーション Vol.16 2016》，标题为《高次脳機能障害を持つ主婦への訪問型家事支援の実践例 ～高次脳機能障害支援センターの取り組み～》，并根据首次发表的文献进行了补充与修改。

文献

[1] 揚戸薫，他：高次脳機能障害を持つ主婦への訪問型家事支援の実践例〜高次脳機能障害支援センターの取り組み〜．脳科学とリハビリテーション，16：25-33，2016.

[2] 「チームで支える 高次脳機能障害のある人の地域生活：生活版ジョブコーチ手法を活用する自立支援」（蒲澤秀洋/監，阿部順子/編著），中央法規出版，2017.

[3] 末吉明香：名古屋市総合リハビリテーション事業団：高次脳機能障害者の在宅ケア試行的実践報告 ホームヘルパー編．pp11-15，2007.

[4] 阿部順子：名古屋市総合リハビリテーション事業団：高次脳機能障害者の在宅ケア試行的実践報告 ホームヘルパー編．p2，2007.

[5] 「脳外傷者の社会生活を支援するリハビリテーション」（阿部順子/著，永井 肇/監），pp69-72，中央法規出版，1999.

[6] NPO法人日本脳外傷友の会：高次脳機能障害者生活実態調査報告書．2009.

[7] 岩崎 香，他：訪問による自立訓練（生活訓練）を活用した地域移行及び地域生活支援の在り方に関する研究．平成27年度厚生労働科学研究費補助金障害者政策総合研究事業 総括・分担研究報告書，pp91-105，2016.

[8] 「脳卒中治療ガイドライン2021」（日本脳卒中学会 脳卒中ガイドライン編集委員会/編），協和企画，2021.

[9] Cicerone KD, et al：Evidence-based cognitive rehabilitation: updated review of the literature from 2003 through 2008. Arch Phys Med Rehabil, 92：519-530, 2011.

[10] Levine B, et al：Rehabilitation of executive functioning in patients with frontal lobe brain damage with goal management training. Front Hum Neurosci, 5：9, 2011.

[11] Truelle JL, et al：Community integration after severe traumatic brain injury in adults. Curr Opin Neurol, 23：688-694, 2010.

2 行为抑制障碍（品行障碍）

学习目标

- 能够解释行为抑制障碍（品行障碍）的评估内容与结果
- 能够解释行为抑制障碍（品行障碍）的症状与神经学机制
- 能够解释行为抑制障碍（品行障碍）的治疗策略

1 病例介绍（图1）

病例 病理性抓握现象及强迫性使用工具的病例

40岁，男性，右利手

诊断名称：左侧大脑前动脉梗死。

现病史：X年Y月Z日发病，被紧急送医，诊断为左侧大脑前动脉梗死，并开始接受保守治疗。从第Z+8日开始接受物理治疗。Y+2个月后，患者转入康复专业医院进行康复治疗，并在Y+4个月后出院返家。

主诉：右手会不自主地抓握物体。

生活状况：经过环境调整后，患者能够独立进食、行动与整理仪容。患病前独自生活。职业为木匠。

既往史：无特殊病。

2 评估（图2）

1）脑部CT成像所见（发病后第3天）

- CT显示左侧额叶前内侧部皮质下观察到低密度区（图3）。

本病例的问题所在

- 手会不自主地抓握物体，却无法靠自己的意志去松开

评 估

- 针对上下肢运动瘫痪、感觉障碍、本能性抓握反应、强迫性使用工具、步行失用与运动启动困难等症状进行了评估
- 在测试场景中，检查“故意不让进行动作”的抑制系统
- 可以进行FAB的抓握行为项目

干预措施

- **身心功能**：选择视觉提示条件，避免触觉刺激
- **活动及参与**：练习使用双手协同操作
- **环境调整**：不要在患侧放置扶手，在床上或地板周围放置易抓取的物品，在周围放置危险物品

验 证

- 本能性抓握反应，强迫性使用工具等症状减轻了（在一定程度上，变得可控制）

图1　本病例示意图

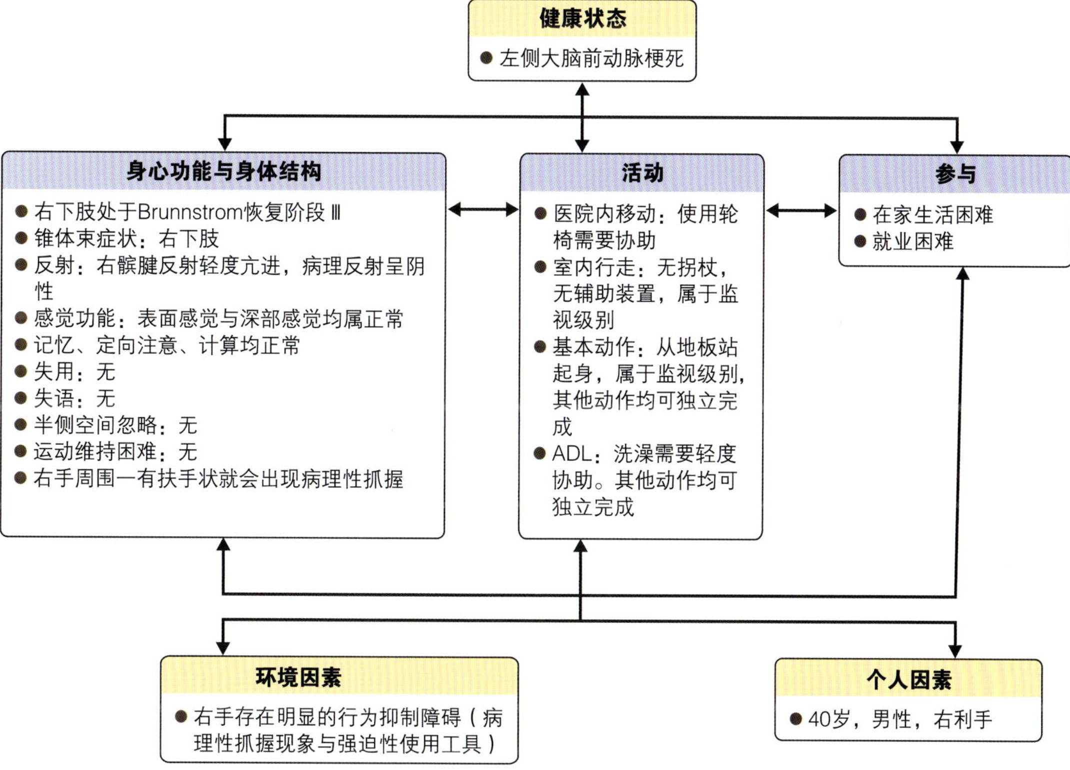

健康状态
● 左侧大脑前动脉梗死
身心功能与身体结构
● 右下肢处于Brunnstrom恢复阶段Ⅲ
● 锥体束症状：右下肢
● 反射：右髌腱反射轻度亢进，病理反射呈阴性
● 感觉功能：表面感觉与深部感觉均属正常
● 记忆、定向注意、计算均正常
● 失用：无
● 失语：无
● 半侧空间忽略：无
● 运动维持困难：无
● 右手周围一有扶手状就会出现病理性抓握
活动
● 医院内移动：使用轮椅需要协助
● 室内行走：无拐杖，无辅助装置，属于监视级别
● 基本动作：从地板站起身，属于监视级别，其他动作均可独立完成
● ADL：洗澡需要轻度协助。其他动作均可独立完成
参与
● 在家生活困难
● 就业困难
环境因素
● 右手存在明显的行为抑制障碍（病理性抓握现象与强迫性使用工具）
个人因素
● 40岁，男性，右利手

图2　本病例的ICF

2）神经学所见（发病后第8周）

- 意识清晰。锥体束症状仅出现在右下肢，右髌腱反射轻度亢进，病理反射呈阴性。运动瘫痪表现为右下肢处于Brunnstrom恢复阶段Ⅲ，上肢未见明显异常。躯体感觉包括表面感觉与深部感觉均属正常。视野也正常。

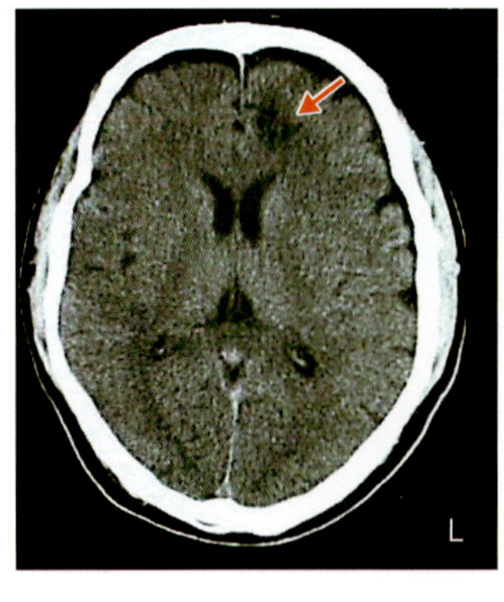

图3 脑部CT成像（发病后第3天）
在左侧前额叶皮质内侧部分（扣带回皮质下）观察到低密度区（➡）。

3）神经心理学所见（发病后第8周）

- 保持力、定向力、注意力与计算力等方面未观察到障碍，一般智力保持正常。左右手均存在使用失用症，未观察到哑剧失用症，日常会话也无明显障碍，也没有失语症。此外，也未观察到半侧空间忽略、运动维持困难等症状。
- 然而，右手存在明显的行为抑制障碍（**病理性抓握现象与强迫性使用工具**）。

4）动作所见（发病后第8周）

- 在移动方面，医院内移动需要轮椅协助，室内行走（无拐杖，无辅助装置）属于监视级别。然而，一旦右手周围有扶手，由于病理性抓握现象，抓握的出现导致动作中断，经常需要协助。
- 基本动作均能独立完成。然而，从地板站起时，因病理性抓握现象，需要监视（图4）。日常生活动作方面，除洗澡需要轻度协助外，其余均能独立完成，右手使用筷子进食也无明显问题。

5）右上肢行为抑制障碍特征（发病后第8周）

1 触觉与视觉刺激，会引发强烈的抓握反应，并影响动作执行。

■1 困难
→第34页 一览表㊳

- 该病例在右手（尤其是手指）轻轻触碰物体时，经常出现右手抓握（抓握反射）（图4A、D）。而当看到右手周围的物品时（进入视野），会观察到患者毫不犹豫地冲着该物品伸出右手并抓握物体（**本能性抓握反应**）■1的现象（图5A）。
- 在各种动作场景中，右手的抓握经常导致动作中断，经常观察到发生危险的情形。例如从轮椅站起时，右手抓握住扶手无法松开也无法站起，走廊行走或上下楼梯时，抓握右侧扶手导致无法前进，从地板起身时，因病理性抓握导致抓住裤腿或地板垫，从而阻碍整个动作（图4）。

2 由于患侧上肢的抓握无法抑制，病例使用健侧手或遮挡视觉来抑制右手的抓握行为

- 该病例的病理性抓握现象无论测试者是否发出禁止命令，都难以制止伸向物体的动作，放开抓握住的物体也很困难。此时，经常观察到左手制止右手或取走物品的场景（图4B、C、E，图5B）。即便如此，当右手抓握反应较强时，患者经常

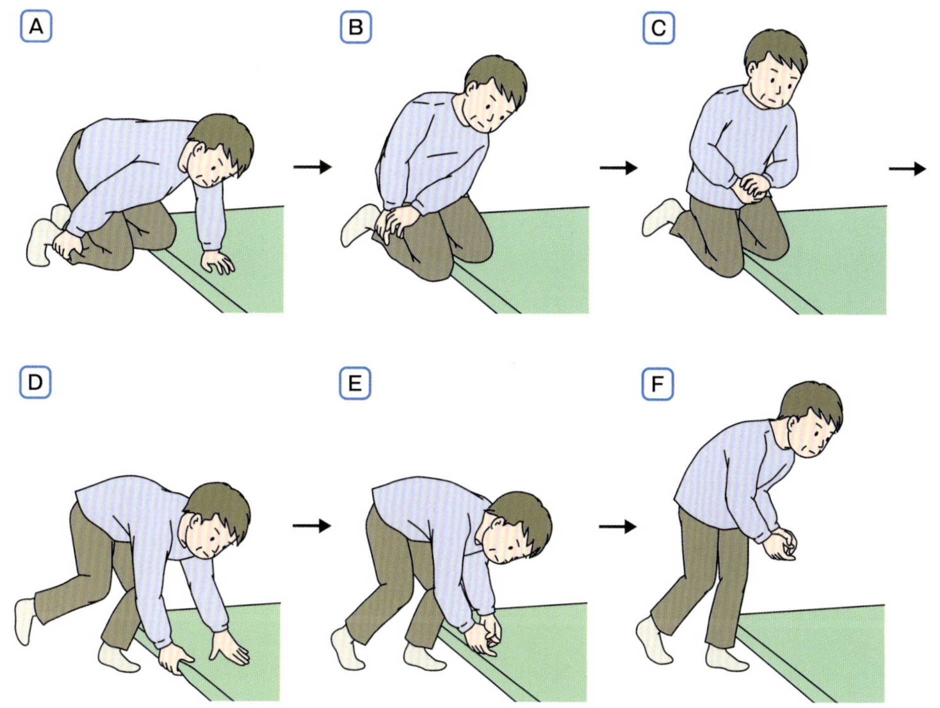

图4　阻碍动作执行的病理性抓握现象（从地板站起的场景）
A. 右手抓住裤腿右边，限制了右侧上下肢的动作，使患者无法完成跪地姿势。
B、C. 左手迅速抑制右手，并将其从裤子上拉开。
D. 为了站立，双手着地在地板（地垫）上时，右手立即抓住地垫边缘，阻碍了站立。
E、F. 左手拉开抓住地垫的右手，使自己可以站立。

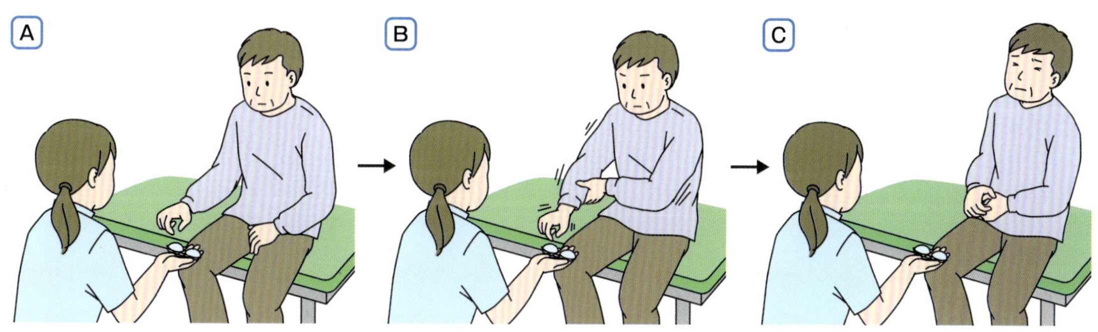

图5　右手的本能性抓握反应与抑制场景
A. 在患者前，当测试者佩戴的眼镜静静地展示在眼前时，患者会伸出右手试图抓住眼镜，即出现了视觉摸索（visual groping）。
B. 尽管测试者发出了"别碰眼镜！请勿抓取！"的指令，患者仍试图伸出右手抓握，而用左手抓住右前臂来抑制。其右手依然试图抓握，左右手之间的互搏仍在持续。
C. 最后，患者自行闭上眼睛（视觉遮挡），从而抑制了其右手的抓握反应。

会自行闭上眼睛（**遮挡视觉**），以抑制右手的动作（图5C、图6B）。

3 抓握反应时的握持方式具有功能性

- 在抓取反应过程中，右手与手指的抓握功能正常、准确且平稳，具体取决于物体的形状与用途。例如，对于细长的棒状物体，使用拇指和食指夹取，而对于垒球大小的球体，则完全打开所有手指来抓握（图9A），如果是日常用品，则抓握方式与物体的形状和用途相符（图6、图7）。

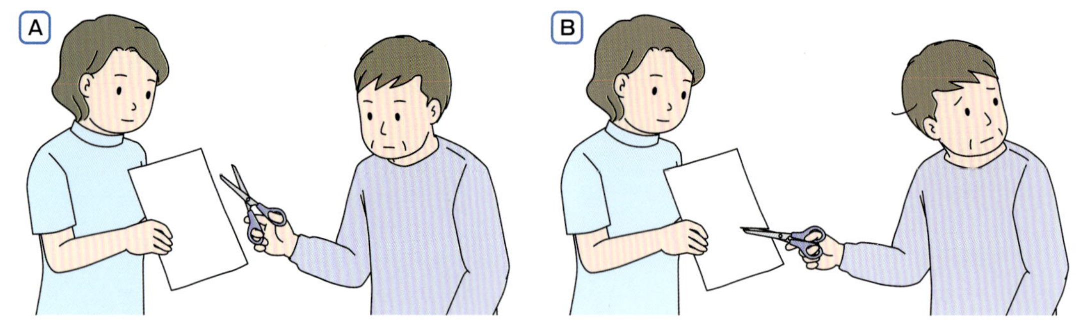

图6　强迫性使用工具的场景（强迫性使用剪刀的场景）

A. 病例描述：患者被指示在患侧（右手）将剪刀打开并保持。

B. 当测试者将纸插入剪刀刃之间时，患者立即使用剪刀剪纸。即使测试者向患者发出“剪刀处于打开状态。请绝对不要剪”的指令，也无法制止。最后，患者故意将目光从纸与剪刀上移开，并停止使用剪刀。

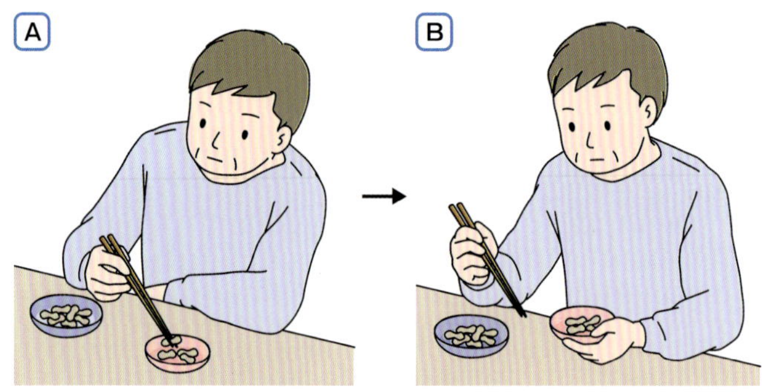

图7　右手强迫性使用筷子与受限场景

任务是使用筷子，将左侧蓝色盘子中的带壳花生转移至右侧红色盘子中。

A. 患者能够顺利地用筷子夹起并移动花生，但很难将花生放在右边的盘子中，并继续夹起花生。即使终于能够松开花生，也立即重新抓取同样的花生，并观察到强迫性使用筷子（仅使用右手）。

B. 抓握右侧红色盘子的左手执行相同的任务时，可以轻松地松开花生。此外，即使放开花生，也不会立即再次抓取，下一次的移动操作也能顺利进行（双手协同操作时）。

4 当动机增强时，就会出现强迫性使用工具

- 患者对放置在眼前（右手周围）的日常物品或工具表现出触摸或试图抓握的行为，但不会主动使用它们。然而，一旦患者握住工具后，处于视觉动机上升的情景下（例如，在剪刀上插入手指，或者持着筷子时将装有豆类等的盘子靠近），就能观察到强迫性使用工具（图6、图7）。

5 一旦改变双手协同操作或视觉提示条件，抓握反应就会减弱

患者的抓握反应与强迫性使用工具一旦出现，仅通过右手难以制止（松开物体）。然而，在双手协同操作时，右手的反应（抓握）减弱，右手更容易放开物品（图7、图8）。此外，仅用右手握住的球无法放开，但当在患者面前拿出篮子，就可以轻松地将球放入其中并将球放开（图9）。

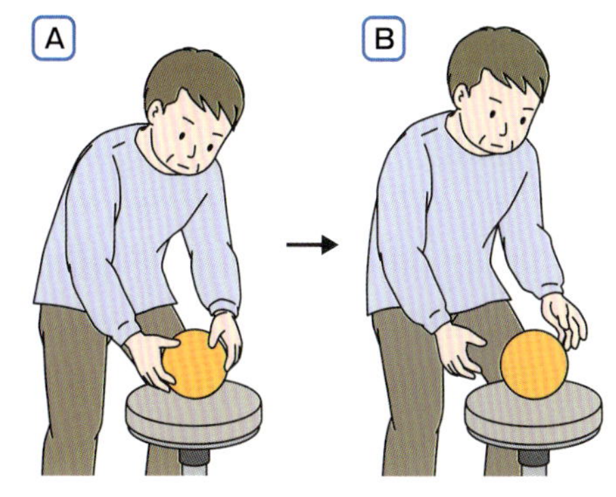

图8　通过使用双手，而右手抓握反应得到抑制的场景
在本病例中，患者无法只用右手放开抓握的球（放在台子上）。然而，当加上左手，以双手放在球上时（A），则右手可以轻易从球上移开（B）。

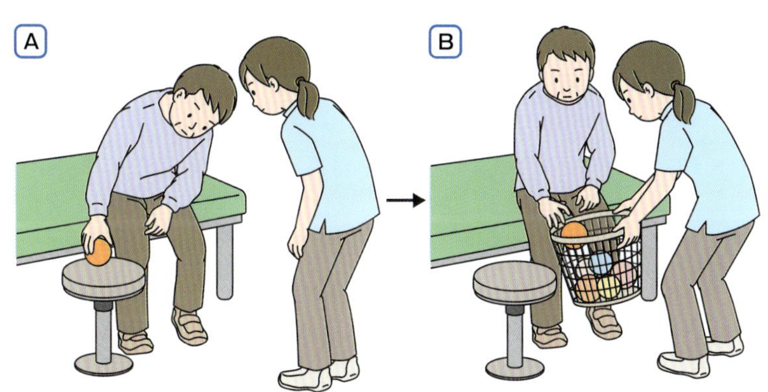

图9　由于环境设置（提示条件）不同，而产生的抓握反应差异
A. 即使被指示将右手抓握的球放下，患者也无法放开。
B. 在患者面前展示装有球的篮子并指示将球放入时，患者会轻易将球放开。

3　病理性抓握现象，强迫性使用工具的神经学机制

- 额叶内侧受损，会导致对侧上肢出现病理性抓握现象或强迫性使用工具等行为抑制障碍（品行障碍）。
- 病理性抓握现象，分为抓握反射与本能性抓握反应两大类。抓握反射是对手掌触觉刺激产生的定型反射，而本能性抓握反应是非定型的，对刺激做出反应，将手调整至适当位置并抓握[1-3]。
- 本能性抓握反应可分为闭合反应（closing reaction）、最终抓握（final grip），陷阱反应（trap reaction）、磁铁反应（magnet reaction）、视觉探索（visual groping）5种类型，其中前4种是由触觉引发的，而视觉探索（visual groping）则由视觉引发[2-4]。
- 所谓强迫性使用工具，是指患者强制性地抓握放在眼前的工具，并表现出摆脱抑制的异常行为。
- 抓握反射的病灶，局限于对侧辅助运动皮质[2,3]，或者包括其在内的前辅助运动皮质[5]。田中[2,3]指出，在**本能性抓握反应**中，磁铁反应（magnet reaction）与**视觉探索**（visual groping）是由对侧前带状回的中-后部（胼胝体部周围）的障碍引

起的。当病灶进一步向前发展，涉及胼胝体部周围的前部带状回时，视觉探索的反应变得显著。他们认为这种反应主要是由于胼胝体部周围的前部带状回几乎全域的障碍引起的。某些报告还指出，与扣带回前部相邻的扣带皮质运动区是致病灶[4]。

- **强迫性使用工具**，被认为是扣带回前部（包括进一步向前方延伸的胼胝体周围区域）受损所致[3]。
- 内侧额叶的功能，是对从后部到前部的动作进行更复杂的控制。因此，即使内侧额叶受损，抓握反射、本能性抓握反应、模仿行为、利用行为、强迫性使用工具与收集行为，仍会从后部区域依次出现[4]●1。

参见●1
→第74页 第3栏

4 评估方面的建议

- 当额叶内侧出现局灶性病变（如大脑前动脉梗死）时，几乎不可避免地会出现这种症状。如果病灶向后延伸，也可能并发下肢运动瘫痪与感觉障碍。此外，还存在一些例子，即出现了下肢的本能性抓握反应[6]，导致步行受阻的步行失用症[6]，以及并发运动启动困难[7]，因此，**不仅对上肢进行评估很重要，而且对下肢的评估也非常重要**。
- 本症状不是“无法执行的行为障碍”，而是“品行障碍”。在日常生活中，各种动作与物品操作相对容易顺利进行，因此医护人员可能会没有注意到而不自觉地忽略掉。在评估时，需要注意病灶或症状的特性。
- 在测试场景中，可以观察到患者张开手，触摸自己的手，在眼前展示物品或工具，甚至做出握手的动作，然后通过指令停止或中断动作，这种“故意不让其行动”是评估抑制系统的关键。
- 还可以通过进行额叶功能的筛查测试，如**额叶功能评估量表**（Frontal Assessment Battery，FAB）[8]●2的执行，来评估抓握行为的项目。

参见●2
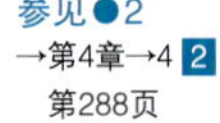
→第4章→4 2
第288页

5 康复训练方法

1）对身心功能的干预

1 选择视觉提示条件

- 病理性抓握现象，是指无意识地抓握进入视野中的物体。在严重的病例中，抓握的物体无法放开，当试图强行取出时，握紧的程度可能会增加，反而会产生反效果。作为解决方法之一，可以通过环境设置，使抓握的物体更容易放开。
- 例如，如果抓着球，就指令其放入篮子或袋子；如果抓着手帕，就指令其放入另一个人外套的口袋；如果抓握着笔，就指令其放入笔筒。通过提示其放入物品，就能使患者放开紧握的物品。这种机制是通过更有目的性的视觉条件和环境提醒，形成**诱发新行为的方式**[9]。

2 避免触觉刺激

- 患者在抓握触及掌面和手指的物体时，**可以给患肢戴上手套，以减少触觉刺激**。而在一些病例中，一种策略是始终将患肢的前臂保持在旋后位置，以防止手掌表面和指腹接触物体。

2）对活动及参与的干预

使用双手协同操作

- 正如在本病例中所观察到的那样，有研究表明，与单独操作患侧肢体相比，双手协调操作时的抓握反应会减弱（被抑制）。据推测，这可能与病灶和对侧非受损半球之间的行为控制调节机制[3]相关。

3）对环境的干预

（1）在医院或住院部内推动轮椅移动时，可能会出现扶手在走廊等地方可接触到患侧肢体，或者靠近患侧肢体时出现抓握反应等状况。在这种情形下，不仅移动受到阻碍，而且如果护理人员没有注意到患者的抓握行为，继续推动轮椅，可能会导致患者肩部受伤的危险。因此，在移动过程中，确保患侧肢体不接近扶手至关重要。

（2）不仅在移动过程中，起身与站立动作中，手接触到的物体也会被抓握，从而影响动作的进行，因此最好不设置容易抓握的物体。

（3）在日常生活中，也应注意管理患者周围的危险物品（如刀、剪刀等锋利物品），以防止患者抓握或使用，从而减少潜在的风险。

文献

[1] SEYFFARTH H & DENNY-BROWN D：The grasp reflex and the instinctive grasp reaction. Brain, 71：109-183, 1948.

[2] 田中康文：前頭葉内側面損傷と手の把握行動．神経進歩，42：164-178，1998.

[3] 田中康文：他人の手徵候．脳神経，48：229-238，1996.

[4] 平山和美，他：本能性把握反応．Clinical Neuroscience，33：736-738，2015.

[5] 平山和美，他：把握反射．Clinical Neuroscience，33：618-620，2015.

[6] 村山尊司，他：前頭葉内側面損傷に伴う步行障害例ー步行失行との関係についてー．脳科学とリハビリテーション，3：16-19，2003.

[7] 宮本晴見，他：前頭葉内側部損傷後，右上肢に間欠性運動開始困難を呈した症例．脳科学とリハビリテーション，5：35-38，2005.

[8] Dubois B, et al：The FAB: a Frontal Assessment Battery at bedside. Neurology, 55：1621-1626, 2000.

[9] 高杉 潤：病的把握現象例からみた運動・行為．脳科学とリハビリテーション，1：35-36，2001.

专栏

7. 鱼会感觉疼痛吗？它们会有自我认知吗？

在脊椎动物中，鱼被认为处于进化的最初阶段。脑结构简单，认知功能较低，行为主要是本能行为，这一点长期以来一直被认为是理所当然的。然而，自从进入21世纪以来，人们已经清楚地认识到，人类和鱼类的大脑结构基本相似[1]。此外，长期以来人们一直认为鱼类不会感觉疼痛。然而，自2003年以来，研究发现鱼类的脸部和口腔中存在感受器，受到刺激后通过三叉神经传达，会导致鱼类行为的改变[2]。由此之后的一些实验表明，现在普遍认为鱼类能够感觉到疼痛。

为了了解动物是否具有自我意识，有一种实验称为镜像自我认知实验（标记测试）。在这个实验中，观察动物是否能够在镜子中识别自己，或者能否识别出其他个体。人类在2～3岁时可以识别自己。此外，黑猩猩、大象、海豚、乌鸦等已经被证明具有自我认知能力。然而，许多灵长类、猫、狗、猪等哺乳动物则不能识别自己。然而，在2019年，一种名为裂唇鱼的小热带鱼，被日本研究者首次报道能够在镜子中识别自己。这项研究的学术领头人幸田在他的著作[1]中，详细描述了该研究的创新以及世界各地研究者在报告后的批评和赞扬等。

1970年，世界上首次报告了除人类以外的动物，能够在镜子中识别自己。在此项实验中，黑猩猩被麻醉，并在额头打上红色印记。醒来后，黑猩猩并没有意识到自己额头上的印记。当看到一面镜子时，它在照镜子的同时，会直接触摸自己额头上的红色印记，而不是镜子中的红色印记。这个行为清楚地表明了它具备在镜中识别自己的能力。

据报道，自那以后，已经在100多种动物中进行了类似思路的实验，但标记测试合格的动物数量有限。幸田[1]认为，未通过标记测试的动物，不一定具有不如裂唇鱼的认知功能，但印记可能对目标动物没有意义或不引起关注。此外，他提到通过设计生态标记（对目标动物有意义且引起关注的标记），或许可以使更多动物通过标记测试。据说，由于幸田等充分理解了裂唇鱼（对于人类而言就是生活）的生态，因此才能设计出更合适的标记。幸田还指出，欧美学者强调实验的严密性，但可能对动物的生态和生活方式关注较少。阅读这一部分时，笔者感觉到与考虑高级脑功能障碍患者的治疗和援助时相似，不能只关注高级脑功能障碍或测试结果，还要了解个体的生活、生活方式，以及兴趣与关注。

阅读了引用的文献[1,2]，得知鱼类有感觉和通过标记测试的状况，这让喜欢钓鱼的人可能感到遗憾。但我也在想，钓鱼作为一种休闲活动，未来可能会消失。

■ 文献

[1] 「魚にも自分がわかる」(幸田正典/著)，筑摩書房，2021.
[2] 「魚は痛みを感じるか？」(ヴィクトリア・ブレイスウェイト/著，高橋 洋/訳)，紀伊國屋書店，2012.

3 记忆障碍

学习目标

- 能够解释对于记忆障碍病例的评估内容及其结果
- 能够解释对于记忆障碍病例的康复方法及其结果

◆记忆障碍的病例①

1 病例介绍（图1）

病例　伴随有中度记忆障碍、轻度失语症、主动性降低的病例

60岁，男性，右利手

诊断名称：丘脑出血、右侧偏瘫、失语症、记忆障碍。

现病史：患者因右上下肢无力而被急救送往医院，入院保守治疗。发病后约3周转院至康复医院，开始进行物理治疗、作业治疗、语言听觉治疗与心理治疗。

图像所见：发病第10日脑部CT显示左侧整个丘脑出血，部分内囊水肿。

主诉：说话困难。妻子指出“以前他很熟练，但现在无法使用手机和电脑了。而且，他还忘记了密码”。

生活状况：患者与妻子（职业女性）和3个子女（高中生与大学生）同住。职业为专科学校教员。在退休后获得返聘，不担任班主任，而是承担讲课及为其他教师提供支持的角色。在家庭中，则与妻子共同分担家务。尤其擅长烹调，主要负责早餐和晚餐的准备。

兴趣爱好：阅读、观看电影。

2 评估（图2）

1）肢体功能与运动功能

- 在Brunnstrom恢复阶段，右上肢与下肢均为Ⅵ期。
- 感觉功能的表面感觉和深部感觉均正常。

本病例的问题所在

- 说话困难
- 缺乏自发行动
- 对于以前熟悉的行为，如操作电脑与烹调，患者已经遗忘

评　估

- **肢体功能与运动功能**：Brunnstrom恢复阶段、感觉功能、简易上肢功能评估
- **筛查**：MMSE
- **神经心理学测试**：TMT、WMS-R、WAIS-Ⅲ、WCST、BADS、RBMT
- ADL、IADL：参与康复训练，白天床边活动，排泄记录，外宿时的活动

干预措施

- 促进记忆功能、执行功能与语言功能的改善。面对与患病前的差异时，安排时间倾听患者的情感，并与其他部门共享信息
- **身心功能与结构**：精细运动练习，全面的高级脑功能激活（大脑训练），提升动作速度，使用便条与手册，练习使用手机邮件
- **参与和活动**：环境调整（服药/排泄记录，日记、便签），面向复职的干预（操作电脑与模拟授课），家庭内角色的恢复（烹调练习）

验　证

- 与患者本人及其家人访谈
- **复职后**：与患病前相比，同等工作变得较为困难，因此选择退职。患者表示被介绍社区活动支援中心感到安心
- **家务活动**：可以在家庭内做饭。结合家庭成员的意见，提出更多有变化的烹饪方式的建议，并利用门诊职业治疗进行练习

图1　本病例示意图

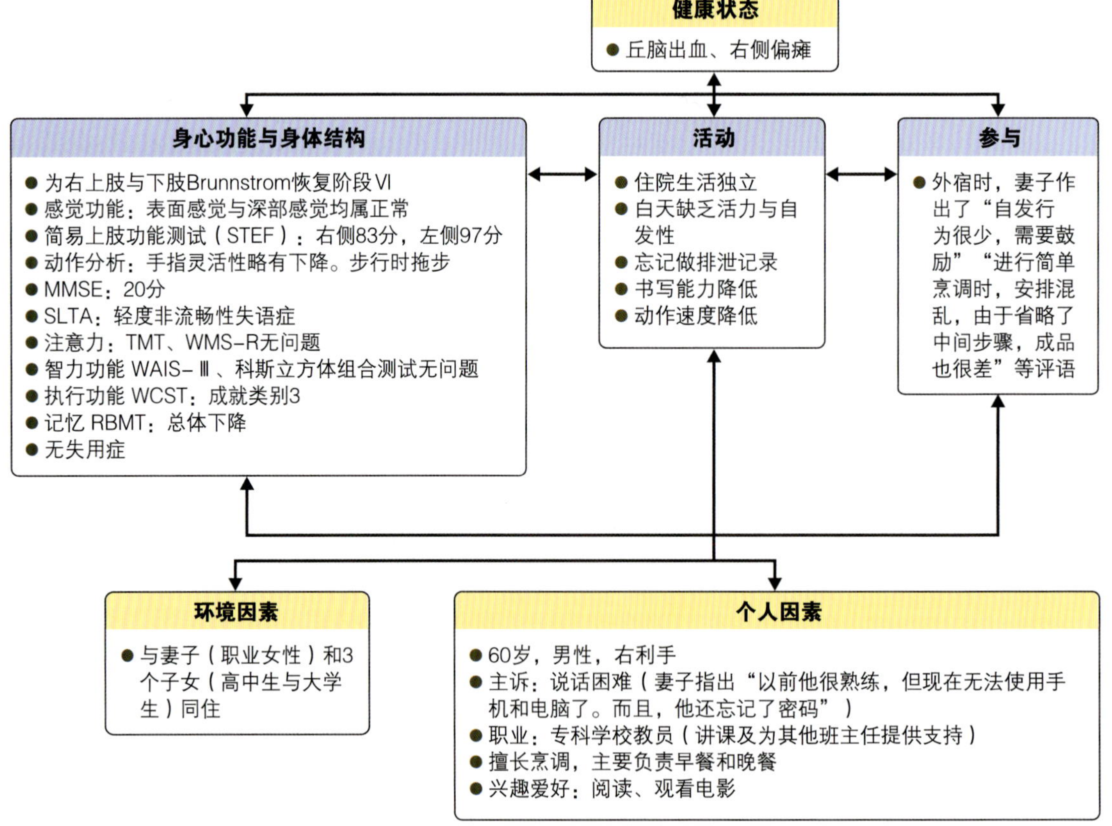

健康状态
丘脑出血、右侧偏瘫
身心功能与身体结构
为右上肢与下肢Brunnstrom恢复阶段Ⅵ
感觉功能：表面感觉与深部感觉均属正常
简易上肢功能测试（STEF）：右侧83分，左侧97分
动作分析：手指灵活性略有下降。步行时拖步
MMSE：20分
SLTA：轻度非流畅性失语症
注意力：TMT、WMS-R无问题
智力功能 WAIS-Ⅲ、科斯立方体组合测试无问题
执行功能 WCST：成就类别3
记忆 RBMT：总体下降
无失用症
活动
住院生活独立
白天缺乏活力与自发性
忘记做排泄记录
书写能力降低
动作速度降低
参与
外宿时，妻子作出了“自发行为很少，需要鼓励”“进行简单烹调时，安排混乱，由于省略了中间步骤，成品也很差”等评语
环境因素
与妻子（职业女性）和3个子女（高中生与大学生）同住
个人因素
60岁，男性，右利手
主诉：说话困难（妻子指出“以前他很熟练，但现在无法使用手机和电脑了。而且，他还忘记了密码”）
职业：专科学校教员（讲课及为其他班主任提供支持）
擅长烹调，主要负责早餐和晚餐
兴趣爱好：阅读、观看电影

图2　本病例的ICF

- 观察到手指灵活性略有下降。简易上肢功能测试（Simple Test for Evaluating Hand Function，STEF）右侧83分，左侧97分。
- 观察到步行时拖步。

2）高级脑功能

- 神经心理学测试结果，如表1所示。
- **意识、觉醒度**：入院时，观察到患者清醒但心不在焉，缺乏活力、自发性■1。
- **交流**：观察到轻度非流畅性失语症，在日常对话中没有大问题，但当谈话内容变得复杂时，就需要通俗易懂地说明■2。而在听取病例讲述时，需要主动反复提问，谨慎引导以获取必要的信息。
- **注意**：与入院时相比，TMT处于该年龄组的平均水平，并且在研究结束时观察到进一步的改善。WMS-R的注意集中指标为106，因此判断注意功能本身没有明显问题。
- **智力功能**：WAIS-Ⅲ、科斯立方体组合测试（KOHS）结果平均水平以上。
- **处理速度**：在WAIS-Ⅲ的群指数中，处理速度为81，相较其他项目偏低。日常生活中动作较慢，行为需要较长时间■3。
- **执行功能**：WCST的成就类别为3，略有下降。出院时（发病后约15周），BADS得分为平均水平。然而，到了测试的后半段，面对复杂任务时，遗漏了多个指示，显示出记忆障碍的影响。
- **记忆**：在入院时的RBMT标准剖面上，只有故事的即时回放获得了满分，整体有所下降。在门诊治疗结束时（发病后约13个月），除了姓名的保持与判断得分为0分外，其他项目均为1～2分，仍然表现出中度障碍。姓名的保持可能受失语症的影响，即使在定向力项目中，也不能回忆起大臣与知事的姓名■4。患病前记忆方面，虽然大多数事务与情景记忆保持良好，但存在对电脑与手机使用的混乱、忘记密码等情形■5，对于熟悉的行为与信息存在健忘现象。此外，未观察到失用症。

■1 困难
→第34页 一览表㊷

■2 困难
→一览表㉑

■3 困难
→一览表⑯

■4 困难
→一览表⑩

■5 困难
→一览表⑪

3）ADL、IADL

- 在医院内生活中独立，但最初入院时，患者对治疗室的位置与开始时间感到混乱，需要医护人员引导其参与康复。
- 白天除了完成康复任务外，患者经常在病床边附近发呆，缺乏活力。
- 偶尔也会出现忘记记录排泄的现象。
- 经常外宿。由妻子填写的外宿记录中提到“自发行为很少，需要鼓励”“进行简单烹调时，由于安排混乱，省略了中间步骤，成品也很差”。

表1 神经心理学测试结果

评估项目	测试项目	入院~中期评估时（发病后4~8周）	出院时（发病后约15周）	门诊结束时（发病后13个月）
筛查	MMSE	20分 在定向力与延迟回放方面扣分		
注意功能	TMT	A：129s B：310s	A：114s B：214s	
记忆功能	RBMT	标准总体得分：7分 筛选得分：0分	标准总体得分：12分 筛选得分：3分	标准总体得分：15分 筛选得分：4分
	WMS-R	语言记忆：77 视觉记忆：97 一般记忆：81 注意力集中力：106 延迟回放：72		
执行功能	BADS		判定：平均水平 总体得分：18分 年龄校正标准化得分：98分	
	WCST	成就类别：3		
智力功能	WAIS-Ⅲ	PIQ：105 VIQ：115 FIQ：110 WC：102 PO：125 WM：111 PS：81		
	KOHS	IQ：122		
语言功能	SLTA	非流畅性失语症（非典型）轻度 听力：轻度 口头指令60% 其他100% 阅读：轻度 书写指令80% 其他100% 口语：轻度 漫画描述、复述、语句列举降低 书写：汉字听写、漫画描述能力轻微下降	测试整体上有所改善，但会话能力下降仍然存在 听力：100% 阅读：100% 口语：单词列举70%， 其他100% 书写：汉字听写、漫画解释70%，其他100%	
便条执行能力	手册使用测试（自用版）		写便条能力：9/18分执行能力：21/21分	

3 康复方法

1）基本思路与推进方式

- 使用载有目标与内容的作业治疗记录表（表2）。这是一种患者自己记录工具的准备与整理以及他们的行动结果的方法。使用该记录表的目的，是通过以文字记录每天的作业治疗内容，促进记忆功能、执行功能和语言功能的改善。此外，通过确认记录表的内容，实现结果的反馈可视化。即使不知道工具的位置或练习方法，首先由患者主导进行，当不知所措时进行劝告。
- 针对记忆障碍，推荐使用无差错学习法（errorless learning）[1]。在后面介绍的手机邮件实践中，尽量采用无差错学习法（errorless learning），以保证流程稳固地

表2　作业治疗记录表

作业治疗记录表　　　　× × 先生　主治OT：坂本

项目	（1）脑训练任务 ・作业归档 ・记录归档的文件数量	（1）Word （2）Excel （3）互联网	（1）弹球游戏 （2）小钉板游戏	（1）广播体操 （2）乒乓球	其他
目的	提高书写能力 提高大脑的整体功能	提高电脑操作能力	提高精细动作能力	提高反应速度 提高动态平衡	参见外栏
月　日 星期					
月　日 星期					

其他任务　皮革加工。目的；提高执行功能（做出安排、并通过作品确认工序）
星期天的咖啡。目的：1周的定向力定位，提高家务能力，放松身心
料理。目的：提高执行功能（制定计划、做出安排），提高烹饪能力

建立起来。然而，在平时的治疗中，反而优先考虑让患者自己回忆并行动，避免作业治疗师过早援助。

- 包括记忆障碍在内的高级脑功能障碍患者，很难“意识到”自己的障碍[2]。
- 某些情况下，这可能会导致人们在做通常可以做到的事情时遭遇困难，也经常导致自我觉察的产生[3]。另一方面，随着自我觉察的深入，常常会引发心理问题，如焦虑与抑郁，因此需要谨慎对待。
- 在本病例中，随着面对与患病前的差异的机会增加，患者失去了信心并变得沮丧。对此，作业治疗师设定了冲咖啡的时间，同时倾听患者的感受，并与其他部门共享信息。此外，临床心理师通过访谈，进行情感调整的援助。

2）身心功能与活动

1 精细动作练习与大脑训练

- 虽属轻度，但手指灵活性降低，书写时，笔压较弱，字迹较小且难以阅读。进行了精细动作练习，比如弹球游戏与小钉板游戏的反转移动。
- 为提高书写能力并激活整体高级脑功能，而每天布置脑训练打印作业。

2 强化提高动作速度的意识

- 住院期间，每天在接受作业治疗前，先做广播体操，玩乒乓球，频率为每周1次，每次玩乒乓球约15min。刚开始时，会跟不上广播体操的音乐，但会逐渐跟上节奏，到出院时，已经能够跳跃，而这是刚开始时无法做到的。玩乒乓球时失误逐渐减少，出院时，已经可以持续进行短时间对打了。

3 便条、手册使用测试

- 为了实现医院生活的独立性，包括日程管理，我们进行了**家庭版手册使用测试**[4]（表3），以评估患者使用便条与手册的能力，然后练习使用便条与手册。由于失语症的影响，无法有效地写便条，需要协助书写，但记录的内容却能够记住并执行。在住院期间与外宿时，安排尽可能多的场景，需要使用便条，比如利用作业治疗的间隙递送物品、去图书馆借书等。

表3 手册使用测试（本病例中的结果）

手册使用测试记录表格 日期 ×月×日 患者名 ×× 测试者姓名 ××

项目	写便条能力	执行能力	备注
1. 作业治疗结束后，将5个物品送往康复接待处 指定物品 订书机、胶水、荧光笔、红色马克笔、夹子	1/3	3/3	遗漏了“结束后、接待”的便条
2. 在指定日期（2～3d后），给测试者打电话，告诉对方确定的消息 指定日期 ×月×日 承诺在星期一打电话 (是)、否 确认便条与手册 (是)、否 想到过除手册以外的其他方法	2/3	3/3	
3. 在指定日期（2～3天后），投递指定的信封与表格，记下邮寄地点，稍后向负责人报告（自我报告） 指定日期 ×月×日 地点 自家附近的邮筒 (是)、否 确认便条与手册(是)、否 想到过除手册以外的其他方法 自我报告（(能)、不能）	0/3	4/4	对说明感到困惑，帮助患者完成写便条
4. 当天，观看指定的电视节目并记录内容。之后，告诉测试者记下的内容（自我报告） 电视节目 20点在休息室播放的节目内容 自我报告（(能)、不能）	2/3	4/4	省略了“自己会讲述内容”的陈述
5. 记得在下一次作业治疗时携带并提交指定物品（自我报告） 指定物品 1本书 自我报告（(能)、不能）	2/3	4/4	
6. 完成作业治疗后，前往会计柜台并传达指定的留言内容 留言内容（(正确)、错误） 留言的接收方（(正确)、错误）	2/3	3/3	缺少了何时进行的便条，已提醒
备注 合计	9/18	21/21	

写便条

3 在自发的状态下，能够在适当的地方、以适当的方式完整地记录必要的事项。

2 要完整记录必要的事项，需要一些提醒与指导。

1 要完整记录必要的事项，需要大量提醒与指导。

0 即使给出提醒或指导，也无法进行实用的记录。

查看记录并采取行动

3 完全执行项目的内容（不包括自我报告）。

2 部分执行项目的内容（不包括自我报告）。

1 无法执行项目的内容，但保留了记录。

0 无法执行项目的内容，且记录也遗失了。

自我报告所需项目（项目3～5）如果能够正确执行，则为执行能力得分加1分。

4 手机邮件练习

- 由于手机除了电话功能外，其他功能也无法熟练使用，因此进行了制定流程手册或在按钮上贴纸，来进行邮件练习。在这种情形下，尽量采用无差错学习法（errorless learning），以保证流程的固化。

3）参与（也包括活动）及环境

1 住院部内的环境调整

- 为了确保药物服用与排泄记录的设置、日志填写、参与作业治疗时，不忘记携带所需物品，而制作了一些用来提醒的便条。

2 复职

- 虽然预料到患者复职可能会很困难，但由于妻子强烈要求在尚需支付孩子们的教育费用的状况下，尽早复职，因此进行了专门针对复职的训练。由于电脑的基本操作也已忘记，因此进行了文档编辑、电子表格软件、互联网使用等方面的练习，基本操作得以恢复。此外，请患者从家里带来了用于讲课的教材，语言治疗师根据这些材料制作讲课资料，并进行了模拟授课，对象是作业治疗师。准备讲课材料耗费时间较长，讲课本身也进行得并不流畅，还谈不上称职水平。在练习过程中，患者本人面临着无法完成的任务，逐渐失去了复职的信心。在关注患者本人心理健康的同时，反复向其妻子解释患者哪些事是能做的，哪些事存在困难。
- 由于新学期即将来临，患者出院后立即回归了工作岗位。在返回工作岗位之前，与患者本人和妻子商量，并以书面形式报告了障碍特征与需要考虑的事项。
- 在获得工作场所的理解后，患者继续接受每月2次的门诊作业治疗。主要内容是随访，如询问患者在家庭与工作场所的状况并提出建议。在工作中，患者负责辅助教学与准备教材，但与患病前相比，同等级别的工作变得更加困难，最终于年底辞职。患者本人意识到无法像得患病前那样工作，并表示“辞职让我如释重负”。

3 在家庭内的角色

- 为了恢复在家庭内的角色，而进行了烹调练习。患者无法回忆起患病前的烹调细节，如果让其自由发挥，只能炒制食材，再撒上盐和胡椒，就大功告成了，步骤极为简化，味道也非常一般。即使看着食谱烹调，由于操作不当，有时会放2次调料，因此提议提前做出简单菜肴的步骤表，并建议在熟练掌握之前照着做。
- 在作业治疗中，患者一共进行了7次烹调练习。在出院时（发病后约15周），尽管需要依赖流程手册，但患者能够基本上成功地进行烹调。
- 出院后，患者在家庭中能够独立完成烹调及其他家务。然而，家人对重复的菜单、内容缺乏创意等提出了批评，因此在门诊作业治疗中，进行了食谱记录与通过互联网搜索食材的练习。

4 介绍社区活动支援中心

考虑到患者妻子希望探索患者再就业的可能性，于是向其介绍了社区活动支援中心，并结束了门诊作业治疗。

记忆障碍的病例②

4 病例介绍（图3）

病例 **尽管存在严重的记忆障碍，但围棋能力得以保留，并在社会参与中得到利用的病例**

50岁，男性，右利手

诊断名称：蛛网膜下腔出血（前交通动脉破裂）、记忆障碍。

现病史：因突然头痛，而导致紧急送医，并施行了开颅动脉瘤夹闭手术。发病后约3个月，转入康复医院门诊，并以每周1次的频率，开始接受作业治疗与心理治疗。

图像所见：发病后3个月的脑部CT影像观察到双侧基底前脑，存在低密度区。

主诉：患者自己觉得很正常，但周围的人似乎并不这样认为。“他总记不住事，同一件事会询问多次。发病后忘记车已被处理，会在外出时四处找车，要说服他非常费事。如果话说重了，他会感觉郁闷，但大约1h就会忘得一干二净”，妻子如此抱怨道。

生活状况：患者与妻子（专业主妇）同住。职业为公司职员（会计事务）。

兴趣爱好：兜风、阅读、围棋。

5 评估（图4）

1）肢体功能与运动功能

- 无瘫痪，能独立行走，无特殊问题。

2）高级脑功能

- 神经心理学测试结果，如表4所示（由于是过去的病例，所以使用的是旧版本的测试结果）。
- **意识、觉醒度与交流：**觉醒度良好，日常对话等正常交流没有问题。
- **注意力与智力功能：**经测试无重大问题，处于年龄平均水平。
- **执行功能：**在心理治疗中进行的WCST成就类别为2，略有下降。在日常场景中，很难为父亲的追悼会撰写悼词。在这种情形下，患者无法完成患病前能够完成的复杂任务，会对此感觉震惊，动弹不得，难以继续。
- **记忆：**第1次的RBMT标准总体得分是4分，只在故事与路线的立即回放，以及面部图片等项目得分。患者在患病前，就出现了长达数年的逆行性健忘，并且忘记了一些重要事件，如与自己同住的父亲已去世。在家庭版手册使用测试[4]中，虽然患者能够精准地写便条，但如果不填写详细的内容，即使以后阅读也想不起

本病例的问题所在

- 记不起自己行为的细节
- 将对自己意义重大的记忆遗忘掉

评　估

- **筛查**：MMSE
- **神经心理学测试**：TMT、RBMT、WMS-R、WCST、WAIS-R、科斯立方体组合测试、手册使用测试
- **ADL、IADL**：关于日常生活状况、服药与门诊时间安排、手册使用状况的访谈

干预措施

- 通过心理治疗，对高级脑功能进行干预，并对活动、参与和环境调整进行作业治疗
- **活动**：便条、手册使用练习、用药管理
- **参与、环境调整**：为提高患者独立程度而提出建议（使用白板、盒子）、门诊、兴趣爱好（围棋志愿者）

验　证

- 与患者及其家人访谈和沟通
- 利用公交车实现独立的门诊就诊
- 持续开展围棋志愿者工作20余年
- 这也成为妻子组建家属协会的诱因

图3　本病例示意图

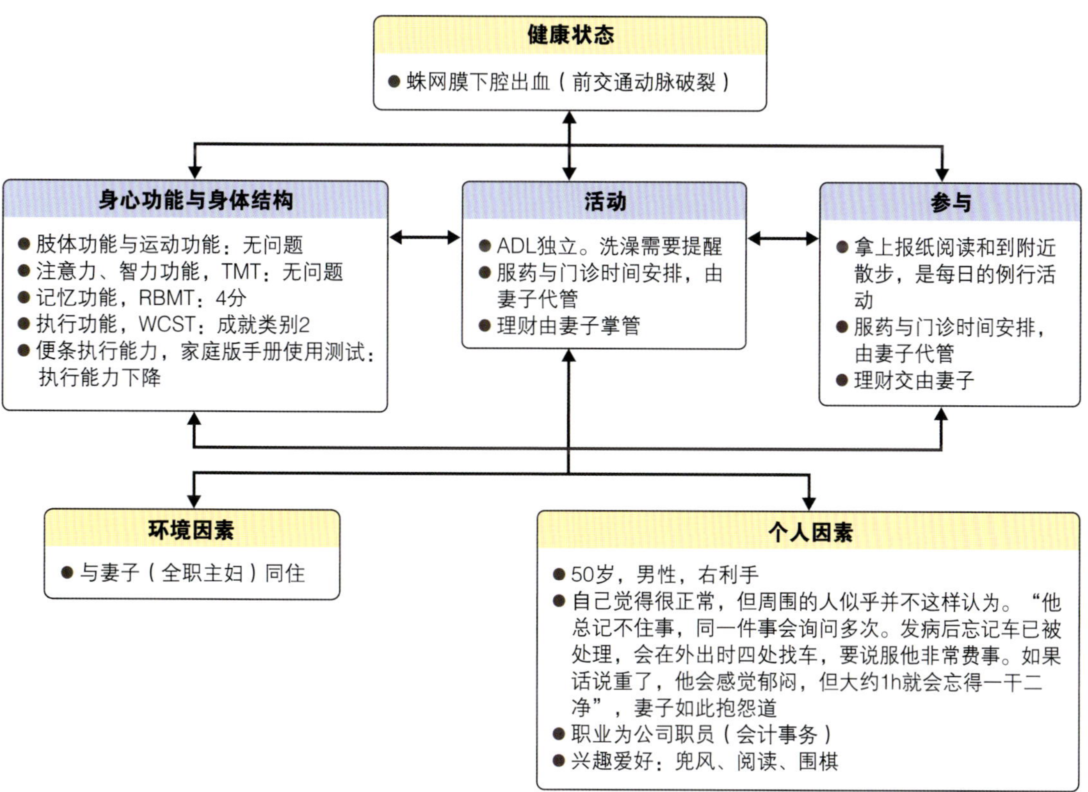

健康状态
● 蛛网膜下腔出血（前交通动脉破裂）
身心功能与身体结构
● 肢体功能与运动功能：无问题
● 注意力、智力功能，TMT：无问题
● 记忆功能，RBMT：4分
● 执行功能，WCST：成就类别2
● 便条执行能力，家庭版手册使用测试：执行能力下降
活动
● ADL独立。洗澡需要提醒
● 服药与门诊时间安排，由妻子代管
● 理财由妻子掌管
参与
● 拿上报纸阅读和到附近散步，是每日的例行活动
● 服药与门诊时间安排，由妻子代管
● 理财交由妻子
环境因素
● 与妻子（全职主妇）同住
个人因素
● 50岁，男性，右利手
● 自己觉得很正常，但周围的人似乎并不这样认为。“他总记不住事，同一件事会询问多次。发病后忘记车已被处理，会在外出时四处找车，要说服他非常费事。如果话说重了，他会感觉郁闷，但大约1h就会忘得一干二净”，妻子如此抱怨道
● 职业为公司职员（会计事务）
● 兴趣爱好：兜风、阅读、围棋

图4　本病例的ICF

表4 神经心理学测试结果

评估项目	测试项	门诊开始时（发病后约3个月）	门诊结束时（发病后约15个月）
筛查	MMSE	19分 在定向力与延迟回放方面扣分	
注意功能	TMT	A：90s；B：174S	A：103S；B：163S 标准总体得分：9分 筛查得分：1分
记忆功能	RBMT	标准总体得分：4分 筛查得分：0分	标准总体得分：9分 筛查得分：1分
	WMS-R	语言记忆：< 50 视觉性记忆：69 一般记忆：< 50 注意力与专注力：99 延迟回放：< 50	
执行功能	WCST	成就类别：2	成就类别：6
智力功能	WAIS-R	PIQ：100；VIQ：92；FIQ：97	PIQ：115；VIQ：106；FIQ：113
	KOHS	IQ：122	
便条执行能力	手册使用测试（自用版）	写便条能力：16/18分 执行能力：2/21分	写便条能力：17/18分 执行能力：8/21分

来，因此无法明白其中的含义。在不回看便条的情形下，患者几乎无法完成所有应该执行的项目。

3）ADL、IADL

- ADL方面能够独立，但是常常忘记是否已经洗澡，需要妻子提醒。
- 拿上报纸阅读和到附近散步等行为，已成为每日的例行活动，而用药管理与门诊安排等日程方面，则需要妻子的帮助。
- 由于患病后患者时长忘记戒烟，妻子会实施经济管制，不让他携带现金购买香烟。

6 康复方法

1）基本思路与推进方式

- 由于是每周1次的门诊训练，对高级脑功能进行基础训练主要采用心理治疗，而作业治疗主要侧重于活动、参与和环境调整方面的干预。

2）活动

1 便条、手册使用练习

- 虽然患者携带了便条本，但由于不知道该写些什么，因此几乎没有记录。患者没有意识到自己的记忆力不足，缺乏写便条的自觉性或查看的习惯。

- 首先尝试引入一般的日程安排。每月计划页面，要记录易于完成的月度计划，如就医等计划，而当天的详细内容则要记录在周计划的页面上，还要在当天的页面上贴上便签。每天都安排一些任务（如给治疗师打电话，发送传真等），要求记录在手册上并执行，但并没有形成习惯，无论填写还是查看，家属均要提醒。
- 最终，虽然很难让患者自己用上日程表，却成为治疗师与家人确认信息并共享的理想工具。

2 用药管理

- 为了确保不会忘记服药，使用当时流行的寻呼机定时功能与可以装入1周药量的药盒。结果，定时设置与遗忘检查均需要妻子负责，但每天服药患者自己就能独立完成。

3）参与（也包括活动）及环境

1 家内的环境调整

- 在家中，妻子想出各种点子，以确保患者本人防止陷入混乱（例如，设置可以一眼看懂安排的日历，制作患者本人看家时，明白妻子去哪里的卡片等）。在作业治疗中，提出了贴在白板上的日常任务与去门诊时所带物品的建议，以提高患者的独立程度。

2 门诊

- 门诊治疗开始时，妻子会陪同前往，但1个月后患者能够独立去门诊就诊。
- 为了去门诊，从自家附近的公交车站，坐上了开往以医院为终点站的公交车。然而，有时在去公交车站的途中，会误坐到患病前任职公司上下班时乘坐的公交，需要打电话给妻子询问如何回家。

3 兴趣爱好

- 患病前的阅读习惯，因无法记住内容而丧失。只有在电视打开时，才会随便看看。另一方面，作为自己的兴趣爱好，围棋水平却并未下降。
- 下围棋时，大脑的多个皮质区域，如运动前区皮质、顶内沟、左侧顶叶内横断与枕横沟接合处的视觉区等部位，均被激活[5]。考虑到本病例的损伤部位，局限在双侧基底前脑，可以推测围棋能力得以保留。此外，围棋能力也有可能通过程序记忆得以保留。
- 因此，提议做围棋志愿者，在作业治疗门诊期间，使用电脑进行围棋练习，然后再与其他患者对局。作为本院的围棋志愿者，在作业治疗门诊结束后，又继续工作了15年以上。遗憾的是，后来以医院为终点站的公交车停止运营，患者来院就诊变得十分困难，因此无奈只得放弃。即使时至今日，在发病后20多年，他仍然在家附近的一家老年保健机构，做围棋志愿者，但他可以步行到达那里。

4 工作

- 在发病后休养1年，他利用公司的提前退休制度退休了。

5 由妻子组建的家属协会

- 妻子随后（发病后约4年），在当地组建了**家属协会**。家属协会对当事人提供了进行集体活动的场所，家人可以彼此倾诉烦恼，交流信息。此后，许多在本院完成作业治疗与物理治疗的患者，也参加了家属协会。

4）总结

- 尽管存在严重的记忆障碍，但由于得到了家庭的大力支持，家庭生活得以保持平稳。患者在某些事情上无法自己完成，他会在当场感到非常沮丧，但随着时间的推移，他会忘记事件本身，因此从“**智力意识**”到“**经验性意识**”[3]并没有达成目标。虽然采用了便条等补偿手段，但最终环境调整与统一周围的支持方法，其效果更为显著。对于像本病例这样的严重记忆障碍患者，**环境调整**被认为是非常重要的，比如建立固定的作息时间与流程[6]。
- 围棋志愿者活动，对恢复患者的自信心和社会参与非常有益。治疗师需要充分了解高级脑功能与活动能力的关系，发现患者的剩余功能与剩余活动能力，并善加利用非常重要。

文献

[1] 「高次脳機能障害ポケットマニュアル 第3版」（原 寛美/監），pp80-81，医歯薬出版，2015.

[2] 「高次脳機能障害のリハビリテーション Ver.3」（武田克彦，他/編著），pp93-97，医歯薬出版，2018.

[3] 小野瀬剛広：記憶障害への介入原則．「記憶障害と作業療法 エッセンシャル・ガイド：臨床作業療法NOVA 2022年春号」（鈴木孝治/編），pp88-90，青海社，2022.

[4] 坂本一世，水品朋子：記憶障害．「作業療法学全書 改訂第3版 第8巻 作業治療学5 高次脳機能障害」（日本作業療法士協会/監，渕 雅子/編），pp190-198，協同医書出版社，2011.

[5] Itoh K, et al：Neural substrates for visual pattern recognition learning in Igo. Brain Res, 1227：162-173, 2008.

[6] 岡﨑哲也：記憶障害．総合リハビリテーション，43：1005-1009，2015.

4 语言障碍

学习目标

- 能够解释针对失语症病例的评估结果
- 能够解释针对失语症的康复治疗概要

1 病例介绍（图1）

病例　Broca失语症（中等）病例

59岁，男性，右利手

主诉：想要能说话。想要继续独自生活。

医学诊断名称：脑梗死、心房颤动。

障碍名称：失语症、右侧偏瘫。

现病史：在工作中抱怨头痛，在休息室休息时，突然失去知觉。几小时后，被同事发现并将其紧急送医。诊断为左额叶梗死，送往A医院紧急住院，并接受了保守治疗。随后，恢复期在康复医院接受了4个月的物理治疗、作业治疗与语言听觉治疗，实现ADL独立，出院回家。出院后，在离家较近的B医院门诊部，开始接受语言听觉治疗。

生活状况：大学毕业，在一家汽车经销商处工作（因病休假中），独自生活（妻子亡故）。儿子住在距离约40min车程的邻县（夫妻两人和一个孩子的三口之家）。儿子曾建议搬去同住，却被患者本人一口回绝。

兴趣爱好：高尔夫、垂钓。

2 评估（图2）

1）健康状态

- 心房颤动：A医院心血管内科建议观察病程。
- 脑梗死：A医院神经内科定期就诊。目前正在服用抗凝剂。

本病例的问题所在

- 无法将自己所说的话传达给他人

评　估

- **交流评估**：信息传递程度、理解和表达的语言形式及交流方式、交流态度、BDAE失语症严重程度量表/口语概况
- **语言与高级脑功能**：SLTA、RCPM、STA-R、TLPA等
- **心理层面**：与患者本人及其家人访谈、LAQOL-11

干预措施

- **语言治疗**：称呼、汉字书写、假名书写、书写障碍、句法理解
- **活动及参与**：为对话练习（反馈书写或使用智能手机等非语言手段的有用性）、PACE、恢复驾驶提供支持
- **环境调整**：为家人提供信息与交流练习、派遣交流支持者、介绍失语症病友会与失语症对话沙龙、练习使用智能手机、支持重返工作岗位、提供其他社会资源信息

验　证

- 活动与QOL评估（与患者本人及其家人访谈）
- 重新评估语言与交流能力（如会话、SLTA）

图1　本病例示意图

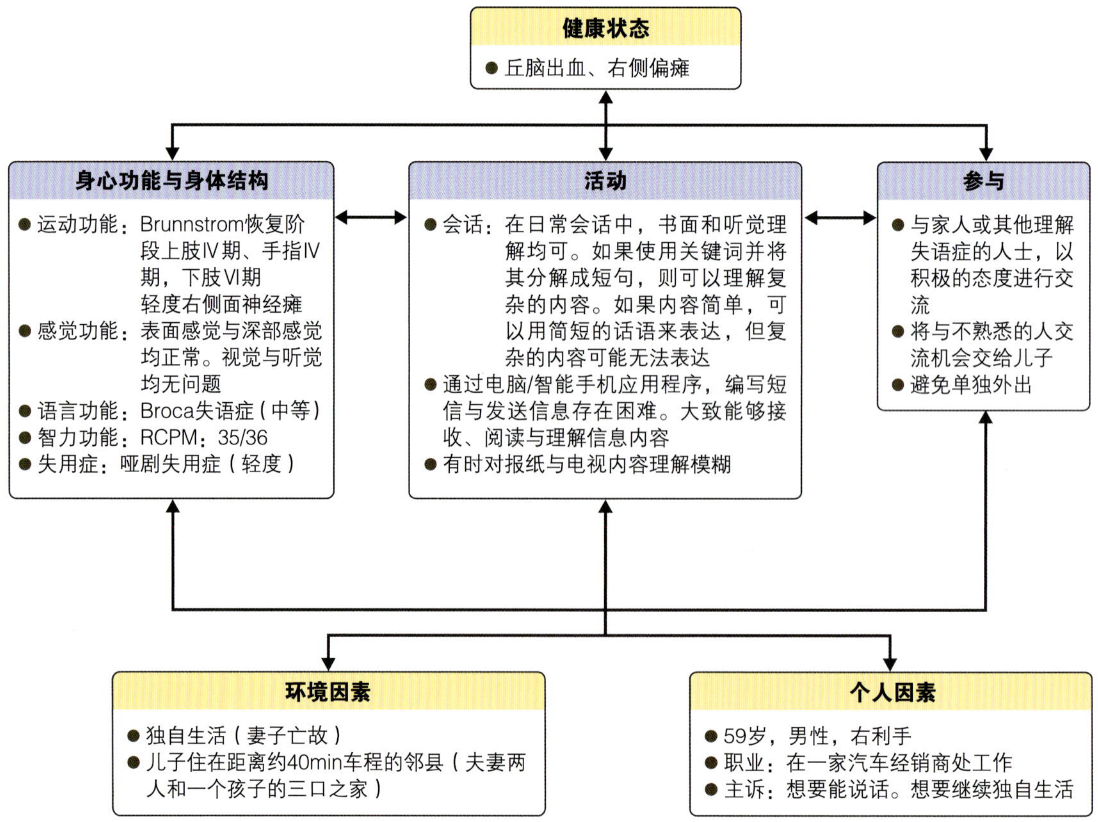

图2　本病例的ICF

- 肢体功能：右侧偏瘫（Brunnstrom恢复阶段为上肢Ⅳ期、手指Ⅳ期，下肢Ⅵ期）、右侧面神经瘫（非常轻微）。
- 感觉功能的表面感觉和深部感觉均正常。视觉与听觉均无问题。

2）交谈与交流评估

1 信息传递的程度

- **理解**：5（能在没有语境提示的情形下，大致理解简单的日常对话）。
- **表达**：6（在引导听众、有少许推测的情形下，可以通过简单的信息传达一些内容）。

2 理解与表达的语言形式及传达方式

- **理解**：在日常会话中，书面和听觉理解均可。对于复杂的内容，如果提示结合文字（关键词），将内容拆分成短句，就可以理解。
- **表达**：对于大致简单的事物，可以通过短句来传达。对于复杂的内容，会发生**交流障碍**，无论如何也无法传达，最终只能放弃。

3 交流态度

- 与家人或其他理解失语症的人，以积极的态度进行交流。当患者拼命传达却无法被理解时，会感到沮丧。当最终无法传达并不得不放弃时，会十分沮丧且大失所望。
- 另一方面，在与不熟悉的人交往时，更多地把交流机会交给儿子，本人几乎不参与。有时听不懂对方在说什么，但会根据自己的大致理解继续话题，因此有时交流无法进行。

3）语言功能：Broca失语症（中等）

- BDAE失语症严重程度评估量表：3级（患者几乎不需要任何帮助，就能说出大部分日常问题。然而，其语言能力与理解能力均受到限制，难以或无法就某些事务进行交谈）。

按语言模式划分的语言功能障碍特征

*以下（ ）内为SLTA数据

- **听觉**：大致可以听懂单词与短句（单词10/10，短句9/10）。当信息量大且内容复杂时，理解能力会受到影响（口头命令5/10）。存在语法理解障碍，并依赖**词序策略**※1［STA-R（新版失语症语法测试）Ⅰ级7/7、Ⅱ级6/7、Ⅲ级4/7、Ⅳ级3/7］■1。

■1 困难
→ 第34页 一览表㉑

> 词汇 **※1 词序策略**
> 众所周知，句法理解障碍（失文法）的失语症患者，依靠保留功能来理解句子[1]。有格助词解读策略，语序解读策略、词序解读策略，这些策略之间存在层次关系。可以使用新版失语症语法测试（STA-R）进行评估。

- **口语**：存在语言不流利，存在发音困难（轻度～中度），发声时有浮动的扭曲，

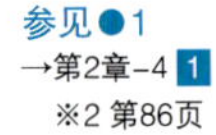
参见●1
→第2章-4 1
※2 第86页

以及韵律●1异常。亲和力较高的名词找词一般会实现，但有时会出现语义性错语，而亲和力低、心理意象低的词，则会频繁出现找词困难与语义性错语（呼叫13/20，TLPA名词表达测试：高频12/20，低频6/20）。动词找词会比名词更困难（动作说明3/10）。在对话中，通常使用简短而简单的句子，往往还会不完整。存在助词的遗漏与误用，存在语法缺失症。

- **复述：**虽然存在由发声失用引起的发声扭曲与韵律异常，但单词通常可以自行复述，直到句子结尾（单词9/10，句子3/5）。
- **阅读：**可以对单词与短句进行阅读理解（单词10/10，短句10/10）。相对于听觉理解，阅读能力得以保留（书写指令8/10）。朗读由于发音失用，存在韵律异常，但无论是单词还是短句，都可以自行朗读到末尾。
- **书写：**书写动作由右手进行，字形不会变形。与假名相比，汉字的书写功能得到保留（假名书写1/5，汉字书写4/5）。对于句子的书写是困难的，汉字与假名均存在字形记忆困难与书写错误的问题（句子的书写1/5）。汉字的书写与听写没有区别（汉字书写4/5，汉字听写4/5），但与假名相比，假名的书写得以保留（假名书写1/5，假名听写3/5，1个假名听写7/10）。
  - ▸ 熟练掌握智能手机的轻触输入法与电脑的罗马字母输入法。发病后，尽管尝试打字，但还是感到困惑，而无法使用文字输入功能。开启智能手机，启动应用程序，拍照等操作虽然有些不流畅，但也是可行的。

4）语言以外的高级脑功能

- 不存在智力问题，可以管理日程（RCPM※2 35/36）。
- 存在轻度的哑剧失用症。

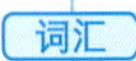

※2 RCPM（Raven's彩色渐进矩阵）

思考，是一种用于测量认知功能的非语言测试。1947年，由J. C. Raven创建了彩色渐进矩阵（The Coloured Progressive Matrices）。尽管经过多次修订，但在1993年，日本版也得以开发[2]。该测试难度按照A、AB、B的顺序递增，每套12道题，总共36道题。测试可以在短时间内完成，并可与不同年龄组的平均分数进行比较。

5）心理层面

- 据患者家人反映，失语症是一种永久存在的障碍，其不会完全康复的事实，已在急性期进行了解释。虽然患者曾经有过低落的时期，但自从出院并开始独自生活以来，逐渐恢复了个性与活力。然而，也有观点认为，患者目前可能通过努力进行眼前的康复并不考虑将来。LAQOL-11※3 的总得分为40分，对于当前的生活质量问题，患者回答为1分（总分10分），并且泪眼婆娑。
- 目前，患者刚刚出院，正处于生活重建与适应新生活为首要任务的阶段，制定了为期3个月的康复计划。计划是等患者本人适应目前的生活，并与治疗师建立和睦的关系后，再慢慢询问关于未来的问题，包括对障碍的认知与患者的期望，然后重新制定支持计划。

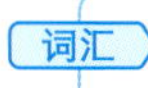

※3　生命阶段失语症生活质量表-11（Life stage Aphasia Quality of Life scale-11，LAQOL-11）

这是针对失语症患者的一种QOL（生活质量）量表。从轻度到重度，其适用范围广泛。涵盖了11个项目，要求以1～10分，分别回答。

3 康复方法

1）基本思路

- 方案是单独设计的。**语言功能的恢复可持续数年**[3]。该病例距离发病已经过去了约5个月，其首要原则是首先进行充分的语言治疗。与此同时，在本次病例中，我们旨在**提高实际的表达能力**，比如将语言交流与其他方式相结合，学习与交流相关的要点与矫正策略。此外，除了对家庭的支持之外，还向患者与家人提供社会资源信息，以确保他们能够安心地继续独自生活。
- 对功能障碍的语言治疗，由**言语治疗师**专一负责，而对活动与参与的支持，则是将“能够交流”过程提升到日常的“正常交流”的过程，需要跨多个治疗职业协同合作，以增加患者本人发挥“能够交流能力”的机会[4]。此外，类似地，对于支持智能手机的使用与恢复驾驶能力的支持，也需要多个治疗职业进行信息交流，以实现各自的活动。

2）语言治疗

- 关于单词层面的语言处理，根据**单词产生器模型**※4分析了障碍的发现机制，并针对**称呼、汉字书写与假名书写**，提供了治疗干预措施。基于**相互激活模型**※4，被认为该病例的称呼障碍是选择过程障碍，尤其是**语义特征网络与词汇网络之间**的相互激活存在问题。
- 对**发音失用**，采用自上而下与自下而上的方法。**句法理解**以格助词解读为焦点，文本生成则以动词的找词与项目的匹配为焦点。与此同时，进行了语言治疗，包括单词与句子在情景图中的解释练习。

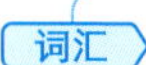

※4　单词产生器模型、相互激活模型

这是一种认知神经心理学方法，用于分析找词困难与错语等表现机制。它们都是与单词信息处理相关的模型，其中单词产生器模型假定了一系列功能单元（模块）进行顺序处理，而相互激活模型则是一种涉及词的选择与音韵编码过程的模型。此外，还有并行分布式处理模型（三角形模型）。使用这些模型来分析每个病例的词汇障碍的表现机制，并进行相应的语言治疗。

3）对活动及参与的支持

1 会话练习

- 在遇到找词困难或发音障碍导致语言受阻时，治疗师应该耐心等待，并通过主动发声来促进交流。此外，当无法自行达到找词或发声变得不清晰时，治疗师会提供单词或短语的选择性问题，以引导患者本人通过自身的发声来表达。当成功传达并清晰表达时，则共同分享喜悦，并提供积极的反馈。

- 在交流出现障碍时，目标是使患者能够自行切换交流手段。最初，即使交流陷入困境，也无法切换到除发声以外的方式，只能含糊地说“嗯，所以，呃……嗯，为什么，呃……呃……”，例如在治疗师的指导下，展示汉字或智能手机中的照片。通过将交流方式，从发声转换为书写或智能手机，通过将自己想要表达的内容传达给对方的“体验（喜悦）”，增强了内在动机。同时，站在听众的角度，通过书写或智能手机了解，除了口头表达之外的手段的有效性，并进行多次反馈。这样逐渐地，即使没有明确的指示，患者本人也能够切换手段，并积累成功的交流经验。随之而来的是，患者本人试图传达的内容变得更加复杂和抽象，不仅仅是传达最基本的信息，**而是变得更加有趣**。

2 PACE训练

- 这样做的目的与会话练习相同。在会话中，有时候可能无法理解患者本人想要传达的信息，而在PACE中，可以调整传达的内容与水平。在本病例中，首先使用了动作图，最终使用了上下文线索较少的幽默或有笑点的连续图。患者的儿子和孙子，也都兴高采烈地参与了PACE。
- 在分享传达喜悦的同时，家人询问道“爷爷，您的智能手机里都有啥？”并要求更改手段，面对患者本人的要求“能否请您再说一遍？”通过确认患者本人的理解并简化文本再次呈现，上述交流技巧得到了提高。
- 家人表示，他们在日常交流中，也会越来越“理解”对方。

4）对环境的干预与支持

1 提供给家庭的信息

- 除了一般性的失语症知识外，治疗师尽量避免使用专业术语，向家庭传达了患者语言障碍的特点（例如，难以理解的句子结构或内容，汉字相对较容易书写），以及目前康复目标与内容。重点是建立一种信任关系，让患者感到有任何疑虑或问题时，都可以与医护人员交谈。

2 给家人的指导（交流练习）

- 请患者家人观察了患者与治疗师的对话情景，让他们了解了患者的“有效沟通”以及“即使有失语症，也能相互传达”的情形。之后，他们参与了前述的PACE，并学到了具体的交流策略。

3 利用交流支持项目派遣支援人员

- 目前患者刚刚出院，其儿子一家每周末会过来陪伴。此外，在市政府等地需要办理的手续方面，儿媳也提供了帮助。然而，为了继续独自生活，尽可能提高交通的独立性是必要的，这也是患者本人的需求。
- 因此，笔者向患者及其家人介绍了专为**失语症患者设计的交流支持项目**。患者儿子要求派遣支援人员，并进行了配对。最初，患者儿子一直会请假来陪同参加所有需要交流的外出活动，但配对约半年后，患者开始与交流支援人员一起外出，包括医院就诊、参加对话沙龙，以及在市政府办理简单的手续等。逐渐地，他们开始与儿子一家一起购物、外出用餐等，共度快乐时光。

4 介绍失语症病友会与失语症对话沙龙[5]

- 日本全国各地都有由失语症患者及其家人和支援人员组成的**互助团体**。成员们一起旅行、共同进餐，有些团体进行多人语言康复等各种活动。
- 在本病例中，患者希望“多说话”，因此每隔几个月就会参加1次对话沙龙。障碍患者之间的人际关系也在扩大。

5 支持恢复驾驶

- 主治医生嘱咐，至少在发病后的2年内，不允许患者驾驶汽车。由于患者本人在汽车行业就职，喜欢汽车，因此希望恢复驾驶。
- 经与主治医生与其他专业人员协商，患者计划在适当的时候，接受与驾驶有关的各种评估。

6 在智能手机上注册并练习使用预测转换功能

- 在智能手机上登记常用词，以便进行预测转换。同时，由于本病例患者的单词阅读能力保留良好，根据已注册的单词（例如“su”→“super”）创建了一个预测转换表，并练习使用智能手机应用程序与别人联系。
- 在作业治疗中，包括一系列的智能手机操作，患者实际与儿子发短信与发送照片等实用练习。

7 支持回归职场或决定退职以及提供有关社会资源（如残疾人年金）的信息

- 目前患者正在休假。无论最终是辞职还是寻找回归职场的可能性，都需要他做出决策。
- 无论如何，为了让患者能够做出决策，我们都将在合适的时机，提供关于辞职或回归职场的法规、支持措施，在何种法律制度下可以获得或无法获得何种支持，并提供咨询支持。

文献

[1] 藤田郁代，三宅孝子：失語症者の統語処理能力ー助詞の理解と産生．失語症研究，6：1137–1145，1986.

[2] 「日本語版レーヴン色彩マトリックス検査　手引き」（杉下守弘，山崎久美子/作成），日本文化科学社，1993.

[3] REhabilitation and recovery of peopLE with Aphasia after StrokE (RELEASE) Collaborators：Predictors of Poststroke Aphasia Recovery: A Systematic Review–Informed Individual Participant Data Meta–Analysis. Stroke, 52：1778–1787, 2021.

[4] REhabilitation and recovery of peopLE with Aphasia after StrokE (RELEASE) Collaborators：Dosage, Intensity, and Frequency of Language Therapy for Aphasia: A Systematic Review–Based, Individual Participant Data Network Meta–Analysis. Stroke, 53：956–967, 2022.

[5] 特定非営利活動法人 日本失語症協議会ホームページ：https://www.japc.info/.

5 执行功能与工作记忆障碍

学习目标

- 能够解释具有工作记忆障碍的受试者的评估
- 能够解释针对工作记忆障碍的身心功能、活动参与和环境的方法
- 能够解释在处理工作记忆障碍的方法中的注意事项

1 病例介绍（图1）

病例　精神分裂症患者通过工作记忆的方法，恢复认知功能后能够外出

25岁+，女性

家庭结构： 父亲、母亲、妹妹。

诊断名称： 精神分裂症。

主诉： 健忘。感觉自己什么都做不了。

现病史： 初中时期成绩优秀，进入高中进修学校。之后，进入大学文科系，独自生活，但在大一时，开始出现“头脑不灵光”，并且变得孤僻。后来，出现幻觉与妄想状态，并于第X年发病。发病第X+1年，她从大学退学，回到父母家。服药后症状得以控制，曾在点心铺打工，但逐渐倾向于在家中闭门不出。发病第X+8年，因对母亲施暴与自残行为而住院治疗。

其他部门提供的信息

主治医生提出的治疗方案： 认真、有礼貌。容易忘记传达事项与承诺。希望能够拓展生活范围，为未来生活做好规划。

护士提供的信息： ADL独立。日常活动没有问题。类似“哎呀，原来是这么回事”遗忘的情形时有发生，需要多次确认。她对自己健忘一事也会感到焦虑，不接受给定的指示、信息，以及不同的新事物，并倾向于待在病房里。

本病例的问题所在

- 缺乏自主思考与行为动力，每天都过得无精打采，导致认知功能下降
- 由于焦虑与缺乏自信，因此倾向于宅在家中

评　估

日常生活评估
人际互动评估
工作观察评估
精神症状评估：Mancheste量表，日本版（MS）
认知功能评估：精神分裂症认知功能简易评估量表，日本版（BACS-J）
社会：精神障碍患者社会生活评估量表（LASMI）
智力功能评估：日语成人阅读测试（Japanese Adult Reading Test，JART）

干预措施

身心功能：使用计算机进行工作记忆训练，手工艺项目
活动及参与：挑战新事物（外出到咖啡馆）
环境调整：向父母反馈

验　证

精神症状评估：通过MS评估，抑郁症状几乎消失，观察到改善
认知功能评估：在语言记忆、工作记忆、注意力、执行功能等方面，观察到大幅改善
社会生活技能评估：通过LASMI评估，观察到在“日常生活”与“人际关系”等方面有所改善
行为观察评估：焦虑情绪减少，对提出的任务不再表现出焦虑，而是发出“我也能做到吗？”之类的自信话语，从而萌发出自发性与积极性

图1　本病例示意图

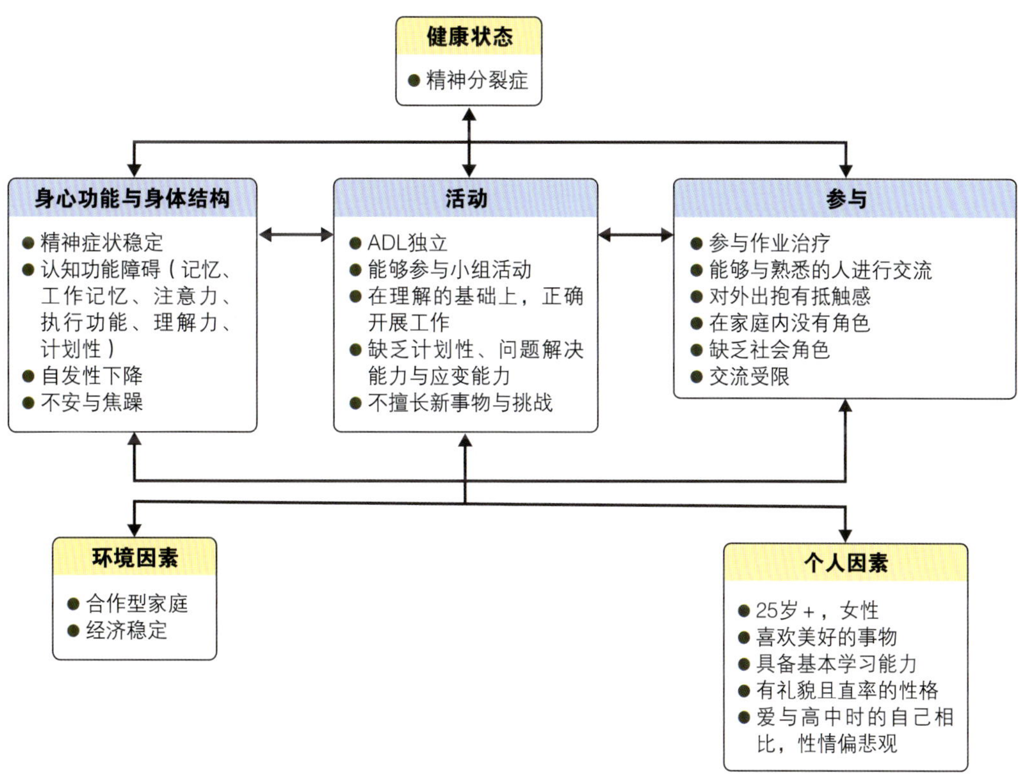

图2　本病例的ICF

2 评估（图2）

1）日常生活评估

- ADL独立，即使没有提醒也能够应付生活周围的事务。喜欢可爱的东西，在病房内摆放了父母送来的小饰品、假花与包装可爱的点心。在服药或理财方面没有问题，但在时间管理方面存在问题，例如会忘记预约时间。

2）人际交往评估

- 虽然不会主动和别人交流，但当别人主动与之交流时，会与对方眼神接触，并以礼貌的态度回应。然而，也会出现反问或与谈话内容不相符的唐突言论。

3）工作观察评估

- 在手工艺项目中，很难在一次说明后理解并自主进行，经常向作业治疗师询问“下一步该怎么做”或“这样可以吗”等问题，表现出焦虑。在对话中经常会反问“对不起，请再说一遍”。
- 在无法得到作业治疗师帮助的情形下，有时会以绝望的表情仰望天花板。在参与项目时表情变化不大，气氛较为沉闷。
- 另一方面，一旦理解并开始工作，工作内容准确而仔细，工作速度也完全没有问题。
- 对于集体外出项目和烹饪项目，经常拒绝并表示：“我对此不感兴趣。”

4）精神症状评估

- 在作业疗法开始时，使用**Manchester量表，日本版（MS）**※1的得分为13分，显示出中度焦虑与抑郁。

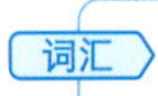

※1 Manchester量表，日本版（MS）[1,2]

该量表用于测量精神病症状的严重程度，包括抑郁、焦虑、情绪平淡或不恰当、精神运动性抑郁、妄想、幻觉、思想混乱、沉默寡言或缄默言或缄默等8个项目。症状越严重，得分越高，满分为32分。

5）认知功能评估

- 作业疗法开始时，使用**精神分裂症认知功能简易评估量表，日本版（BACS-J）**※2的Z分数为：语言记忆-2.19，工作记忆-2.15，运动功能-1.02，语言流畅性-1.18，注意力-1.66，执行功能-2.05，显示出语言记忆，工作记忆，注意力，执行功能严重障碍（图3）。

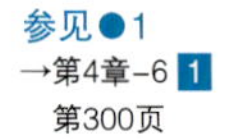
参见●1
→第4章-6 1
第300页

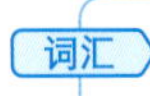

※2 精神分裂症认知功能简易评估量表，日本版（BACS-J）[3]●1

包括语言记忆、工作记忆、运动功能、语言流畅性、注意力与执行功能在内的认知功能测试。使用健康年龄段的平均值作为基准，通过Z分数显示受试者的测试结果。Z分数以每个年龄段的健康人群平均值为0，认知功能较差时则显示为“-”。按照分类，在-1.0～-0.5之间为轻度障碍，在-1.5～-1.0之间为中度障碍，在-1.5以上为重度障碍。

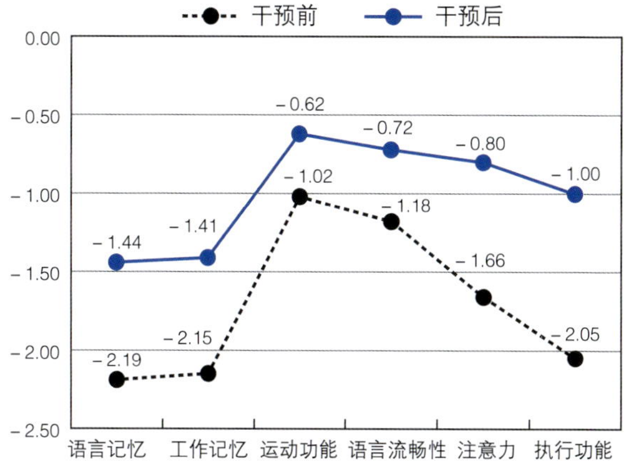

图3　认知功能评估：BACS-J得分

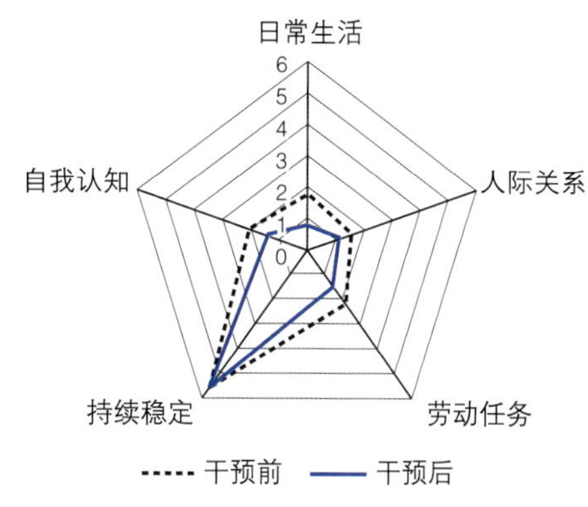

图4　社会生活技能评估：LASMI得分

6）社会生活技能评估

- 在开始作业治疗时，**精神障碍患者社会生活评估量表（LASMI）**※3，显示3分或以上的问题项目如下。
  - **日常生活**：包括交通工具、金融机构、购物、重要物品管理、自由时间等IADL相关活动。
  - **工作或任务执行**：包括对任务的挑战、任务完成的展望、程序理解、抗压力等项目。
  - **自我认知**：包括自我评价过高（低）的项目。
- 在“人际关系”方面，虽然没有3分以上的项目，但在表达清晰度、自发性、状况判断、理解力等方面的交往项目中，增色显示为2分。“持续性与稳定性”项目，则因住院而获得高分（图4）。

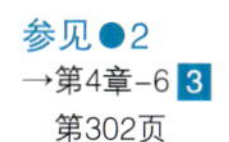
参见●2
→第4章-6 3
第302页

词汇 **※3　精神障碍患者社会生活评估量表（LASMI）**[4]●2

该量表用于测量精神病症状的严重程度，LASMI由精神障碍患者作业医疗研究会精神障碍小组委员会研发，旨在全面了解精神分裂症的日常生活障碍。包括日常生活（D）、人际关系（I）、工作或任务执行（W）、持续稳定（E）与自我认知（R）等5个项目。症状越严重，得分越高。

7）智力功能评估

在开始职业治疗时，日语成人阅读测试（Japanese Adult Reading Test，JART）※4的得分为103分，未发现智力问题。

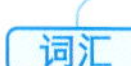
词汇 **※4　日语成人阅读测试（Japanese Adult Reading Test，JART）**[5]

这是一种推测精神疾病患者患病前智力功能的简易评估方法。由50个汉字的读音组成，可推测整体IQ、语言IQ、动作IQ等。

8）初期评估总结

- 该病例在大学时期发病，表现出全身功能下降。给药后症状得以稳定，曾在点心铺打工，但后来逐渐变得孤僻，并因对父母有暴力与自残行为而住院治疗。住院后，通过给药与休养，暴力行为与自残行为消失，也实现了ADL独立，除作业治疗外，患者往往会宅在病房里，活动范围大受限制■1。

■1 困难
→第34页 一览表52

- 在做手工等作业治疗的场景下，患者的意识明显模糊。患者很难立即理解解释并自行继续进行，而且值得注意的是，患者似乎不耐烦，经常寻求确认或建议。在交谈中，很少主动发言，但被动应对时，会礼貌地回应，但偶尔也会出现与谈话内容不相符的唐突言论。在日常生活中，患者经常会忘记约定与传达事项，而且经常会带着不耐烦的语气，用“对不起”来搪塞对方的话。此外，除了不耐烦地确认外，也容易放弃，从而限制自己的行动与挑战。
- 上述病例的行为特点，是很少有机会“独立思考、选择与行动”，终日浑浑噩噩，这似乎加速了记忆、工作记忆与注意力等认知功能的衰退。健忘症、理解力差、说话能力下降等问题逐渐显现，受试者自己也或多或少地意识到了这一点，导致他们焦虑不安，缺乏采取行动的信心，从而促使他们退缩，进一步减少了处理事情的机会，形成恶性循环。
- 另一方面，患者对美好可爱的事物有明显的喜好，有基本的学习能力，具备认真、有礼貌的优点。一旦步入正轨，他们就能把事情做好，这一事实表明，问题可能会根据方法而改变。
- 从20岁后期开始，人们就需要在家庭与社会中承担新的角色。由于患者自己意识到认知功能的下降，首先可以在引入患者感兴趣的事物的同时，通过针对认知功能障碍的方法，以此为契机追求更多外向的生活与角色。

3 康复方法

【短期目标（3个月）】

- 改善认知功能。
- 乐于挑战新事物。

【长期目标（6个月）】

- 获得在家庭或社会中的角色。

【作业治疗计划】

设定程序

- 个人作业治疗（每周2次），手工艺项目（每周1次）。
  - 在以前的手工艺项目的基础上，增加了个人作业治疗。

1）对身心功能的处理

1 作为认知功能训练的一部分，使用计算机进行工作记忆训练（个人作业治疗）

- 使用计算机，进行了**目标导向的延迟反应任务**（Goal directed Delayed Response task，G-DR任务）（图5）。该任务包括工作记忆、注意力、执行功能、**发散型思维**※5 等要素，并可以根据受试者的能力与兴趣设置任务。在本病例中，患者表示自己对日用百货、鲜花、甜点与音乐感兴趣，因此，“目标”被设定为“最喜欢的日用百货”“花束用的鲜花”“作为甜点吃的食物”与“最喜欢的歌曲”，任务难度被设定为正确答案的百分比为80%～90%。每次个人职业治疗，均进行8～15次尝试。

> 词汇 **※5 发散型思维**
> 根据某些信息让思维任意发散，通过自由思维产生想法与观点的方法。

- 在工作记忆训练中，工作记忆被认为会受到难度、情绪与动机的影响[6,7]，在进行训练时，顾及到了表1所示的各点。

> 备忘录 **目标导向的延迟反应任务的特征与背景**
> G-DR任务，是基于经常用于工作记忆研究的延迟反应任务，而开发的计算机训练任务[8-10]。与简单且无意义的文字或图形记忆不同，该任务通过模拟实际生活中的场景，如选择必需物品、准备或购买所需费用等，促使工作记忆、注意力、执行功能等进行训练。此外，与限制答案为1种的状况不同，它被设计为允许自由思考与创意的产生，以促进发散型思维。可以根据个体的执行能力与兴趣进行设定与制作，其特征是可以根据个体调整难度和内容而定制。

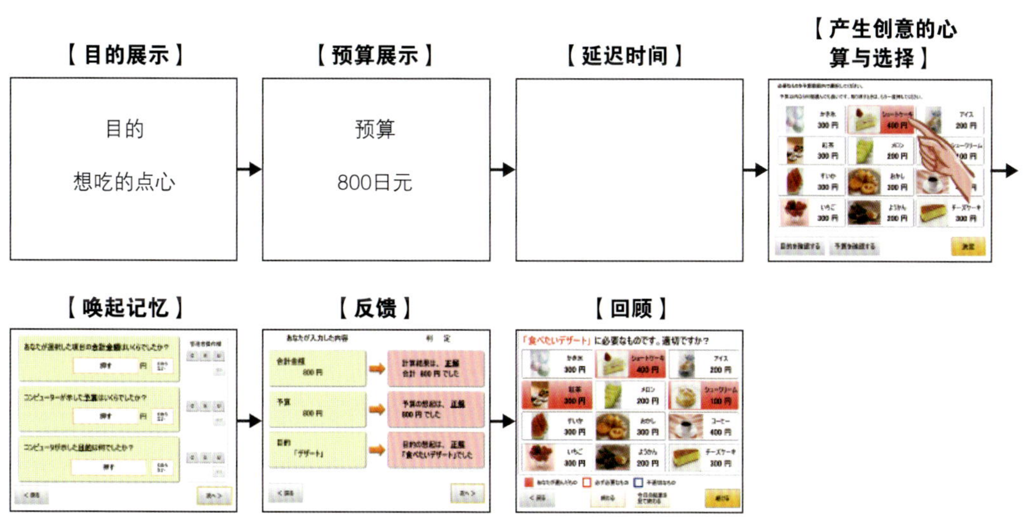

图5 G-DR任务示例

作业流程中，首先在计算机屏幕上显示“目标”与“预算”，然后消失（例如，想吃的点心，预算800日元）。根据受试者的能力设定的时间（延迟时间），显示与目标相关的选择。受试者根据记忆中的目标与预算，通过心算判断选项中有哪些是必需的，是否能在预算内实现，并最终做出选择。然后，要求受试者回忆起最初显现的目标与预算。作为回应，计算机会展示出诸如“正确”或“不正确”之类的反馈。最后，测试者与受试者，就目标与选择的事项进行回顾。由于每次尝试的目标与预算均不相同，因此在完成测试后，清除信息也成为一个必要的步骤。每次训练包括以这种方式重复几次测试[7,8]。

表1　工作记忆训练中的注意事项

- 不要将难度设定得太高，但也别太低，应设定为只需稍加努力就能达到的程度
- 熟练后，应将难度提高
- 将受试者喜欢的事物引入任务，同时进行情感激发
- 鼓励注意记忆与要做的事情，引导关注

2 手工艺项目（集体作业治疗）

- 迄今为止进行的手工艺项目中，采用了如表2所示的处理记忆的注意事项。

表2　处理记忆时的注意事项

- 反复传达对所说内容与应记住内容的关注与意识，如解释
- 鼓励患者试着在脑海中想象“是这样吗？”
- 鼓励患者当觉得自己“不知道，忘了”时，不要焦急，而应深呼吸，让心情平静下来，然后再次思考，并在此后提出问题
- 鼓励患者写下自己不理解或需要记住的事情
- 任何提示都要轻柔地重复。不是一味地单方面地告诉对方“要这样做”，而是在解释有效性与意义的基础上，提出“试试这样做，怎么样？”之类的建议

2）对活动及参与的处理

挑战新事物（外出到咖啡馆，个人作业治疗→集体作业治疗）

如何引入

- G-DR任务执行时，由于对选项中的照片做出了“好像挺不错，想喝”的反应，因此在G-DR任务的选项中，提供了附近购物中心咖啡馆的饮料与食物照片。由于观察到受试者在考虑选项时，“味道似乎不错，我喜欢这种奶油类的饮料”，表现出感兴趣的样子，因此建议其前往附近购物中心的咖啡馆转转。
- 面对如此建议，受试者神情稍显紧张地拒绝道：“不用了，下次我会让父母买给我。”在此之后，我们并没有强行建议患者外出，而是在任务期间与患者交谈的过程中强调，“在G-DR任务中，他们能够自己思考、选择和做自认为正确的事”。“的确，我没有太意识到这一点，但我可以自己思考和选择。照片看起来总是非常美味”，患者面带笑容地说。
- 过了一会儿，患者主动提出，“如果医生能陪同前往的话，自己想去喝点东西”，于是就和作业治疗师一起去了购物中心。
- 在外出的处理中，由于社会经验较少且表现出认知功能障碍，在初始阶段，其关键在于建立起受试者容易操作的框架[11]。因此，与其直接处理工作记忆、执行功能和记忆障碍，不如创建一个**减轻负担的框架**，让患者能够安心外出。执行的考虑因素，如表3所示。
- 在G-DR任务中，我们明确了“购物准备所需的物品”“咖啡馆想喝的东西”“购物中心想买的东西”等目标，并通过实际照片与价格，进行模拟选择。

表3　减轻工作记忆、执行功能与记忆负担的考虑因素

- 将应做事项整理成便条，并分解成小步骤进行准备
- 逐一执行便条中的事项，尽量减少同时进行与即时判断。已完成事项用删除线划掉
- 分享准备状况，与包括护士在内的其他工作人员共享，并创造一个随时可以提问与获得协助的环境，以提供安全感
- 与其感受外出的紧张，不如营造出一种能够感受到乐趣的氛围
- 通过反复传达在过去的G-DR任务中取得的成果，即“能够自主思考、选择与执行”，强化已经取得的行为

3）对环境的处理

■ 给父母的反馈

由于假定患者出院后将在家中生活，因此与家长见面时，传达了为重建外向型生活所做的准备，以及为此所做的努力和考虑内容，并介绍了患者容易采取行动的机会与支持方法。

4　结果（截至作业治疗结束）

1）精神症状评估

使用MS进行评估，得分为5分，抑郁几乎消失，显示出明显的改善。

2）认知功能评估

使用BACS-J进行评估，语言记忆-1.44，工作记忆-1.41，注意力-0.80，执行功能-1.00，均呈现出明显改善，其他功能如运动功能-0.62，语言流畅性-0.72，也得到普遍改善，所有项目均由中度转到轻度障碍（图3）。

3）社会生活技能评估

使用LASMI进行评估，显示得分在3分以上的项目消失，显示出“日常生活”中交通、购物、重要物品管理、理财、休闲时间利用等IADL相关项目，“人际关系”中发声的清晰度、主动性、状况判断、理解力、与支持人员相处等项目，“工作或任务执行”中的角色意识，挑战任务，任务完成展望，步骤理解，任务执行的自主性、抗压性等项目在“自我认知”中过大（过小）的自我评价项目上，均表现出改善（图4）。

4）行为观察评估

- 当初在引入G-DR任务时，值得注意的是，患者忘记了所提出的目标与预算。有鉴于此，我们经常提醒患者注意需要记住的事情，冷静地在脑子里反省，并深呼吸，因为焦虑对记忆并无益处。另一方面，在选择或心算方面，并未发现重大问题。渐渐地，有关目的与预算的记忆得到固化，80%以上的正确答案百分比成为

了常态。患者表现出开朗和从容不迫的态度，在回答选项内容时会面带微笑地做出反应，问道："这花叫什么名字？""这看起来很好喝，我想尝一下。"她会想象着"今天（的目标）会是什么，我稍微考虑一下"，并为此做好准备。即使难度提高，也多会成功过关。

- 在手工艺项目中，与之前相比，在讲解时心不在焉，工作开始后急着询问的情形减少了。但是，患者仍然是被动地参与，会继续不假思索地按讲解去做。
- 关于去购物中心的咖啡馆外出，随着出发日期的临近，患者的紧张面容变得明显，但还是按照便条中的要求，提前准备好了必要的通知与随身物品。虽然当天患者表现得很紧张，但在乘坐公交车以及在购物中心内的行为方面都没有问题，成功完成了预定的餐饮与购买花卉的计划。结束时，患者以轻松的表情表示"当时我很紧张，记不太清楚了。下次有机会，希望能好好地品味一下。我也想去2楼看看（杂货区）"。
- 随后，当被告知有计划参加购物中心的集体外出项目时，她毫不犹豫地同意参与该项目。根据首次的状况，患者能够自行完成大部分准备工作，而职业治疗师只负责检查。后来，活动范围扩大了，患者考虑参与包括餐饮在内的集体外出活动。
- 在参与医院内咖啡馆的集体外出项目时，听到这里正在找人帮忙的消息，于是询问"这样的事情我也可以做吗？"表达出希望参与的意愿，考虑在出院后一边接受日间护理，一边为在医院内咖啡馆帮忙做好准备。这是面对"想亲自尝试"的全新事物的挑战，是自发性与主动性得以萌发的结果。

5 作业治疗的效果

- 在个人作业疗法中，对于以患者本人兴趣为基础的G-DR任务的反应良好，通过反复利用机会，将注意力集中于任务，有意识地记忆，并选择适当物品，观察到正确答案百分比有所提高。从BACS-J的最终评估结果中，观察到在语言记忆、工作记忆、注意力与执行功能、认知功能方面，均得到了改善。此外，在项目开展时，患者的情绪变得更加开朗，能够更愉快地开始对话。
- G-DR任务的特征在于，由于任务一个接一个地呈现，因此没有时间分心，难度可以根据额叶联合皮质的负担进行调整，并且可以提供患者感兴趣的素材照片[9,10]。在本病例中，G-DR任务的上述特征，被认为是对提高认知功能特别是语言记忆与工作记忆的贡献。此外，由于年龄较轻，具有基本学习能力并且认真对待任务等优势，也被认为对认知功能的改善产生了良好的影响。
- 由于患者对G-DR任务的选项中出现的点心饮料的照片表现出兴趣，因此提出了前往附近购物中心咖啡馆的建议，逐渐产生了对外出的愿望，最终实现了前往咖啡馆这一全新的挑战。通过在外出前进行准备和模拟，通过减轻对工作记忆、记忆力、执行功能等方面的负担，患者尽管紧张，却展现出逐个完成任务的坚定信念。这成为患者与护士一道外出，前往便利店、参与集体外出项目的契机。在社会功能方面，根据LASMI的结果，患者在IADL、人际关系、自发性、挑战任务、前瞻性、理解步骤等方面，均得到改善。

- 这一切的底层逻辑是：①通过认知功能的方法，支持功能性改善，如觉醒度、注意力、记忆力、执行功能。②基于患者本人的兴趣与喜好，提出合理的外出建议。③在事前准备中考虑工作记忆、记忆、执行功能以及心理层面，并与其他行业的从业者分享信息。上述做法都在帮助患者克服紧张与焦虑，轻松向前迈出一步的过程中发挥了作用（图6）。此外，患者主动提出在医院咖啡馆帮忙这一事实，似乎表明在提升自发性方面，正在发生重大变化。随着认知功能的启动，额叶联合皮质更有效地发挥功能，也促使意愿方面发生变化。
- 未来，在社会生活中，不仅要参与自己喜欢的事物，还需要逐渐通过与别人的互动与工作，获得成就感与喜悦。此外，在本病例中，由于具有基本学习能力与做事认真的优势，就业也是一个可行的选项。关于主动表达参与医院内咖啡馆的意愿，通过出院后，在接受日间护理的同时考虑参与，这被认为是未来恢复工作的重要契机。

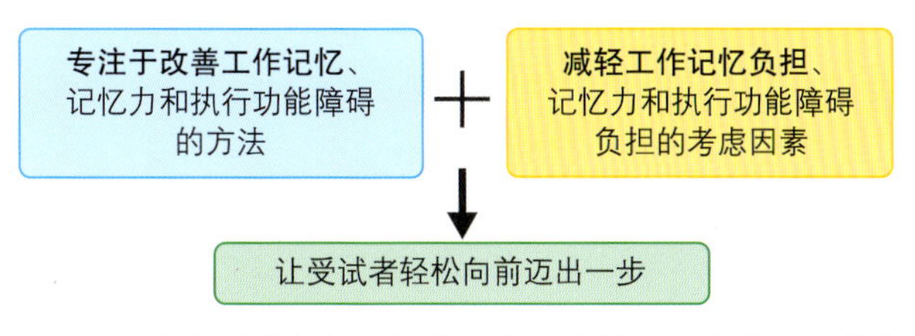

图6　一种让受试者轻松向前迈出一步的生活方式所需的事项

文献

[1] Krawiecka M, et al：A standardized psychiatric assessment scale for rating chronic psychotic patients. Acta Psychiatr Scand, 55：299–308, 1977.

[2] 武川吉和，他：Manchester Scale 日本語版の信頼度と妥当性の検討．精神医学，36：389–394，1994.

[3] 兼田康宏，他：統合失調症認知機能簡易評価尺度日本語版（BACS-J）標準化の試み．精神医学，55：167–175，2013.

[4] 「LASMI（精神障害者社会生活評価尺度）マニュアル」（きょうされん障害者労働医療研究会精神障害部会/著），きょうされん，1995.

[5] 「知的機能の簡易評価 実施マニュアル Japanese Adult Reading Test（JART）」（松岡恵子，金 吉晴/著），新興医学出版社，2006.

[6] Manoach DS：Prefrontal cortex dysfunction during working memory performance in schizophrenia: reconciling discrepant findings. Schizophr Res, 60：285–298, 2003.

[7] 竹田里江，他：作業が持つ意味を前頭連合野における認知と情動の相互作用から考える–神経科学的知見に基づいたこれからの作業療法に向けて–．作業療法，31：528–539，2012.

[8] Ichihara–Takeda S, et al：Neuropsychological Assessment of a New Computerized Cognitive Task that Was Developed to Train Several Cognitive Functions Simultaneously. Front Psychol, 7：497, 2016.

[9] 竹田里江，他：コンピューターを用い個人の能力と興味にテーラーメイドしたワーキングメモリ訓練の効果–保続性の反応が改善された統合失調症患者の例．作業療法，35：384–393，2016.

[10] 竹田里江，他：日常生活場面を取り入れたコンピュータを用いたワーキングメモリ訓練の効果：机上訓練から実際の行動へ繋がった統合失調症患者の例．精神科治療学，30：1641–1647，2015.

[11] 竹田里江：統合失調症回復期—遂行機能障害にアプローチすることで家庭内での役割を獲得した症例．「作業療法 臨床実習とケーススタディ 第3版」（矢谷令子/監，濱口豊太/編），医学書院，2020.

6 忽略综合征

学习目标

- 能够解释半侧空间忽略症病例的评估结果、症状特点与治疗指南
- 能够解释根据病程对半侧空间忽略症采取的干预措施

◆ 病例①

1 病例介绍（图1）

病例 重度运动瘫痪与忽略症状并存的病例

50岁，男性，左右利手

诊断名称：右侧壳核、丘脑混合型出血。

现病史：患者在下班回家的列车内突然倒地，并被紧急送往医院。通过头部CT检查，推测血肿量约为85mL，因此当天施行了血肿清除手术。

图像所见：图2显示发病时的头部CT影像与发病后1个月的MRI FLAIR影像内容。在1个月后的FLAIR影像中，横断面显示侧脑室周围白质、壳核/丘脑后部与内囊后脚、颞叶-顶枕下的白质以及八字形等切片，均显示出高信号区域，表明存在头顶颞叶下深部白质损伤，包括上纵束Ⅱ和Ⅲ、视辐射上部、钩束与额枕下束受损的影像所见。另一方面，视觉联合皮质与额叶区域免于受损，推测血肿向后外侧扩展。根据上述所见，主要预测了腹侧注意网络的停滞。

主诉：希望自己的事自己做。通过访谈发现，虽然移动与排泄的重要性特别高，但满意度与表现都较低，均在4分以下。

生活状况：独自生活，曾辗转于各种工作场所（建筑工地、火车站与机场等），过着自由自在的生活。妹妹是关键人物，但由于妹妹有家庭，并且需要照顾母亲，因此不能同住。时常玩兴大发，喜欢骑自行车，独自去不同的地方与当地人交流，旅行是他的爱好。

本病例的问题所在

- 想要自由活动，但这会撞到东西，因此非常危险

评　估

- **肢体功能与运动功能**：Brunnstrom恢复阶段、感觉功能、平衡
- **神经心理测试**：MMSE、FAB、BIT常规测试、Bisiach（比西来奇）测试、Fluff（绒毛）测试
- **活动及参与**：CBS、与住院部工作人员访谈

干预措施

- 干预的目的是获得起身、转移、穿脱外套和鞋子、上卫生间的能力，以便能够自由活动。不仅要对半侧空间忽略症进行干预，还要在每个动作中掌握流程与改善平衡
- **身心功能与结构**：左侧颈部肌肉振动刺激，躯干旋转操作与坐姿平衡练习，四肢活化＋电刺激＋多感官刺激
- **参与及活动**：在向患者解释病情后，进行上肢更衣动作练习、移动练习、转移动作与站立练习
- **环境**：病床位置、轮椅定位、收音机位置、餐桌调整

验　证

- 发病后5个月，桌上测试超过临界值，但生活中的忽略症症状仍然存在
- 发病后3个月，疾病认知程度逐渐稳定，患者自述“总是努力关注左侧空间”
- 发病后9个月搬入新公寓开始独自生活，并独立使用户外电动轮椅。1年半后，移动从电动轮椅转变为步行
- 与地区活动支持中心合作，发病后2年，开始求助于持续就业支持A型（雇佣型）机构

图1　本病例示意图

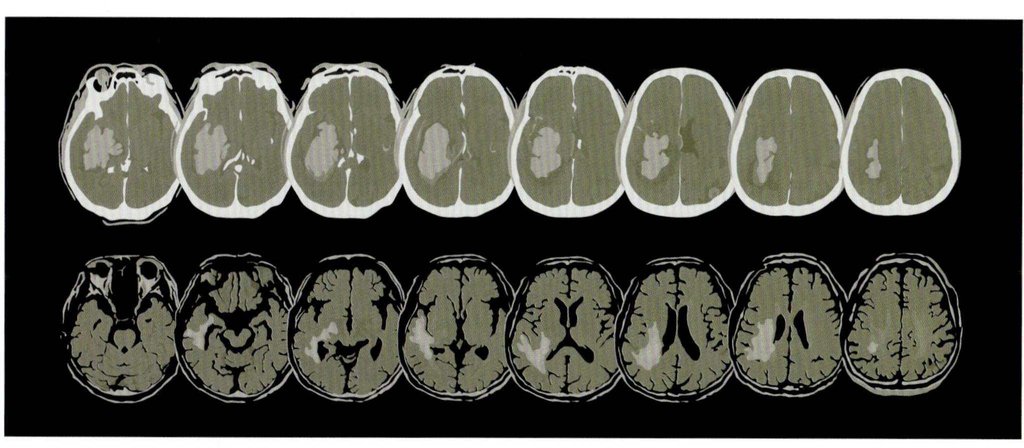

图2　本病例的头部影像

上排：发病时的CT影像。下排：发病后1个月的MRI FLAIR成像。根据实际成像创建。

2 评估（发病1～2个月）（图3）

1）身心功能

- 在Brunnstrom恢复阶段，左上肢与下肢均为Ⅱ期，浅层与深层感觉障碍均表现为重度麻木。
- 静态坐姿平衡得以保持，即使无上肢支持也能保持，但动态坐位平衡下降，向左侧的重心转移与躯干伸展位置的旋转范围减小。

2）高级脑功能

- **初步印象**：语言交流良好，但有点缺乏活力，表情严肃。躯干可以相对保持在正中位置，但头颈部与眼球往往转向右侧，探索明显有强烈的右侧偏向，没有自发向左侧空间移动的行为。

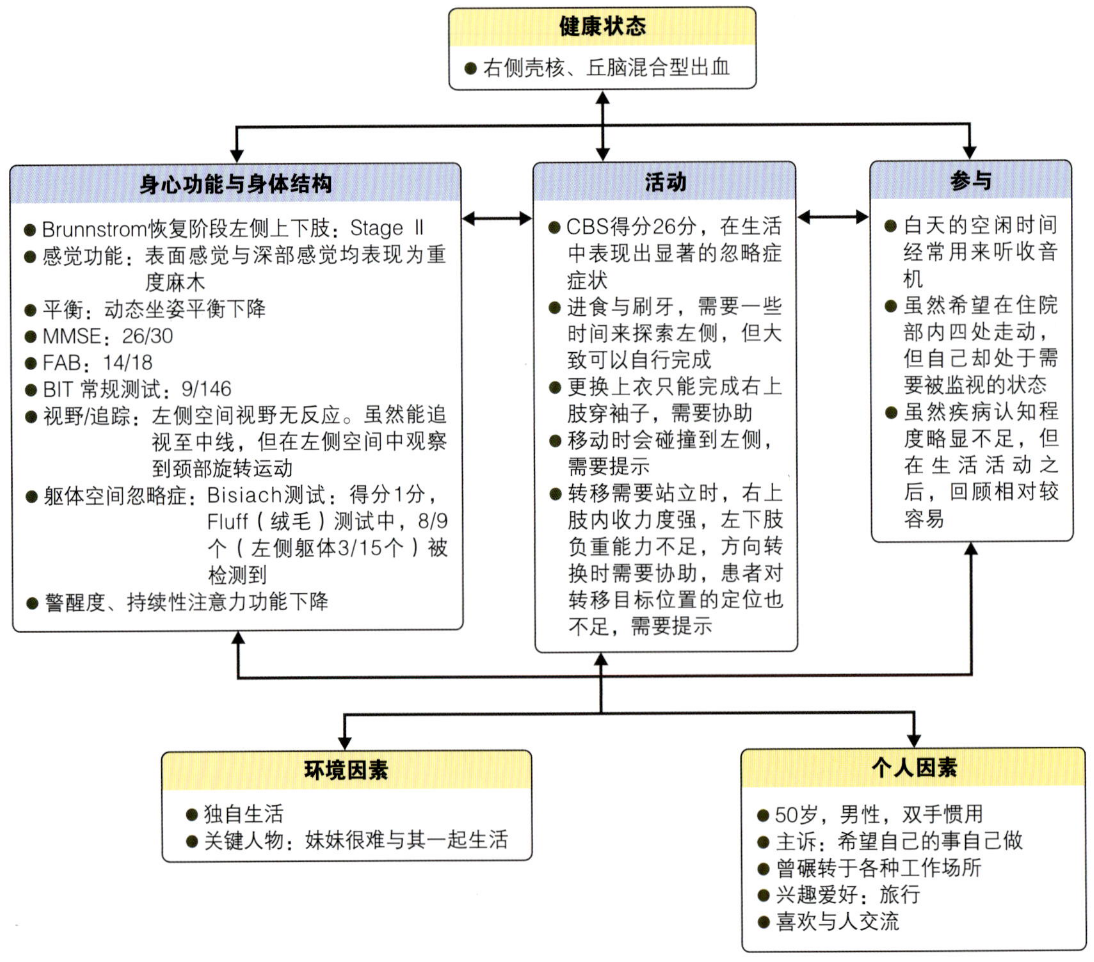

图3 本病例的ICF

- **视野确认与追视情形：**利用对侧法确认视野时，对右侧空间的反应良好，但对左侧空间，在垂直和水平方向均无反应。当物体突然靠近眼前方时，可发生眨眼反应，但来自左侧空间的刺激无法出现眨眼反应。当患者被要求视线从右侧空间追踪到左侧空间时，眼睛只能够追踪到中线，但从中线到左侧空间可以观察到颈部的旋转运动。
- **MMSE：**26/30。患者的时间定向力得以保留，但部分丧失了地点定向力，视觉指令（书面指令、图形模仿）的执行能力也有所下降。
- **FAB：**14/18。在冲突指示与Go/No-Go任务中出现3次以上的错误，这表明患者的额叶功能有所下降。
- **BIT常规测试：**9/146。难以找到放在面前的测试纸，各项测试每次都需要右手引导来确认。患者在完成任务后非常疲劳，因此测试需要在4d内逐步完成。
- **消去现象：**左侧单独的视觉刺激难以检测。关于颈部的躯体感觉刺激，左侧可单独检测，但在双侧时只能检测到右侧，观察到了消去现象。在听觉刺激方面，没有观察到消去现象，双侧均可检测。
- **躯体空间忽略症：**Bisiach单项测试※1得分为1分，在探索后能够触及左手。在Fluff（绒毛）测试※2中，右半身有8/9个，左侧躯体有3/15个被检测到，躯体空间忽略症症状得以确认。
- 如果在任务时反应较弱，需要闭眼休息，表现出觉醒度、持续性注意力功能下降。

参见●1
→第2章-6 6
第126页

词汇

※1 Bisiach单项测试●1

躯体空间（personal space）忽略症的评估项目之一。在仰卧位时，让患者用非瘫痪肢（右手）触摸置于体侧的瘫痪肢（左手），根据非瘫痪肢的动作评分判断。

参见●2
→第2章-6 6 图8
第128页

※2 Fluff（绒毛）测试●2

躯体空间（personal space）忽略症的评估项目之一。在受试者的身体（右上肢除外）上贴上绒毛，让他用右手全部拔掉，根据漏看率进行判断。

3）生活层面

- 除了进食外，需要中度~重度的护理，虽然有尿意，但经常尿失禁，因此要使用尿布。发病后2个月，尿失禁症状有所改善。
- 生活上的忽略症评估CBS※3得分26，表现出重度忽略症症状。不过，患者在进食与刷牙时，能够向左侧空间探索，尽管这需要花费一些时间。
- 由于看电视会带来疲劳感，因此白天的空闲时间主要用来听收音机。此外，在发病后第3个月，患者表达了想要在医院内四处走动的愿望，但住院部工作人员表示“易发生危险，仍需要监视”。患者本人则表示，“只要了解轮椅操作方法就能独自移动……”，表明对忽略症症状这一疾病认知程度不足。
- 被动地移动左上肢，对来自左侧的听觉刺激，表现为目光移向左侧，通过带有视觉以外线索的空间，观察到注意力的扩展状况■1。

■1 困难
→第34页 一览表㉕

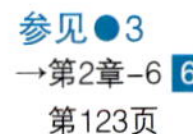
参见●3
→第2章-6 6
第123页

> **词汇** ※3 CBS（Catherine Bergego量表）●[3]
>
> 通过观察日常生活行为评估忽略症的工具。将生活活动分为10项，确认在各种状况下行为的左右差异，对每个项目进行客观评估（由治疗师与住院部护士等专业人士进行观察）与主观评估（患者自我评估），分别从0分（无忽略症）到3分（重度忽略症）的4个等级进行评分。

4）关于疾病认知

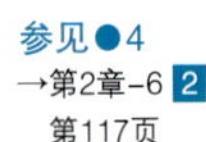
参见●4
→第2章-6 2
第117页

- 虽然对瘫痪的认知明确，但对于忽略症症状的认知下降，CBS的主观评分为2分，客观评分为26分，ASN●[4]症状显著。
- 在桌上测试中，即使有结果的反馈，也并未观察到“我以前比这更累”这种毫不在意的状况。另一方面，在生活中，尤其是在进食和更衣动作刚完成后，很容易注意到这一点。在这种状况下**经验ASN**很容易纠正，可能会观察到患者发出“我竟然没有注意到这种的事……是不是我的脑子出问题了”之类的自言自语。此外，一旦注意到，这些信息似乎相对容易记住，并且可能有助于减轻**离线ASN**的症状。

5）病理解释

- 运动瘫痪为重度，根据FMA的进程，上肢功能的预后作为相当有限的辅助手使用，被认为是**不良预后群体**[1]，预计也需要时间来实现步行。
- 尽管额叶功能降低可从测试结果中确认，但并未观察到额叶自身的损伤，而是在上纵束（顶叶-额叶）、钩束（颞叶-额叶）、额枕下束（枕叶-额叶）等额叶与信息交流途径中的部分损伤，因此判断症状随着时间的推移，可能会得到部分改善。
- 尽管观察到对半侧空间忽略症（USN）的疾病意识下降，但预计这种认知，会依据日常经验逐渐建立起来。
- 尽管忽略症症状为重度，但由于该病处于亚急性阶段，预计症状会有所减轻。
- 考虑到损伤区域，视野障碍●[5]和腹侧注意网络的停滞，可能仍然存在。

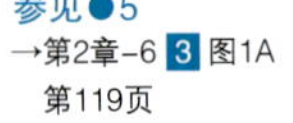
参见●5
→第2章-6 3 图1A
第119页

3 康复方法

1）干预指南

- 不仅忽略症症状为重度，而且运动瘫痪也属重度，ADL方面需要大量协助。鉴于患者本人之前喜欢自由地去各种地方，因此认为自由移动的优先级较高。因此，除了移动之外，还需要获得各种起居动作、穿脱鞋子、转移动作等技能。
- 大约在发病后第3个月，可以稳定地采访患者的工作表现，患者的愿望是获得非常重要的活动能力与排泄能力，但患者的表现与满意度较低。从治疗师的角度来看，除了转移之外，目标还包括穿脱外套以调节体温，以及将患者转移至卫生间或从卫生间转移出来，这也是排泄所必需的。

- 鉴于上述状况，特别是在起居、转移动作与排泄动作的获得方面，不仅需要注意USN，还需要获得各种动作步骤，坐姿平衡、起立与站立平衡。

2）对环境的干预

已向患者与住院部工作人员解释了以下设定的必要性，并提出了协助请求。

- **病床位置**：由于在转院前的信息中有关严重USN症状的记载，因此在入院前与住院部工作人员协商，将病床设置为住院部工作人员进出病床的方向为病床的左侧。
- **轮椅定位**：据观察，瘫痪侧左上肢管理不善，为了纠正坐姿，防止半脱位与水肿，而在左上肢设置了一个平台，并在平台上涂上醒目的颜色，使其更容易被注意到。
- **收音机位置**：观看电视和阅读报纸容易引起疲劳，而在空闲时间里主要靠听收音机打发时间。由于收音机容易操作，因此将其设置在病床右侧，但由于只戴了一只耳机，因此让患者将耳机戴在左耳，以增加来自左侧空间的刺激。
- **休息室内的餐桌**：由于患者存在严重的忽略症症状，因此在右侧空间设置了一面墙，但由于患者天生喜欢交流，因此营造了正面是喜欢聊天的其他患者，左侧空间也有别的患者的环境（图4），功能性之外，还考虑到了心理因素。

3）对身心功能的干预

- 右侧空间本身也处于难以探索的状态，并且由于伴随着强烈的疲劳感，因此通过视觉探索进行干预，被认为对本病例患者来说，造成了非常沉重的负担。当使用听觉与躯体感觉等其他感官刺激时，患者能够以较轻微的疲劳感观察左侧空间，这表明可以使用自下而上的方法，从半侧刺激开始。

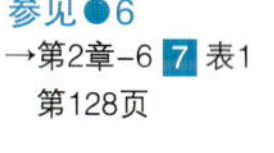
参见●6
→第2章-6 7 表1
第128页

- 在自下而上的方法中，我们选择了①左颈后肌振动刺激、②躯干旋转与坐位平衡练习、③肢体激活+电刺激+多感觉刺激的组合●6。选择理由如下所示。
  - ▶ 所有3种干预措施所需的工具，均设置在医院内，而且简便可行。此外，①几乎未观察到颈部感觉障碍，对左颈部刺激的反应也保持良好。②为提高ADL

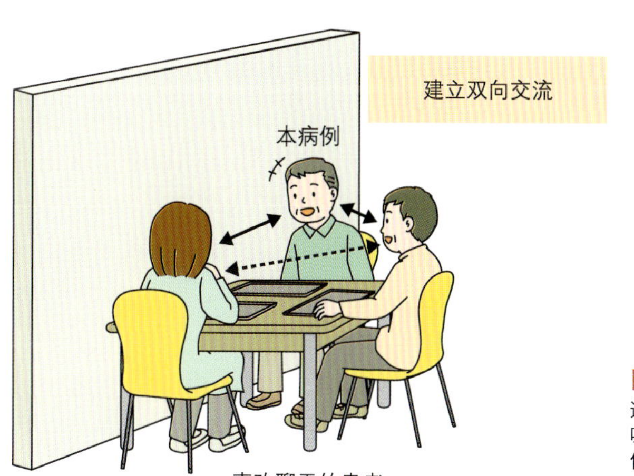

图4　设置进餐环境
通过在右侧设置隔断，不仅能够防止受到来自右侧空间的刺激的吸引，还根据本例患者喜好与他人交流的特点，通过与住院部工作人员协商，在感染症流行等可能存在一些困难的情形下，制定了与患者交流流程相符的成员配置方案。

（日常生活活动）技能，需要改善坐姿平衡[2]，因此，被认为可以利用这一点，此外，对于坐姿平衡不良有自觉，这成为患者在练习以自由移动为目的的位置上的动力。③尽管存在对瘫痪的疾病意识，但由于瘫痪的严重程度较高，仅引入四肢激活是困难的。如果伴有体感和听觉刺激，则可关注的左侧空间会增加。因此，在给左侧上肢施加电刺激的同时，通过将上肢伸向目标杆并倒下（在倒下时发出声音），可以考虑采用某些巧妙的设计，以加入听觉线索并更容易获得反馈。

- 在更换外套时，患者在积极探索身体左侧时，出现了躯体空间忽略症症状。然而，当伴随左上肢的躯体感觉刺激时，可以无疲劳地将视线转向左上肢，因此在身心功能干预方面，进行了肩胛带、上肢与手指关节活动范围的练习，并在肩胛带与上臂出现肌张力亢进的情形下，同时使用振动刺激，进行关节活动范围的练习。尤其是，优先进行了更换外套所需的肩胛骨内外旋与肘关节的运动。

4）对活动及参与的干预

- 在进行上述关节活动范围练习后，按照瘫痪侧穿袖动作的模式进行康复，包括以下步骤。
  - （1）请治疗师观察受试者的左腕关节接触肩胛骨（上肢的前侧与后侧），并检查受试者的视线是否跟随动作后，治疗师开始用右手触摸左上肢，然后开始使用产生摩擦声的材料（如塑料袋），利用听觉线索进行反馈，调整触摸的力度，用右手触摸左上肢或从脱衣开始。
  - （2）一旦习惯了上述动作，逐渐将一个环形的硬物穿过左上肢。
  - （3）对操作的复杂程度进行分级，例如将柔软的物体穿过环形到圆柱形。
- 在每种情形下，通过使用难以产生关节运动模式的范围、姿势与肢体位置来扩大探索空间，在这种情形下，由于瘫痪，躯干可以保持在中线上。这样的练习容易导致疲劳，因此需要在安静的环境中进行（最初由于注意力持续下降，刺激量较低，建议选择视觉与噪音较少的场所进行），并注意练习的持续时间（休息时机）。
- 分阶段的要点包括：反馈量、刺激量、持续时间、探索空间、操作复杂性。

发病后第3个月进行了以下测试。

- 在移动方面设定的目标中，发现患者对于为什么需要协助移动的理解较为困难。在向受试者解释了如何使用身体以及乘坐轮椅时的安全坐姿（受试者认为这是一个问题）之后，我们要求受试者实际乘坐轮椅，特意让其与平时不熟悉的工作人员发生碰撞，以引起其注意。
  - 之所以选择让受试者与人碰撞而非与墙体或物体碰撞，是因为这样做对受试者的冲击较小，同时也可以利用受试者更容易接受的听觉反馈，考虑到可以对受试者进行调整，如事先让其大惊失色或发出疼痛的声音。
- 此外，考虑到在用餐场合，可能会观察到患者出现“我竟然没有注意到这种事……是不是我的脑子出问题了”之类的表现，患者在与主治医生商讨的基础上，提供了关于USN的教科书摘录，概述了一些章节，同时解释了患者认为奇怪经历与疾病症状有关的观点。

▶ 先行研究[3]表明，很多情形下，在明确疾病意识确立之前，患者就开始对自己的症状感觉不适，因此需要心理支持。此外，因之前的失败经历而对治疗师不信任，需要建立彼此间的信任关系。

- 基于以上两点，我们分享了移动时确认周围环境的必要性，并讨论了相关的应对措施。由于简单的“注意左侧”策略，使得对左侧空间的探索变得困难，因此首先尝试通过“在周围引起注意”，来限制移动空间。此后，根据患者本人在建筑工地与列车相关领域的工作经验，询问他过去是如何检查安全的，并获得了“用手指确认左右方向”这一关键词。与单纯的“注意左侧”的方法相比，这种基于受试者过去经验的方法，增加了测试空间，因此我们努力将这种方法固定下来。
- 此后，我们不时地针对根据经验获得意识的活动，进行补偿方法的研究，但如果患者在有意看向左侧时，却经常看到眼球停留在右侧方向，而如果只是颈部向左旋转，我们就会探索其他方法。
- 在转移动作中，患者在站起时右上肢的收缩较强，左下肢负重不足，并在进行方向转换时，对目标位置的定位也不足，导致了高风险的摔倒状态。
- 由于难以关注左下肢位置，采用辅助手段，使用高座椅与平台，以及防止右上肢收缩，创造了适当的环境，使得左下肢承受自然的重量，从而进行站立锻炼。
- 一旦辅助左下肢的位置使得起立变得顺畅后，患者体会到了由于左下肢位置的不同，站立的难易程度也有所不同。

★具体来说，患者被要求分别在良好的位置条件与不良的位置条件下站立，并判断站立的难易程度。然后，要求患者共同确认为什么他们更容易站起来，以促进其对需注意点的认识。

4 验证

- 发病后5个月，虽然在桌上测试中超过了临界值，但生活中的忽略症症状仍然存在，尤其是在更换房间等**环境发生变化时**，症状就会显现出来。
- 如图5所示，当使用触摸屏显示器执行2种类型的选择响应任务[4]时，像划消任务那样自行触摸并选择目标的任务（**主动选择任务**）在第4个月时不再出现遗漏现象，然而，在触摸选择闪烁目标的任务（**被动选择任务**）中，左侧2列出现了遗漏。在桌上测试中，被动注意功能下降仍然难以检测，因此在生活中，忽略症症状在面对难以预测的新环境时，可能会显现出来。
- 对于左侧空间的反应困难，不仅是在认知层面（通过他人告知，仅凭知识了解的状态），而且逐渐在经验上也能察觉到，在第3个月之后，对于USN症状的疾病意识逐渐形成。在主动选择任务中，观察选择的起始位置（红色目标），发现1～2个月后起始位置是从右端开始的，但逐渐移向左侧。
- **在视觉任务中**，一开始只能看到右侧2列的目标，但逐渐也开始扩展至左侧空间。在发病5个月时，可以观察到患者试图关注左侧空间的迹象（图5右下→），但依然无法看到左端的目标，无法有效利用补偿策略，这一点已得到了证实。

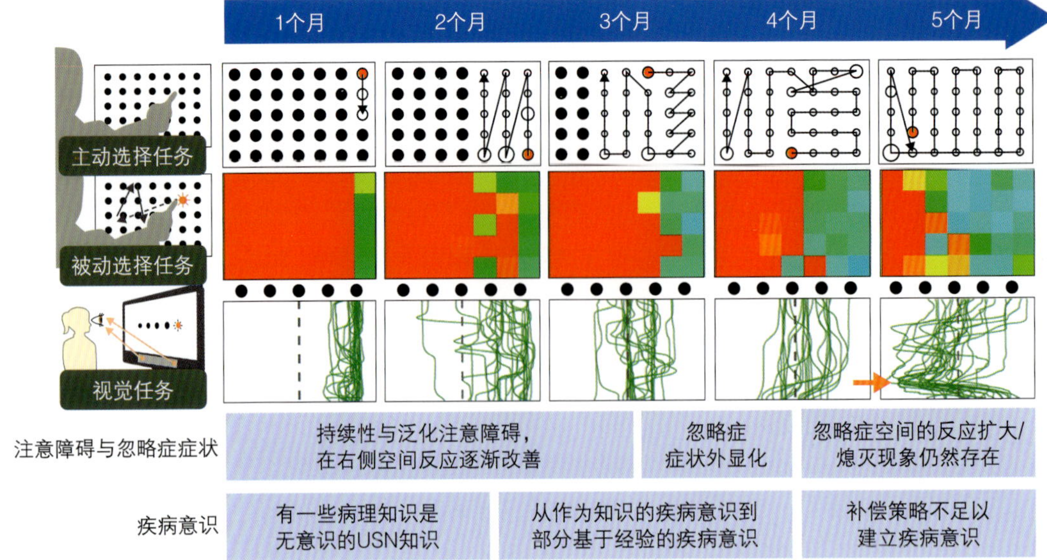

图5　发病后的进程

第1行：主动选择任务的进程，其中选择以任意顺序进行。红色圆圈表示选择开始位置，黑色圆圈表示遗漏。目标大小代表反应时间，目标越小，代表选择速度越快。第2行：选择闪烁目标的被动选择任务的进程。每个目标的反应时间用颜色显示。红色标记代表遗漏，越接近蓝色，则代表能够从闪烁中迅速反应。第3行：红色亮灯目标的视线任务的进程。横轴对应目标的位置，纵轴表示时间。一开始只关注右侧空间，但逐渐扩大了能够观察的空间。第5个月，当beep声响起时，目光迅速转向左侧，→表明尽管尝试集中注意在左侧空间，但仍然存在忽略最左侧对象的情形。

参见●7
→第2章-6 7 图9
第129页

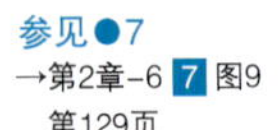

- 如果向患者本人询问有关全新状况下补偿策略的问题，则会得到“我总是努力关注左侧空间”这样的答案，这表明由于疾病意识的确立，患者故意对左侧空间进行关注，可能难以感知外部的刺激与变化●7。通过在稍微放松的状态下，利用在以前工作中操作重型机械时的经验，以“扩展视野以看清整体”为目标，执行被动选择任务，发现可以减少遗漏，并提高反应速度，在与患者本人共同回顾结果的同时，尝试优化代偿方法。
- **视野确认**：恢复过程中，利用对侧法确认视野时，左侧空间内的上下差异逐渐清晰，怀疑左下1/4视野丧失。由于患者并未意识到视野丧失，向他解释了左侧空间中上下空间视觉差异的可能性，并进一步重新评估了补偿方法。
  - 具体来说，通过从“**略微关注左侧**，同时扩展视野以看清整体”方法，转变为“**注视左下远处**（通过远眺来增加视野内信息量）扩展视野以看清整体”的方法，观察到进一步拓展了可响应空间并提高了反应速度。
- 除了上述补偿策略外，为获得盲区补偿措施而进行的眼动训练也是分级的，从自下而上的视运动刺激开始，然后是扫视性眼球运动训练，最后是视觉探索练习。
- **依赖步行的移动**：步行时，特别容易出现忽略症症状。患者走路时小心翼翼地避免摔倒，同时注意足部与拐杖的位置，据判断，患者始终处于行走与注意地面空间的**双重任务状态**。步行练习期间，我们咨询了物理治疗师，并专注可以促进自动化的练习[5]，致力于减少分配给步行本身的注意力。
- 此外，为了进一步扩大ADL与IADL，在门诊随访的同时，向其妹妹这位关键人物进行了咨询，根据患者本人的现状，按照本人的愿望，开始了独自生活。对于视觉消去现象，确认了其残存，因其在使用电动轮椅时造成了困扰，因此进行了额外的**抗消去（Anti-extinction）训练**（图6）[6]，以建立户外使用的补偿。

- 发病后9个月，患者搬到新公寓开始独自生活，通过户外电动轮椅独立行走，1年半后移动方式从电动轮椅转变为步行。此后，由于患者表达了就业的愿望，于是联系了社区活动支援中心[7]，进行了与信息共享相关的计算机操作和轻度工作的练习，根据工作内容，更新了避免错误的补偿方法。发病后2年，开始使用持续就业支持A型（雇佣型）机构，截止到目前，已经持续工作了3年以上。

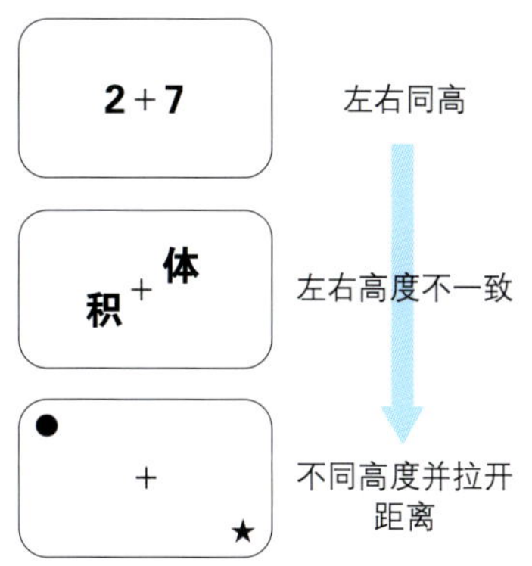

图6 抗消去（Anti-extinction）训练的一个示例及阶段划分

- 该图显示了空间阶段划分。一开始呈现左右同高，逐渐增加高度与宽度。此后，逐渐扩大左右空间，扩展可响应的空间。
- 时间上的阶段划分，从左视野到右视野，分别以3s逐个呈现。逐渐减小刺激间隔，最终同时呈现。

◆病例②

5 病例介绍（图9）

病例 脑梗死后，右上下肢出现运动忽略症的病例

60岁，男性，右利手[8]

诊断名称、疾病名称：脑梗死后遗症、右侧偏瘫、失语症。

现病史：第X年Y月脑梗死发病，出现右侧偏瘫与失语症。此后，在门诊继续进行语言听觉治疗，但根据患者的要求，并未进行积极的物理疗法与作业治疗。在日常生活中，包括在家里行走的ADL，均需要监护。然而，Y＋27个月后接受了循环系统手术治疗，因术后能力下降，导致ADL全面需要护理。Y＋32个月后，开始门诊物理治疗（40min/周）。

图像所见：在Y＋37个月进行的头部MRI影像，如图7、8所示。在T1增强影像中，发现左顶上小叶、左顶下小叶、左中央前回与中央后回的部分，左颞中回、左颞上回、左颞横回、左侧顶叶-颞叶皮层下有低信号。还观察到双侧脑室扩大与一般脑萎缩。在FLAIR成像中，双侧脑室周围有轻度高信号，其他地方则没有高信号。

本人愿望：由于患有运动性失语症，因此询问困难。

生活状况：需要有关所有室内ADL的协助。室外则需要轮椅协助。患者与妻子一起参观自己工作的生鲜超市，与朋友交流则已成为日常活动。

环境：与妻子二人同住。只要跨过门口的横框，则自家内部就全部无障碍了。妻子的愿望是“哪怕扶着墙也要能独自在家里行走。希望他能够自行走到生鲜超市，向朋友展示自己健康的一面”。

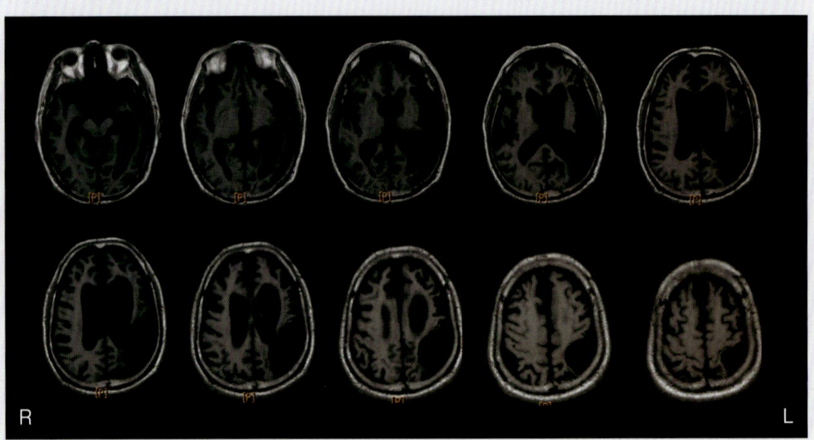

图7　头部MRI T1增强成像（Y+37个月）

发现左顶上小叶、左顶下小叶、左中央前回与中央后回的部分，左颞中回、左颞上回、左颞横回、左侧顶叶-颞叶皮层下有低信号。

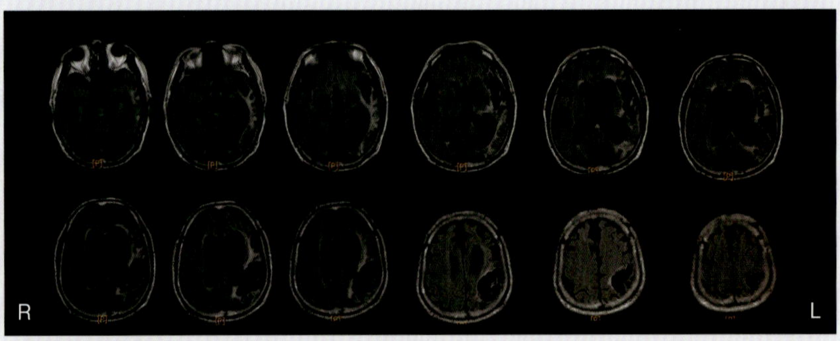

图8　头部MRI FLAIR成像（Y+37个月）

在双侧脑室周围及左侧顶叶-颞叶有轻度高信号，其他地方则没有高信号。

本病例的问题所在

- 尽管运动瘫痪与感觉障碍相对较轻，但在家中需要行走时，仍然需要协助

评 估

- **肢体功能**：Brunnstrom恢复阶段、感觉功能、关节活动范围
- **高级脑功能**：失语症、智力功能（瑞文色彩矩阵测试）、注意力功能、失用症、半侧空间忽略症
- **运动忽略症**：双手工作时的特征、仰卧位/坐位时的特征、起身动作时的特征、行走时的特征
- 基本动作、ADL

干预措施

- 促进患侧上下肢的重复运动与在生活场景中的使用
- 进行家庭指导，促使在没有进行康复训练时，使用患侧上下肢
- **肢体功能**：针对上下肢运动忽略症的运动疗法
- **活动及参与**：针对行走练习、应用行走练习、更衣行为、评估如厕行为以及护理方法进行研究
- **环境调整**：设置扶手、研究自主练习内容、家庭指导

验 证

- Y+40个月时，在家中独立行走（运动忽略症的特征仍有轻微残留）
- 在妻子的协助下，患者现在已经可以从停车场，行走到生鲜超市了
- 在日常生活中，进食时用右手拿着餐具的频率有所增加

图9 本病例示意图

6 评估（截至Y+37个月）（图10）

1）肢体功能

- 在Brunnstrom恢复阶段，右侧上下肢、手指均为V期。
- **感觉功能**：虽然由于失语症的缘故，而难以进行详细检查，但本病例中，即使是摩擦身体这样小的刺激其触觉也能感觉得到。深部感觉通过拇指探测试验和下肢拇指探测试验，其结果表明，两者都可以进行探索。
- 关节活动范围：未出现明显的关节活动范围限制。

2）高级脑功能

- **失语症**：观察到重度Wernicke失语症，表现为混杂的语言，听觉理解在单词水平表现模糊[2]。

■2 困难
→第34页 一览表㉑

- **智力功能**：瑞文色彩矩阵测试得分为26/36分（年龄标准29±5分），智力功能保持在与年龄相符的水平。
- **注意功能**：桌上测试很困难。在进行康复期间，治疗师在解释练习内容或病例进行动作练习时，经常观察到患者目光频繁转向路人。因此，怀疑有注意持续性降低与注意分散亢进[3]。

■3 困难
→第34页 一览表③

- **失用症**：由于手指模仿（狐狸）在左右两侧都很困难，因此怀疑是哑剧失用症。
- 半侧空间忽略症：进行了线段等分任务与Albert（阿尔伯特）线段划消任务，但并未将右侧忽略。

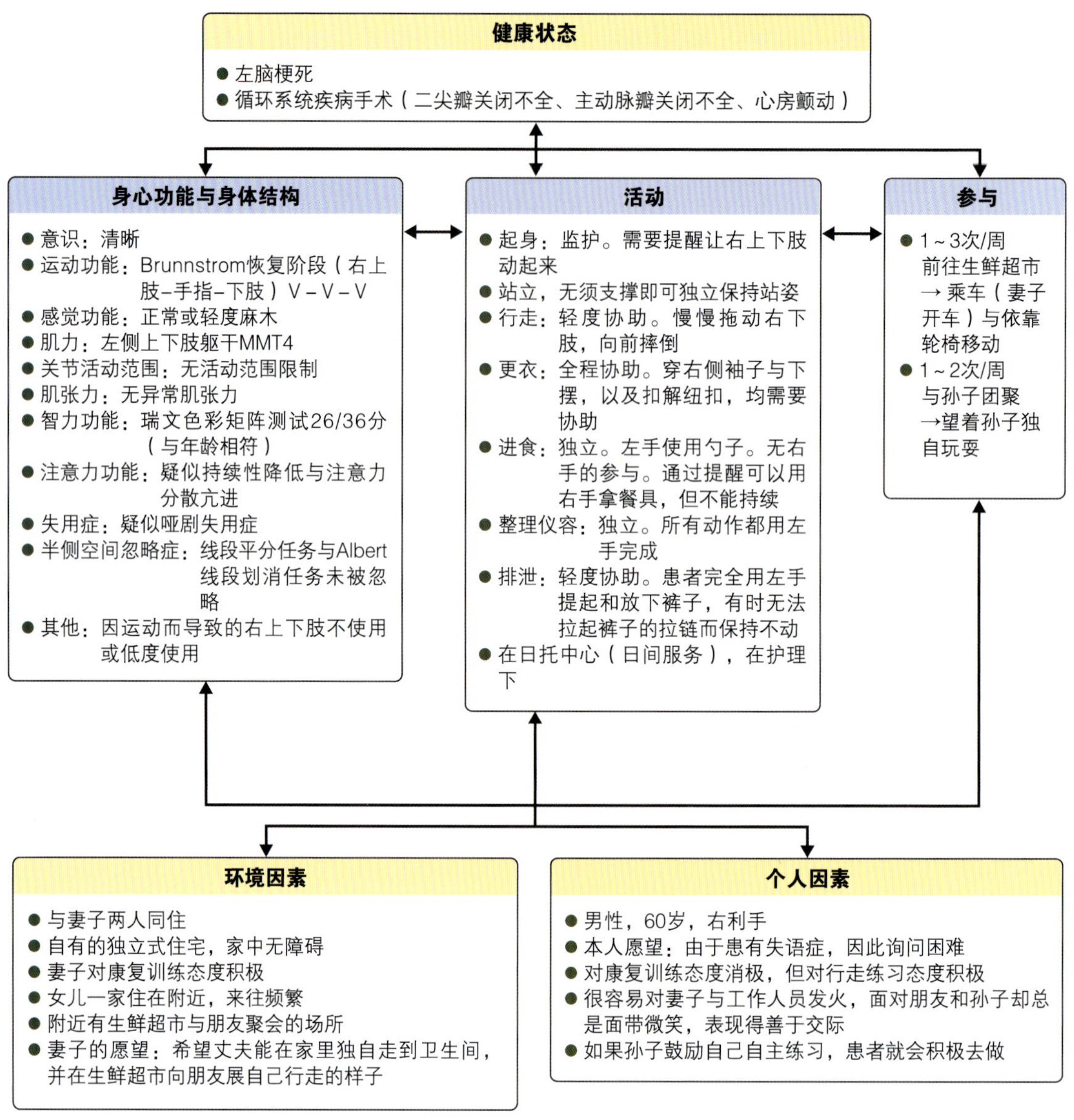

健康状态
● 左脑梗死
● 循环系统疾病手术（二尖瓣关闭不全、主动脉瓣关闭不全、心房颤动）
身心功能与身体结构
● 意识：清晰
● 运动功能：Brunnstrom恢复阶段（右上肢–手指–下肢）V–V–V
● 感觉功能：正常或轻度麻木
● 肌力：左侧上下肢躯干MMT4
● 关节活动范围：无活动范围限制
● 肌张力：无异常肌张力
● 智力功能：瑞文色彩矩阵测试26/36分（与年龄相符）
● 注意力功能：疑似持续性降低与注意力分散亢进
● 失用症：疑似哑剧失用症
● 半侧空间忽略症：线段平分任务与Albert线段划消任务未被忽略
● 其他：因运动而导致的右上下肢不使用或低度使用
活动
● 起身：监护。需要提醒让右上下肢动起来
● 站立，无须支撑即可独立保持站姿
● 行走：轻度协助。慢慢拖动右下肢，向前摔倒
● 更衣：全程协助。穿右侧袖子与下摆，以及扣解纽扣，均需要协助
● 进食：独立。左手使用勺子。无右手的参与。通过提醒可以用右手拿餐具，但不能持续
● 整理仪容：独立。所有动作都用左手完成
● 排泄：轻度协助。患者完全用左手提起和放下裤子，有时无法拉起裤子的拉链而保持不动
● 在日托中心（日间服务），在护理下
参与
● 1～3次/周 前往生鲜超市→乘车（妻子开车）与依靠轮椅移动
● 1～2次/周 与孙子团聚→望着孙子独自玩耍
环境因素
● 与妻子两人同住
● 自有的独立式住宅，家中无障碍
● 妻子对康复训练态度积极
● 女儿一家住在附近，来往频繁
● 附近有生鲜超市与朋友聚会的场所
● 妻子的愿望：希望丈夫能在家里独自走到卫生间，并在生鲜超市向朋友展自己行走的样子
个人因素
● 男性，60岁，右利手
● 本人愿望：由于患有失语症，因此询问困难
● 对康复训练态度消极，但对行走练习态度积极
● 很容易对妻子与工作人员发火，面对朋友和孙子却总是面带微笑，表现得善于交际
● 如果孙子鼓励自己自主练习，患者就会积极去做

图10　截至发病第Y＋37个月的ICF概念图

3）基本动作、ADL

- 基本动作与ADL全面需要协助。患者在家人的帮助下（没有辅助设备）在房子里走动，但所有户外活动均需要使用轮椅。

4）与运动忽略症相关的评估

- 目前还没有运动忽略症相关的通用测试指标。在研究层面，有报道测量患侧上下肢和非患侧上下肢的活动量，并将活动量的左右差值作为运动忽略症的客观指标[9,10]，并试图根据多种行为观察，对不使用和低度使用，进行定量评估[11]。然而，上述评估方法的可靠性和有效性，尚未得到验证。

表1　运动忽略症的特征

动作	具体内容
1. 不使用或低度使用双手完成任务	患侧上下肢在拍手、开瓶塞、扣解纽扣等动作中不使用或低度使用[13,14]
2. 患侧上下肢位置异常	坐姿状态下，上肢位于两腿之间，而不是膝盖上方。患者坐姿不自然，例如下肢紧靠椅子。患者躺在床上时，患侧上下肢可能会从床边掉落，或者上肢可能会夹在身体下方，但仍保持原样[13,14]
3. 说话过程中手势减少	说话过程中患侧上肢的手势减少[13]
4. 行走时手臂摆动幅度减小	行走时患侧上肢摆臂幅度较小[13,14]
5. 行走时下肢摆动幅度减小	行走时患侧下肢步长减少或摆动延迟[12]
6. 患侧上下肢运动异常	可能会出现运动异常，如运动迟缓（hypokinesia）[12]、运动缓慢（bradykinesia）[12]与运动幅度减小（hypometria）[12]
如果测试者积极鼓励患者进行患侧上下肢运动，1～6项的症状将得到改善，正常或接近正常的运动与肌力可以得到确认[12-14]。	

锥体束与锥体外系症状以及基本感觉障碍不存在或症状极其轻微，因此判断左右肢均可使用，但受影响的上下肢，在日常生活中不使用，如表所示，其低度使用是运动忽略症的显著特征。

- 因此，首先要评估是否存在运动瘫痪、感觉障碍与关节活动范围受限。如表1所示，如果这些障碍不存在或症状轻微，但患者患侧上下肢不使用或低度使用，则判断患者患有运动忽略症[12]。

1 双手完成任务时的特征

- 右上肢没有参与任何活动，如更衣、进食、轮椅制动与脚踏板操作，这些活动涉及解开扣子与开合拉链，均由左上肢完成。
- 如果鼓励患者使用双侧上肢，则右上肢也会参与动作，但只是暂时的。

2 仰卧位与坐位的特征（图11）

- 在床上采用仰卧姿势，右上肢被夹在背部下方；而即使采用端坐姿势，右手也被夹在右大腿下方。坐轮椅时，右上肢置于扶手外侧。

3 起居动作时的特点

- 当患者做出向左侧起身的动作时，观察到躯干向左旋转时，右上下肢的运动并未

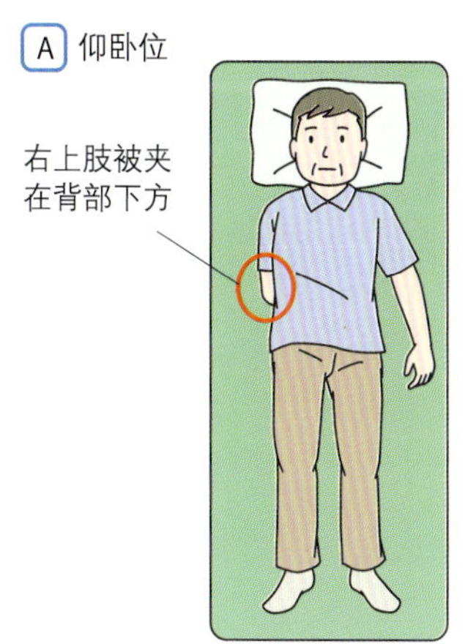
A 仰卧位
右上肢被夹
在背部下方

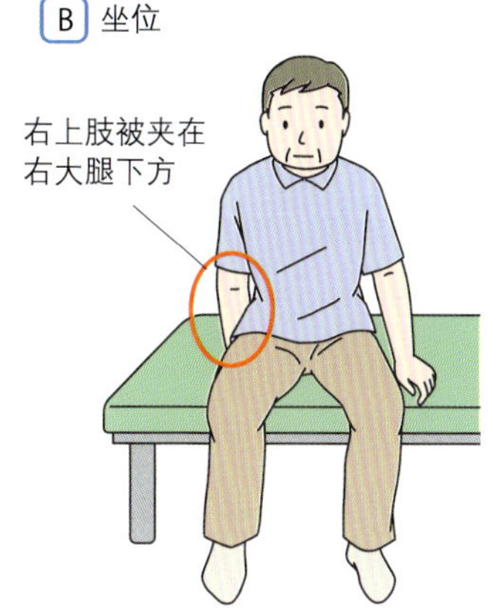
B 坐位
右上肢被夹在
右大腿下方

图11　仰卧位与坐位的特点

发生，频繁出现被留在原地的情形。然而，当鼓励右上下肢移动时，则右上下肢能够顺利实现同步动作。

4 行走时的特点（图12）

- 观察到双侧上肢的摆动，但右侧上肢的摆动幅度极小。下肢的行走幅度很小，右下肢的步幅逐渐减小，右下肢逐渐失去平衡向前走，不摆动，只用脚尖着地。
- 如果鼓励患者增加右上肢的摆臂与右下肢的摆动，则其右上下肢的运动立即得到了改善。然而，这种改善并不持久，只是暂时的。

上述运动瘫痪或感官测试与关节活动范围的结果，都无法解释这些右上下肢的不使用与低度使用，因此被判断为**运动忽略症**所致。

包括上述评估在内，截至Y + 37个月的评估的ICF概要，如图10所示。

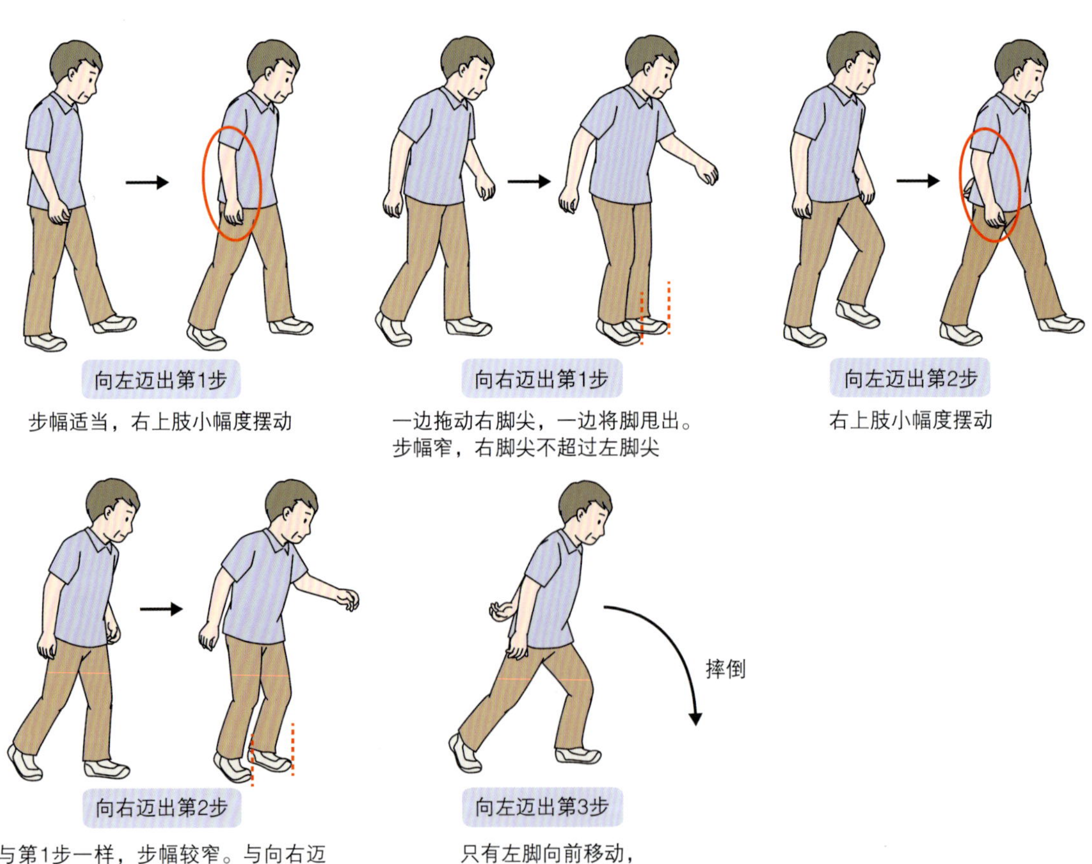
向左迈出第1步
步幅适当，右上肢小幅度摆动
向右迈出第1步
一边拖动右脚尖，一边将脚甩出。
步幅窄，右脚尖不超过左脚尖
向左迈出第2步
右上肢小幅度摆动
向右迈出第2步
与第1步一样，步幅较窄。与向右迈
出第1步相比，脚尖并未前进。只用
脚尖着地
摔倒
向左迈出第3步
只有左脚向前移动，
逐渐向前失去平衡

图12　行走时的特点

7 康复方法

将本病例的目标，设定为实现独立在家行走，提高右上肢在日常生活中的参与度，并进行了以下的物理治疗。

1）基本思路与推进方式

1 促进患侧上下肢的重复运动与在生活场景中的使用

- 目前还没有报告显示，康复会对运动忽略症有明显疗效。
- Punt等[15]在一篇关于运动忽略症的综述性论文中，对**强制性运动疗法**（Constraint-Induced Movement Therapy，CIMT）与**双侧运动训练**（Bilateral Movement Training，BMT）[16]可能有效表示关注。
- 此外，据三井等[17]报告，经过重复练习双臂协调动作，运动忽略症有所改善。这些研究的相似之处在于，它们都是在瘫痪侧进行重复运动。因此，在本病例中，也对患者瘫痪侧的上下肢进行了重复运动，以减少运动障碍。

2 进行家庭指导，促使在没有进行康复训练时，使用患侧上下肢

- 由于物理治疗是在门诊康复中心进行的，频率为每周1d，每天持续40min，这意味着治疗师直接与患者接触的时间极少。幸运的是，患者的妻子一直陪伴在患者身边，她非常支持患者的康复，因此对患者家属进行了以下家庭指导，并要求她鼓励患者在日常生活中，使用患侧的上下肢。

2）肢体功能

1 针对上肢运动忽略症的运动疗法

- 首先，右手参与可以用双手完成的动作。双手上肢夹持平衡球→从双手手掌夹持排球，到双手用气球玩接球游戏，以此调节难度，增加了右上肢自发运动的机会。此外，如果鼓励用右上肢玩石头剪刀布，就会进行得较为顺利。因此，在休息时间尽可能多地玩石头剪刀布，以鼓励右上肢的自主运动。

2 针对下肢运动忽略症的运动疗法

- 使用脚凳（高度为10cm）反复进行右下肢的台阶练习，以增加行走时右下肢的摆动。此时，实施将支撑物从扶手→脚凳（手掌支撑）→4点式手杖→T形手杖的转变，从而增加了任务的难度。

3）活动及参与

1 行走练习、应用行走练习

- 起初，利用扶手进行行走练习，同时反复向患者讲解，要进行右下肢的大幅度摆动。
- 逐渐进行无扶手行走、侧向行走、倒退行走、回旋行走等应用行走练习。

2 对更衣和如厕动作评估及协助方法的讨论

- 由于时间有限，因此并未进行专门的ADL训练。不过，在本病例患者的要求下，对其如厕与脱掉外套时的动作进行了评估，并讨论了适当的口头指导内容与所需的最低限度协助方法。作为家庭指导，向患者妻子解释了上述内容。

4）环境

1 评估家庭环境并提出改造计划

有机会到患者家中进行家访，并对其家庭环境进行评估。于是讨论并提出了扶手的位置与自主练习的内容。

2 家庭指导

- 解释右上下肢的功能障碍。
  - 请患者妻子参观了所有的测试场景，并向她解释，即使有感官障碍，也属轻微，右上下肢可以在提示下进行自行运动。患者妻子表示“丈夫的右上下肢存在重度瘫痪，我觉得他已经动不了了”。
- 针对在日常生活场景下协助方法的说明与指导。
  - 在许多情形下，妻子都提供了过多的协助。因此，我们根据病例的状况，解释了患者本人可以做的动作、需要提示的动作、需要协助的动作，并要求患者实际进行。此时，还解释应鼓励患者使用右上下肢。
- 指导自主练习。
  - 指导患者自主练习右上下肢的重复动作。对于上肢，建议用右上肢击掌和玩石头剪刀布，这可以在与孙女玩耍时进行。此外，还要求患者的妻子，鼓励患者在日常生活中使用右上肢。
  - 对于下肢，要求患者在自家楼梯的第1级台阶，练习右下肢上下踏步。
- 确认1周的活动与生活指导。
  - 向妻子确认上次患者到医院就诊后发生的事件，并向她提出了日常生活建议。主要确认了以下3个要点。

    （1）日常生活中右上下肢的使用状况。

    （2）行走时，需要身体接触协助的次数。

    （3）自主练习的执行状况。

    （1）中的信息，必要时在物理治疗期间对患者进行重新评估，并建议其妻子改变在家中协助与引导的方法。根据（2）中的信息，确认了患者是否能够独立行走。

完成上述任务后，患者在Y＋40个月时，能够在家独立行走。然而，右下肢行走时的拖动并没有完全消失，运动忽略症的特征仍然轻度残留。而当前往生鲜超市时，患者已能在妻子的协助下，从停车场行走到生鲜超市。在日常生活中，进食时用右手拿着餐具的频率有所增加。

在本病例中，虽然运动忽略症症状并未得到完全改善，但即使在脑梗死后的慢性期，门诊有限的干预时间内，患者的行走能力也能得到改善，右上肢参与日常生活的程度也有所提高。

文献

[1] Krawiecka M, et al：A standardized psychiatric assessment scale for rating chronic psychotic patients. Acta Psychiatr Scand, 55：299–308, 1977.

[2] 武川吉和，他：Manchester Scale日本語版の信頼度と妥当性の検討．精神医学，36：389–394，1994.

[3] 兼田康宏，他：統合失調症認知機能簡易評価尺度日本語版（BACS–J）標準化の試み．精神医学，55：167–175，2013.

[4] 「LASMI（精神障害者社会生活評価尺度）マニュアル」（きょうされん障害者労働医療研究会精神障害部会/著），きょうされん，1995.

[5] 「知的機能の簡易評価 実施マニュアル Japanese Adult Reading Test（JART）」（松岡恵子，金 吉晴/著），新興医学出版社，2006.

[6] Manoach DS：Prefrontal cortex dysfunction during working memory performance in schizophrenia: reconciling discrepant findings. Schizophr Res, 60：285–298, 2003.

[7] 竹田里江，他：作業が持つ意味を前頭連合野における認知と情動の相互作用から考える–神経科学的知見に基づいたこれからの作業療法に向けて–．作業療法，31：528–539，2012.

[8] Ichihara–Takeda S, et al：Neuropsychological Assessment of a New Computerized Cognitive Task that Was Developed to Train Several Cognitive Functions Simultaneously. Front Psychol, 7：497, 2016.

[9] 竹田里江，他：コンピューターを用い個人の能力と興味にテーラーメイドしたワーキングメモリ訓練の効果–保続性の反応が改善された統合失調症患者の例．作業療法，35：384–393，2016.

[10] 竹田里江，他：日常生活場面を取り入れたコンピュータを用いたワーキングメモリ訓練の効果：机上訓練から実際の行動へ繋がった統合失調症患者の例．精神科治療学，30：1641–1647，2015.

[11] 竹田里江：統合失調症回復期—遂行機能障害にアプローチすることで家庭内での役割を獲得した症例．「作業療法 臨床実習とケーススタディ 第3版」（矢谷令子/監，濱口豊太/編），医学書院，2020.

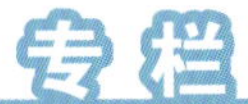

8. 常被误认为运动障碍的高级脑功能障碍

被误认为运动障碍的高级脑功能障碍，包括“运动忽略症”与“运动启动困难”。上述症状出现在受影响半球的对侧上下肢，而与左右半球无关。

“运动忽略症”特征是患肢的上下肢在各种动作中的低度使用或不使用，患者表现得类似于重度偏瘫。就下肢而言，行走会出现蹒跚、拖步、摆幅狭窄与延迟，也存在明显行走障碍，如摔倒。乍看之下，上述现象可能会被误认为是肌张力减退或偏瘫。作为一种识别方法，如果第3方用强硬的语气，发出“请用手”或“请抬起腿”之类的指令，它可以与锥体束障碍区分开来，因为运动立即出现且短暂，并且运动被诱导与改善。责任病灶在左右半球不占优势，有辅助运动皮层、顶叶、丘脑、壳核受损的病例，且不存在特异性病灶。

“运动启动困难”以辅助运动皮质障碍的方式出现，当运动启动与改变方向时，病灶与对侧上下肢会出现显著的运动障碍，从而抑制动作。乍看之下，症状也可能类似于重度偏瘫。部分类似于帕金森病，一旦开始行走，如果自主步行，下肢运动将表现出流畅的步态。

7 失认症

学习目标

- 能够解释针对街景失认症的评估
- 能够解释针对街景失认症的康复训练

1 病例介绍（图1）

病例 街景失认症与方向性障碍、注意障碍并发的病例

80岁，男性，右利手[1]

诊断、并发症、障碍：脑出血。硬膜下水肿。地理认知障碍（街景失认症、方向性障碍）、相貌失认症。

现病史：患者于发病第X日在家摔倒，意识丧失约1min后被紧急送医。患者被怀疑患有心脏病并接受了相关检查，但未发现异常，因此自行回家。此后，弄不清自家卫生间方向等不适感持续。发病第X＋5日，患者到神经外科就诊，被诊断为脑出血，接受保守治疗。

发病后第X＋12日，患者被转入恢复期康复住院部，并由笔者负责看护。本病例患者于发病第X＋75日，出现硬脑膜下出血，紧急转院至急诊医院。在本节中，主要讲述了患者从转入恢复期康复住院部后，到住院部内独立行走的过程。

图像所见：发病后第X＋12日的头部CT影像，如图2所示。两侧的前外侧区，观察到因硬膜下水肿所致的低密度区。据观察，右侧梭状回至舌回上方为高密度区，其周围（顶枕沟周围）为低密度区。

本人愿望：想尽快实现独立行走，重新开始逛旧书店。

生活状况：发病前，能独立完成ADL与IADL。其兴趣爱好是阅读与逛旧书店，经常独自一人多次换乘公共交通工具，单程花费1h以上的时间，前往位于市中心的旧书店一条街。

环境：与妻子二人同住。自家附近的公共交通四通八达。

本病例的问题所在

- 能够行走，却无法到达目的地

评 估

肢体功能：Brunnstrom恢复阶段、感觉功能、视野、耐力
高级脑功能：注意功能（TMT）、记忆功能（WMS-R、日本版里弗米德行为记忆测试）、VPTA
地理认知障碍：街景失认症，方向性障碍
活动情况

↓

干预措施

肢体功能：与地理认知障碍相同的说明、耐力改善练习
活动及参与：利用口头信息，提出补偿措施建议，实际动作练习
环境：设置标识

↓

验 证

通过设置标识，患者能够在住院部内独立行走，但拆除标识后却无法返回自己的病房
患者在硬膜下血肿发病后，被转入急诊医院，因此无法实施充分的社会参与训练

图1　本病例示意图

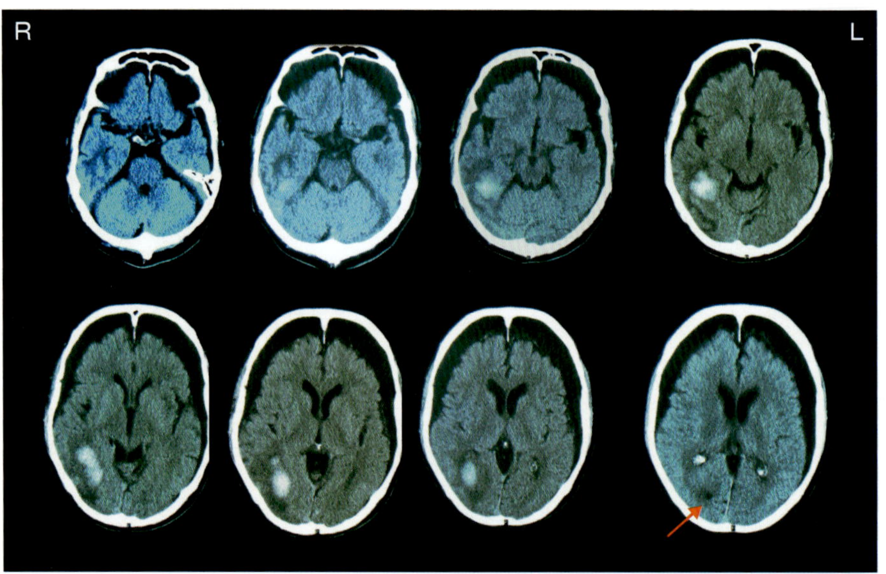

图2　头部CT成像所见（发病第X＋12日）
前部观察到硬膜下水肿。据观察右楔状回至舌回上方为高密度区，其周围［顶枕沟周围（→）］为低密度区。

2 评估［截至发病后第X＋（13～20）日］（图3）

1）肢体功能

- 在Brunnstrom恢复阶段，右侧上下肢、手指均为Ⅵ期。
- 感觉功能的表面感觉和深部感觉均属正常。
- 左上1/4的视野丧失。

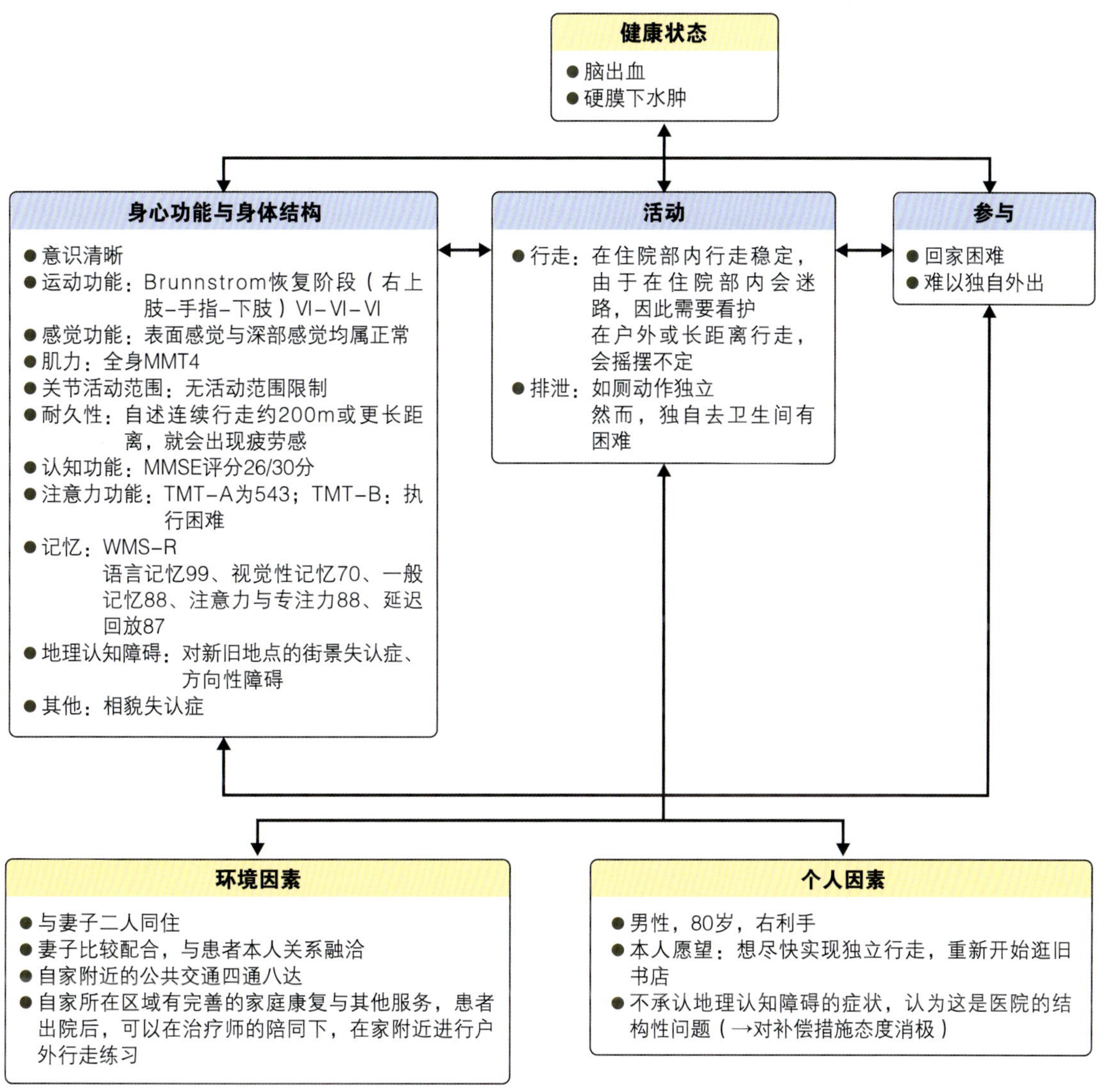

健康状态
●脑出血
●硬膜下水肿
身心功能与身体结构
●意识清晰
●运动功能：Brunnstrom恢复阶段（右上肢-手指-下肢）Ⅵ-Ⅵ-Ⅵ
●感觉功能：表面感觉与深部感觉均属正常
●肌力：全身MMT4
●关节活动范围：无活动范围限制
●耐久性：自述连续行走约200m或更长距离，就会出现疲劳感
●认知功能：MMSE评分26/30分
●注意力功能：TMT-A为543；TMT-B：执行困难
●记忆：WMS-R
语言记忆99、视觉性记忆70、一般记忆88、注意力与专注力88、延迟回放87
●地理认知障碍：对新旧地点的街景失认症、方向性障碍
●其他：相貌失认症
活动
●行走：在住院部内行走稳定，由于在住院部内会迷路，因此需要看护
在户外或长距离行走，会摇摆不定
●排泄：如厕动作独立
然而，独自去卫生间有困难
参与
●回家困难
●难以独自外出
环境因素
●与妻子二人同住
●妻子比较配合，与患者本人关系融洽
●自家附近的公共交通四通八达
●自家所在区域有完善的家庭康复与其他服务，患者出院后，可以在治疗师的陪同下，在家附近进行户外行走练习
个人因素
●男性，80岁，右利手
●本人愿望：想尽快实现独立行走，重新开始逛旧书店
●不承认地理认知障碍的症状，认为这是医院的结构性问题（→对补偿措施态度消极）

图3 截至发病第X+（13~20）个月的ICF概念图

- 自诉连续行走约200m或更长距离，就会出现疲劳感，并因疲劳而出现摇摆。

2）高级脑功能

- **认知功能**：MMSE评分为26/30分（扣分：日期和地点定向序号）[7]。
- **注意功能**：TMT-A[●1]为543s，TMT-B为无法执行。基于这些发现，证实了**注意障碍**（选择性、转换性与分配性下降）[2]。

参见●1 →第2章-1 5 图3 第59页

- **记忆***：在WMS-R中，语言记忆为99（99.9±15.0），视觉记忆为70（101.4±14.5），一般记忆为88（99.9±14.9），注意力与集中力为88（100±14.7），延迟回放为87（100.1±14.8）。

*（ ）中的数字是，日本版韦克斯勒记忆测试法[3]中记载的最高年龄组（70~74岁）的平均值±标准偏差。

日本版里弗米德行为记忆测试中，图片重现得分为10/10分（满分），可见范围内的路线（延迟）的记忆得分为5/5分（满分）。

WMS-R显示视觉记忆能力下降，但根据日本版里弗米德行为记忆测试的结果，**视觉记忆障碍**被认为是轻度的。

- **视觉感知**：在VPTA中，通过相似性辨别未知相貌特征与同时匹配未知相貌特征的能力下降，并且观察到相貌失认症。患者对日常生活问题（地形定向力）的个人**地形记忆也出现障碍**。此外，也未观察到视觉失认症与半侧空间忽略症。

3）ADL

- 除了行走与洗澡之外，所有行为都可独立完成。在住院部内行走稳定，由于在住院部内会迷路，因此需要看护。
- 住院时，就连距离自己的病房仅数米之隔的卫生间，也感觉是咫尺天涯（图4）。
- 患者在上下楼梯与户外行走时，会感觉疲劳，并出现摇摆。

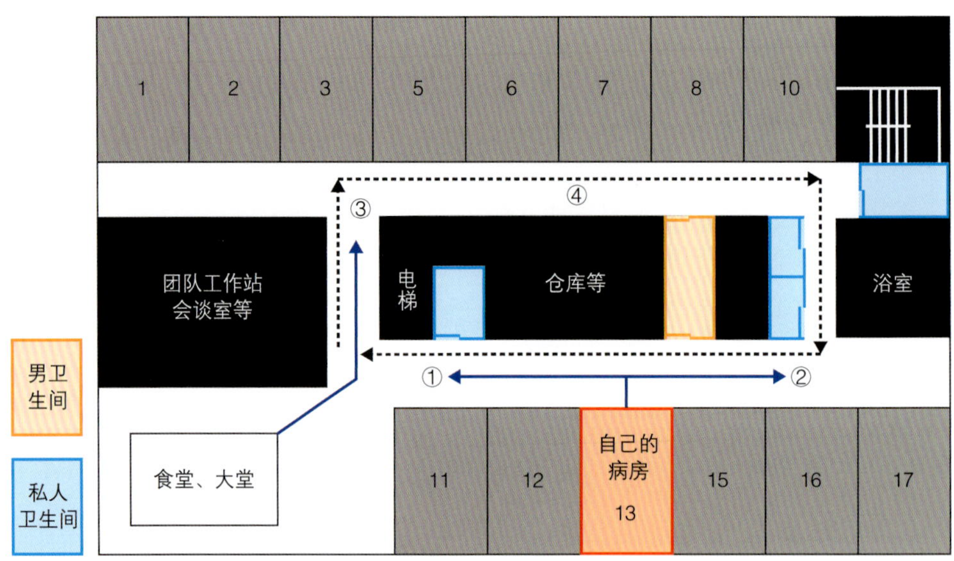

图4　在住院部里迷路的情景

住院部平面图。走廊周长70m。康复训练常在住院部内进行，走廊上患者与工作人员往来频繁。

（1）去距离自己的病房最近的男卫生间时，却拐向相反方向。

（2）去距离自己的病房最近的男卫生间时，却错过了男卫生间。

（3）从大堂回到自己的病房时，却走入对面的走廊。

（4）无法回到自己的病房，却在走廊走了无数圈。无法查看房间入口处的铭牌，而进错了房间。

4）地理认知障碍

■1 困难
→第34页
一览表㉙

- 本病例患者同时患有街景失认症与方向性障碍的**地理认知障碍**（表1、第255页）[1]。

1 街景失认症

- **出示了患者自己家（一座5层楼的公寓外观）的照片**：得到的回答却是“不知

道这是哪里。有窗户呢。看起来像是一座5层楼的建筑物”，却不知道这是自家公寓。

- **出示了患者常去的车站外观的照片（无站名条件，图5A）：**知道建筑物和单轨列车的存在，但无法确定这是自己常去的车站。
- **出示了患者常去的车站外观的照片（有站名条件，图5B）：**通过看到车站名，可以确定这是自己常去的车站。

A 无站名条件

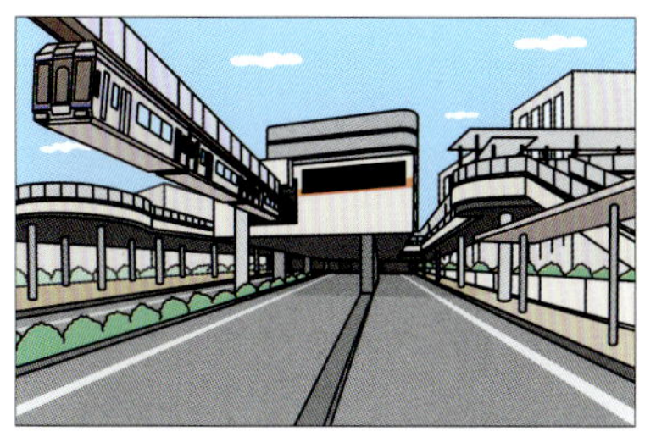

B 有站名条件

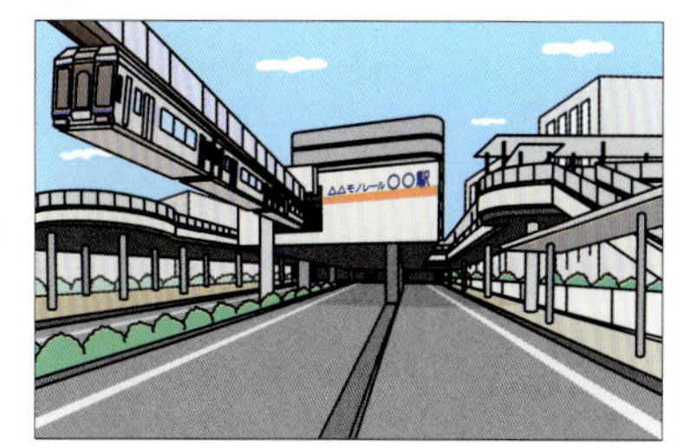

图5　对常去车站照片的反应

A. 无站名条件。

“这看起来像单轨列车。有座建筑……呃，这到底是哪儿？”

B. 有站名条件。

“啊，原来这是××站。我总是坐在单轨列车的前面，一边看这里一边往里走。在我摔倒的前一天，也坐了这列单轨列车。”

- **出示了患者自家厨房与餐厅的照片（无绘画条件，图6A）：**虽然知道水槽、炉灶与桌子的存在，但无法确定这是自家。
- **出示了患者自家厨房与餐厅的照片（有绘画条件，图6B）：**本病例患者看到买来装饰的绘画，可以确定这是自家餐厅。

A 无绘画

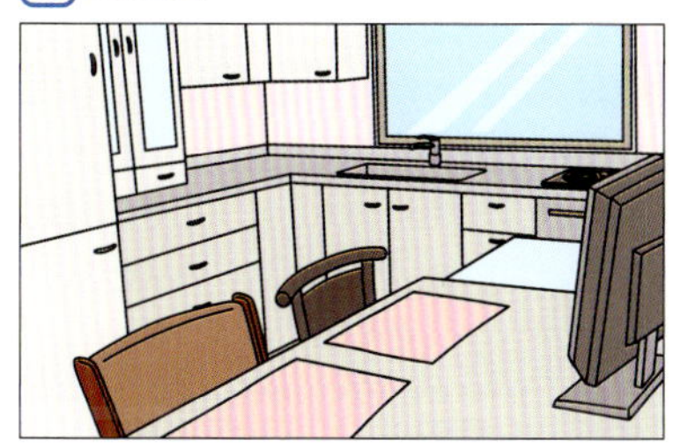

B 有绘画

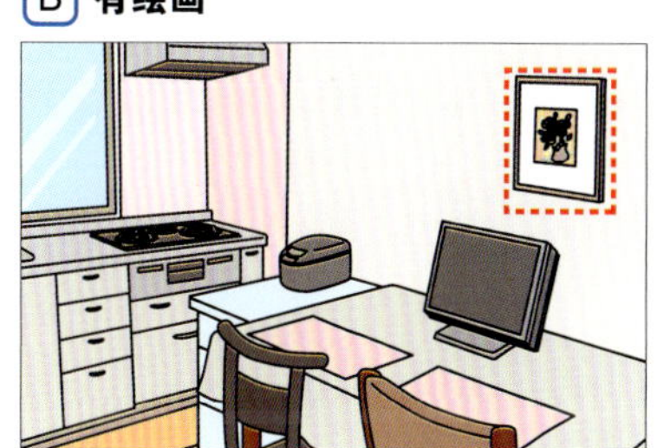

图6　对自家厨房与餐厅照片的反应

A. 无绘画条件。

“这是哪儿？看着像是厨房，但到底是哪儿？”

B. 有绘画条件。

“这幅画是我买的，挂在了餐厅。是一幅相当有特色的画。这就是我家的画。”

- **出示了自家房间的照片（图7）：**一开始无法回答在哪里，但在发现本病例患者亲手制作的灯后，这才确定是在自家房间。
- **对于自家公寓或车站外观的特征，要求口头解释和描述：**得到的却是“已经好些天没回家，忘记了。也画不出来”这样的回答。

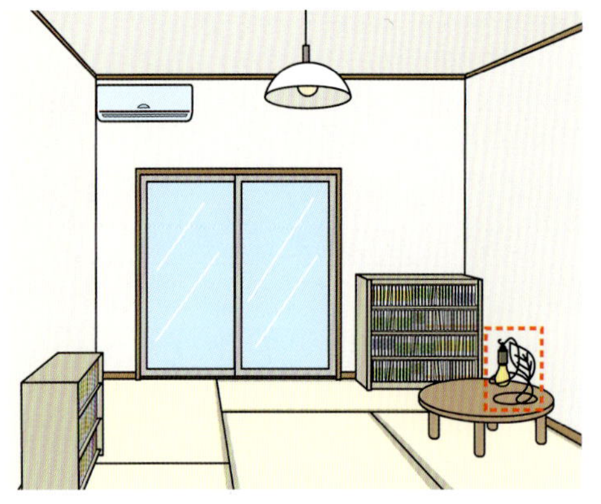

图7　对自己房间照片的反应
"这是哪儿？啊，这盏灯还是我亲手做的呢。这是我的房间。"

2 方向性障碍

- **绘制自家与最近车站、超市的地图任务**：3个位置关系杂乱无章。
- 在早期住院期间进行家访时，指向自家到车站方向的任务：手胡乱指向各种方向，回答道："我真记不得了。因为住院所以忘记了。"
- **绘制自家平面图**（图8）：反复修改，花费了一些时间才完成。患者能够画出相邻的位置，如玄关与自己的房间，储藏室与妻子的卧室等。然而，整体的位置关系，卫生间与厨房的位置，患者却画不出。患者本人的回答是："记不得了。是我变笨了，还是不每天住在这里，就记不得了呢？"
- **住院部内的方向定位，平面图绘制**：困难。

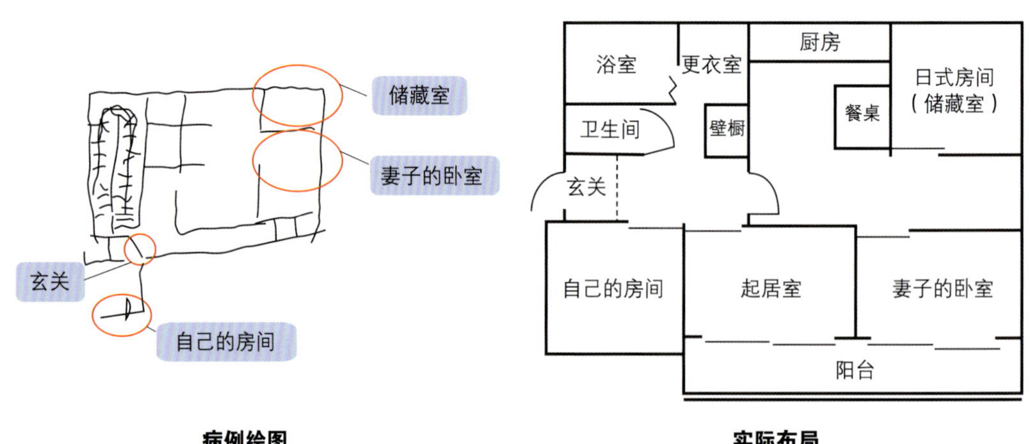

图8　自家平面图
患者能够描绘出相邻的位置，如玄关与自己的房间，储藏室与妻子的卧室等。当要求患者画出厨房、卫生间与浴室时，却遇到了困难。

表1　街景失认症及方向性障碍所见与本病例的比较

		街景失认症	方向性障碍	本病例
A. 熟悉的街景（建筑物/景观）识别	“看到自家公寓或车站的照片，能否认出是这是哪里？”	×	○	×
B. 街景失认症・识别	“看到大楼的照片能否认出这是大楼，看到大海的照片能否认出这是大海？”	○	○	○
C. 熟悉的街景记忆	（1）熟悉的地点“能否描述出自家公寓或车站外观的特征？”	○或×	○	×
	（2）陌生的地点“能否在医院内，描述从指定位置看到的风景？”	×	○	×
D. 熟悉的地区内（看不见范围）的记忆	（1）建筑位置的定位“能否绘制自家、最近车站、超市的位置？”	○	×	×
	（2）方向（路线）的定位“能否从自己的房间定位到卫生间或大厅的方向？”	○	×	×
E. 平面图的绘制	（1）自家内部	○	○或×	×
	（2）医院内部	○或×	×	×

○：可；×：不可。比较了地理认知障碍所见与本病例所见［发病第X+（12～19）日］，“　”内是实际给予本病例的任务。A～C是街景失认症的特征性表现，D与E是方向性障碍的特征性表现。

3 康复方法

1）基本思路与推进方式

- 与地理认知障碍康复相关的先行研究，主要是病例报告[4-12]，没有明确说明应该做什么。虽然有一些报告[10,12]是针对地理认知障碍本身的改善，但大多数旨在改善活动限制及参与限制，采用各种补偿手段的报告[4-9,11]。基本上，使用语言信息作为行动线索，被视为有效。
- 在本病例中，将短期目标设定为住院部内的独立移动，长期目标设定为独立外出，并进行了以下练习。

2）身心功能

- **关于地理认知障碍的解释**：本病例患者对于此次发作导致的症状感到困惑，不知道发生了什么。因此，治疗师进行了症状的解释，并说明了需要利用以下补偿手段的必要性。
- **耐力改善练习**：进行有氧运动，如自行车健身器，以改善对长距离外出的耐力。

3）活动及环境

1 将目标设定为“自己房间到男卫生间的独立移动”，并提出使用语言信息的补偿手段

- 出示了路线语言便条（发病第X+20、21日）
  - ▸ 为了帮助患者独立从房间走到最近的男卫生间，我们给了他一张便条，其中

包含前往男卫生间的路线（走出房间→右转步行约3m→左侧有卫生间）。2天内，持续向患者解释，只要他按照这些说明去做，就可以去洗手间，患者与治疗师一起，在自己的房间与男卫生间之间来回移动。

▶ 然而，当治疗师一言不发地看着时，患者走到走廊上以避开其他患者与工作人员，在向其他人打招呼时，他不知道该转向哪个方向，而四下张望。没有查看手中便条的迹象。当提醒让他看便条时，虽然有时也会边看便条边走向卫生间，但也可能走向相反的方向。本病例患者抱怨道："这家医院建得真是复杂。我刚来，所以搞不清状况。"

- 在走廊上张贴贴纸，并出示包括便条在内的路线口头便条［发病第X＋（22～24）日］。

▶ 在自己的房间与男卫生间入口的正面，张贴贴纸（卫生间在右边，食堂在左边，13号病房在右边）。此外，还在口头便条（图9）中，添加了贴纸的存在。治疗师和患者利用口头便条与贴纸，在自己的房间与男卫生间之间来回练习移动。

▶ 然而，本病例患者抱怨道："这些玩意（口头便条、贴纸）真的很麻烦。明明这里只是一家医院，为什么建得如此复杂呢？"在没有声音提示的状况下，患者无法完成独立移动。

▶ 患者在移动时，不断关注周围环境与便条中的信息，并且由于执行反复核对这一多项任务而难以转移注意力，由此判断这是由于分散性和转移性注意障碍所致。

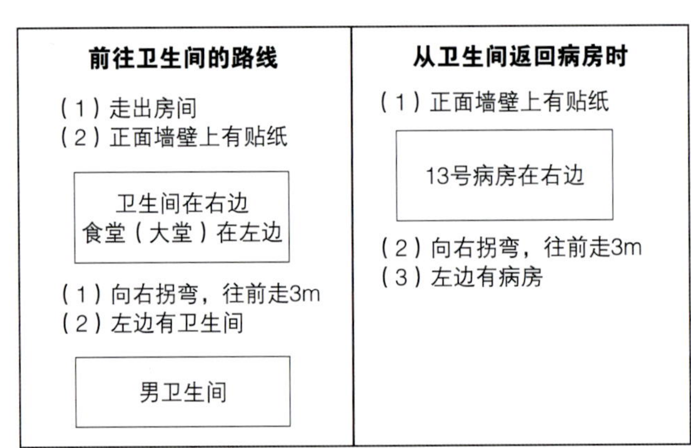

图9　口语便条［发病第X＋（22～24）日］

出示了如上述所示的简单便条。总共在3处张贴了贴纸。然而，患者无法正常使用，且无法在自己的病房与男卫生间之间移动。

2 将目标更改为"迷路但最终能去其中一个卫生间，并返回自己的病房"

- 在患者病房设置标识［发病第X＋（25～27）日］。

▶ 根据上述发病X＋（20～24）日的进展，我们认为最好采取更简单的补偿措施。因此，在患者房间门口设置了标识（患者自己折叠的纸飞机与患者挑选的人造向日葵）。引导患者走遍住院部内的所有卫生间，并告诉他可以使用其中的任何一处。

- 结果，虽然迷了路，但最终能够到达任意一处卫生间。此外，当返回自己的病房时，能够迅速识别标识，并顺利返回自己的病房。发病第X＋28日，独立完成了住院部内的移动。

3 此后的进展

- 一旦撤去标识，就无法返回自己的病房。
    - 发病第X＋40日，暂时将自己病房的标识撤去。结果，从大堂回到自己的病房时，却无法找到自己的病房，在住院部内迷失了约10min。患者抱怨“那个标识和平时不一样。真是怪事。通常应该能从这个角落看到的，现在却看不到”，无法回到自己的病房。
    - 立即重新设置标识后，患者从走廊的角落发现标识，于是顺利回到了自己的病房。
- 发病第X＋28日以后，患者开始进行户外行走练习，目的是回归家庭生活。然而，于发病第X＋75日，出现硬脑膜下出血，紧急转院至急诊医院。

4）参与

- 本病例患者，由于硬膜下血肿发病，因此无法实施充分的社会参与训练。如果仅患有街景失认症，通过使用看板、标识等语言信息或令人印象深刻的标识，可以在自家附近等有限的范围内识别位置，有可能到达目的地[13]。因此，在考虑患者的社会参与时，**需要在患者熟悉的地区进行评估与练习**。

5）总结

- 本病例患者能够行走，但由于高级脑功能障碍（地理认知障碍、注意障碍）较高，无法到达目的地，且难以独立行动。在上述病例中，物理治疗师往往会依赖作业治疗师或语言治疗师，来处理高级脑功能障碍。然而，在本次作业治疗的治疗师与语言治疗师在进行神经心理学检查时，理疗师迅速完成了对肢体功能与动作能力的测试，并进行了如表1所示的测试。根据这些评估结果，三方讨论了各种补偿手段与康复计划。
- 尽管本次未能实施，但外出练习也多由物理治疗师负责。对于对高级脑功能有共同认识的作业治疗师与语言治疗师，进行外出练习的重要性是非常高的。因此，再次确认了**采用团队方法**，处理具有高级脑功能障碍的病例的重要性。

文献

[1] 内田武正，他：注意障害を伴う重度地理的障害例の症候学的分析とリハビリテーションの考察－言語的な手掛かりではなくランドマークの設置が有効であった症例－. 脳科学とリハビリテーション，17：31-37，2017.

[2] 高岡 徹，尾崎浩子：高次脳機能障害の検査と解釈 Trail Making Test. Journal of Clinical Rehabilitation，18：246-250，2009.

[3] 「日本版ウエクスラー記憶検査法」（Wechsler D/著，杉下守弘/訳著），p73，日本文化科学社，2001.

[4] Davis JCS：Rehabilitation of Topographical Disorientation: An Experimental Single Case Study. Neuropsychol Rehabil，9：1-30，1999.

[5] 村上幸照，他：道順障害を呈した右頭頂葉皮質下出血の1例. 認知リハビリテーション，63-71，2004.

[6] Incoccia C, et al：Topographical disorientation in a patient who never developed navigational skills: the (re)habilitation treatment. Neuropsychol Rehabil, 19：291-314, 2009.

[7] 揚戸 薫，他：道順障害のリハビリテーション－風景，道順を記述した言語メモの活用－．高次脳機能研究，30：62-66，2010.

[8] 宮村春奈，他：進行方向を示した写真付き地図で改善がみられた道順障害の一例．認知神経科学，13，189-197，2011.

[9] Bouwmeester L, et al：Rehabilitation in a complex case of topographical disorientation. Neuropsychol Rehabil, 25：1-14, 2015.

[10] 砂原伸行，田林沙緒里：左後大脳動脈領域の脳梗塞により，道順障害を示した一例－中継点の風景と進行方向の関係のキーワード化学習が有効であった例－．日本作業療法研究学会雑誌，18：1-7，2015.

[11] Rivest J, et al：A case study of topographical disorientation: behavioural intervention for achieving independent navigation. Neuropsychol Rehabil, 28：797-817, 2018.

[12] Boccia M, et al：Topographical Disorientation: Clinical and Theoretical Significance of Long-Lasting Improvements Following Imagery-Based Training. Front Hum Neurosci, 13：322, 2019.

[13] Mendez MF & Cherrier MM：Agnosia for scenes in topographagnosia. Neuropsychologia, 41：1387-1395, 2003.

8 失用症

学习目标

- 能够解释主要发生在顶叶周边区域的失用症分类
- 能够向失用症患者讲解康复治疗、补偿方法、支持内容等

1 病例介绍（图2）

病例 除中度肢体运动失用症之外，伴有意念性运动与意念失用症的病例

40岁，女性，右利手

诊断名称：右顶叶皮质下出血。

现病史：在工作时出现头痛，被紧急送往医院，经头部CT检查诊断为左侧顶叶皮层下出血，并接受了保守治疗。初发时，表现为重度感觉障碍、右侧偏瘫、失语症与失用症，但能够进行良好的交流。随着脑水肿减退，患者逐渐能够离床，进行起居与坐位活动，发病后2周就能够在住院部内进行监视状态下的行走。发病后第25日，患者能够独立在住院部内行走。右上肢的偏瘫逐渐缓解，病情稳定，但由于高级脑功能障碍残留，第30日时转入恢复期康复医院进行康复治疗，开始物理治疗、作业治疗与语言听觉治疗。

图像所见：在发病第30日的头部CT影像中，观察到左侧顶叶皮层下中心区域有低密度区域（图1）。

主诉：患者主诉右手指细致动作难以完成，说话不流利。

兴趣爱好：徒步旅行。

职业：护理专业。

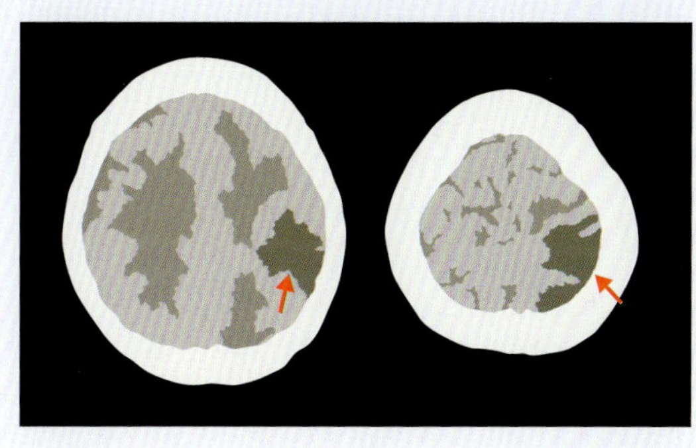

图1　头部CT所见（发病第30日）
观察到左侧顶叶皮层下中心区域有低密度区域。根据实际图像创建。

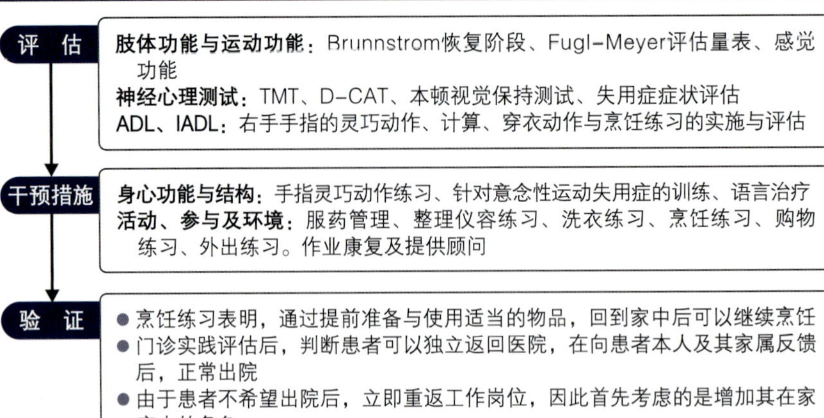

本病例的问题所在
● 无法完成细致的手部动作，例如拿筷子和扣纽扣
评 估
肢体功能与运动功能：Brunnstrom恢复阶段、Fugl-Meyer评估量表、感觉功能
神经心理测试：TMT、D-CAT、本顿视觉保持测试、失用症症状评估
ADL、IADL：右手手指的灵巧动作、计算、穿衣动作与烹饪练习的实施与评估
干预措施
身心功能与结构：手指灵巧动作练习、针对意念性运动失用症的训练、语言治疗
活动、参与及环境：服药管理、整理仪容练习、洗衣练习、烹饪练习、购物练习、外出练习。作业康复及提供顾问
验 证
● 烹饪练习表明，通过提前准备与使用适当的物品，回到家中后可以继续烹饪
● 门诊实践评估后，判断患者可以独立返回医院，在向患者本人及其家属反馈后，正常出院
● 由于患者不希望出院后，立即重返工作岗位，因此首先考虑的是增加其在家庭中的角色

图2　本病例示意图

健康状态
- 左顶叶皮质下出血

身心功能与身体结构
- Brunnstrom恢复阶段
  右上肢、手指：V级；下肢：VI级
- Fugl-Meyer评估量表
  上肢：61/66分；下肢：34/34分
- 感觉障碍：右手第4～5指轻度麻痹
- 灵巧性运动障碍：右手手指
- 意识清晰
- 交流
  失语症、发声障碍为轻度。存在失算症、失写症
- 注意力功能TMT、D-CAT：均在障碍范围内
- 记忆ADL中无影响
- 失用症：意念性运动失用症、意念失用症、肢体运动失用症

活动
- 住院生活：独立
- 独立行走
- 穿衣
- 需要视觉确认才能穿过右手的袖子。扣纽扣有困难

参与
- 希望回归家庭主妇
- 希望重返工作岗位

环境因素
- 与家人同住

个人因素
- 40岁、女性、右利手
- 兴趣爱好：徒步旅行
- 职业：护理专业

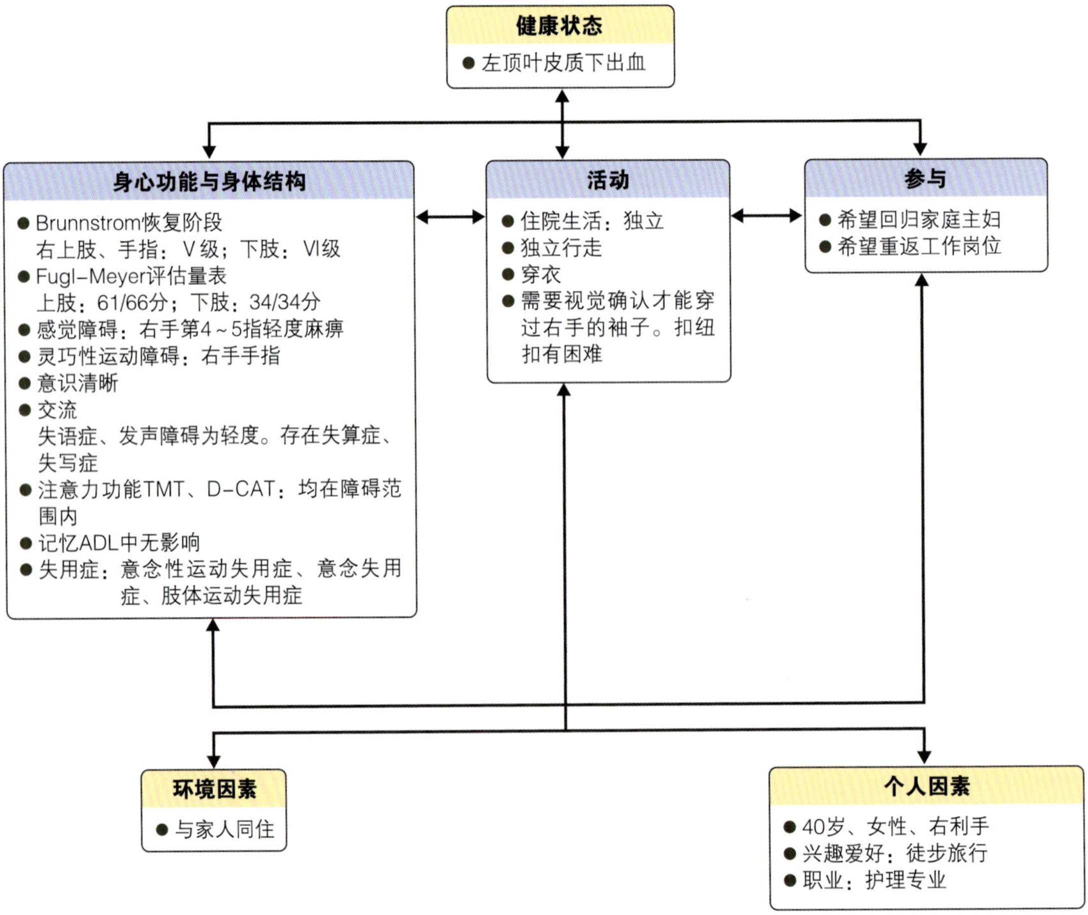

图3　本病例的ICF

2 转院时的评估（图3）

1）肢体功能与运动功能

- 按照Brunnstrom恢复阶段右上肢、手指均为Ⅴ期，下肢为Ⅵ期。按照Fugl-Meyer评估量表，上肢61/66分，下肢34/34分。
  - **感觉障碍**：右手第4～5指感觉异常（轻度麻痹），但其他部位或其他感觉未见明显的下降。
- 观察到右手手指的**精细运动障碍**，虽然能够使用筷子，但操作困难，无法扣上纽扣。
- 移动可通过独自行走完成。

2）高级脑功能

- 神经心理学检查结果，如表1所示。
- 意识清晰。
- **交流**：发声障碍与失语症症状并不明显，虽然有时患者需要一些时间，才能说出脑海中出现的词语，但并不影响日常交谈。书写与计算都很困难，在进位减法中，也会出现一些错误答案。
- **注意功能**：TMT、D-CAT均在障碍范围内。选择性、分配性与转换性注意力受损，处理速度普遍延迟，但对住院生活水平的影响有限。
- **记忆**：入院时进行的本顿视觉保持测试显示记忆力下降，但随后有所改善。未观察到ADL方面的影响。定向力与情景记忆得以保持。
- **失用症症状**：对于语言和视觉指示的动作模仿，双手都显得笨拙，如石头剪刀布等手指构造任务，以及拜拜、招手等象征性动作，均观察到手部的动作倒错■1。工具的使用中，使用非常规物品（例如订书机与螺丝刀），握持方式出现**错误**■2。系列行为总体良好。

表1　神经心理学所见（入院时/出院时）

测试项目	入院时	出院时
MMSE（/30）	27/30（因减分项而减分）	29/30（因减分项而减分）
TMT-A	104s（误差为0）	39s（误差为0）
TMT-B	197s（误差为1）	141s（误差为1）
D-CAT（偏差值）	试行 第1 第2 第3 工作量 21 20 20 漏看率 54 51 31	试行 第1 第2 第3 工作量 20 20 20 漏看率 54 54 54
本顿视觉保持测试	即时回放：正确数5个，错误数5个 延迟回忆：正确数7个，错误数3个	即时回放：正确数9个，错误数1个 延迟回忆：正确数8个，错误数2个
科斯立方体组合测试（IQ）	81.8	105.2

■1困难
→第34页 一览表㉟
■2困难
→第34页 一览表㊱

- **系列表现总体良好**：在梳头与系纽扣时，动作笨拙。无法将放在桌子上的硬币翻转过来。在口袋中取出物品时，有时无法取出，或取出物品时手指会扭曲变形。
- **Gerstmann综合征**：在急性期观察到4个症状，但在转院时只剩下失算症与失写症。

3）ADL、IADL

- 院内生活独立，转院后2d即获得单独移动的许可，没有迷路的问题。
- 右手的灵巧动作困难，使用辅助筷子基本上可以独立，但握持笨拙，需要更多时间。
- 起初，在小卖部购物时，数钱很困难，而且由于用纸币与硬币支付也很费时间，因此采用无现金支付。逐渐学会了计算，出院时计算困难已经消失。然而，在用右手从钱包中取出硬币方面仍然有困难，经常使用左手进行操作。
- **穿衣**：穿过右手的袖子，在昏暗环境下很难做到，一边通过视觉确认，一边进行。扣纽扣有困难，因此穿着罩衫。出院时，穿带前襟大纽扣的衬衫，需要花费时间。
- 烹调动作的练习，在转院后2个月进行。在制定菜单、准备食物与工具方面，没有太多困难。刀法简单，可以轻松切割，但对于胡萝卜之类的硬质食材，需要左手辅助，切丝等操作中，观察到动作笨拙。患者本人也发言表示“感觉不适”。使用长筷子有困难，而使用了容易开合的自助筷子。患者使用海绵洗碗，在操作过程中没有任何问题，患者本人却表示“用不好海绵”。

3 康复方法

1）本病例概述

- 在顶叶-中心区域之间，观察到病灶。左侧顶叶损伤，会导致多种高级脑功能障碍[1,2]，其典型表现为**意念性运动失用症**（双手）、**意念失用症**（双手）、**Gerstmann综合征与失语症**等。
- 在本病例中，观察到患者在对语言与视觉指示做出模仿动作时，无论是右手还是左手均表现出困难，表现为概念性运动失用症。此外，Gerstmann综合征的4个症状均表现出来，但只剩下失算症与失写症。患者未见明显的失语症状，虽然说话需要时间，但在病房生活层面并无明显的障碍。
- 在本病例中，对ADL影响最大的因素，是右手的精细运动障碍。考虑到损伤区域涉及中央后回，因此判断这是伴随肢体运动失用症所导致的**精细运动障碍**。

2）康复的基本方针

- 患者希望能够回归家庭，承担家庭主妇的角色，并希望将来回归护理专业。从疗养康复中心出院时的首要目标，就是回归家庭主妇的角色，并为其制定了除ADL之外，还需掌握的IADL具体目标。

- 右手灵巧运动障碍的主要原因，被归究为肢体运动失用症。尽管用“失用症”一词来描述本综合征，但它被定位为是躯体感觉与运动区之间的沟通障碍导致的手部灵巧功能障碍[3,4]，这表明需要通过灵巧运动的反复练习来解决，并为此创建了在多种场景中进行灵巧动作练习的环境。
- 另一方面，虽然意念性运动失用症与意念失用症，对ADL的影响较小，但治疗的目的是改善障碍状况。针对意念性运动失用症与意念失用症，就像针对记忆障碍等其他高级脑功能障碍的康复一样，以**无差错学习法**（errorless learning）[5]为基础。基本原则是分析康复与ADL场景下的行为障碍，提供解决方案的线索，支持执行正确的步骤，并对难度进行了分级[6,7]。

3）身心功能与活动

1 分享大脑高级功能评估结果与所需的训练

- 我们与物理治疗师、作业治疗师、语言治疗师和心理学家合作，进行了各种高级脑功能测试，如注意力、记忆力和语言功能测试，并将结果与患者分享。在康复训练场景，虽然注意力与记忆障碍对康复的影响较小，但我们与患者分享了康复菜单，并与他们交流了解决措施与方案的意义，同时了解了导致他们在ADL中遇到困难的因素。

2 手指的精细运动障碍

- 由于发现患者因肢体运动失用症所导致的手部精细运动障碍，因此进行了将难度分级的物品操作训练。训练任务逐渐从擦拭毛巾等粗暴动作，转变为抓握网球、小布袋，抓取红豆等指尖操作，以实现阶段性变化。对于将硬币翻面与拾取回形针等难度较高的动作，通过适时调整环境难度，比如在毛巾上进行，让受试者获得成就感。
- 在昏暗环境下，进行了精细运动练习。
- 本病例的肢体运动失用症，很可能是由于中央后回受损所致，这增加了在无法进行视觉补偿的状态下，进行手指操作的灵巧运动难度。因此，在昏暗环境下的练习也被纳入其中，练习任务的难易程度与视觉补偿练习相同。尽管在出院时可以梳头与解纽扣，但由于需要花费较长时间，因此穿着没有纽扣的衣物变得更加普遍，发型也改为短发。

3 针对意念性运动失用症的训练[8-10]（图4）

- 由于可以识别手势和工具（包括其使用方法），用剪刀、梳子、勺子等几种工具，进行哑剧练习。分阶段通过展示使用各种工具的照片或图像，并要求患者模仿相同的姿势（图4A）。接着，在姿势模仿练习中，通过出示实际给定物品的照片，进行该工具的哑剧再现练习（图4B）。如果患者无法正确执行手势，则治疗师会通过语言或其他可能的方式提供帮助。
- 一旦能够模拟工具的动作到一定程度，就进行基于语言指令的模仿训练。该任务内容，是使用语言指令执行与照片提示相同的内容。
- 同样的流程，也应用于练习无意义动作的模仿。

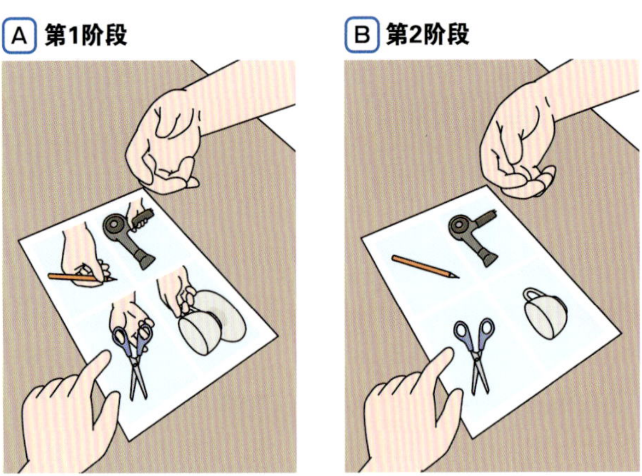

图4　针对意念性运动失用症的训练

A. 第1阶段：出示使用工具的照片，并练习模仿类似的姿势。
B. 第2阶段：在姿势模仿练习中，出示实际给定物品的照片，进行该工具的模拟练习。

- 最终，对视觉与语言指令的模仿动作基本上能够进行，但要完全复制所有动作仍然有难度，花费时间较长，且偶尔会出现动作倒错。

4 语言康复

- 在语言治疗中，主要进行了书写与计算的练习。从抄写文章、1位数的除法开始，逐渐改变难度。制定了自主练习计划，除康复训练时间外，还在其他时间进行自主学习，并在隔天的语言治疗中进行反馈。

4）参与（也包括活动）及环境

1 日常生活相关活动

- 制定了流程手册，以便进行服药管理。在职业治疗中，进行了取药与相关的灵巧动作练习。
- 进行了包括化妆在内的整理仪容练习。虽然流程正确，但由于右手对细微的化妆工具操作感觉笨拙，因此也进行了左手的使用练习。
- 在住院部的自助洗衣房，进行了洗衣练习。由于流程正确，可进行一系列的活动，因此住院期间，在院内的洗衣房，清洗了自己的衣物。患者在晾干衣服时，夹衣夹有困难，在职业治疗场景中，进行了反复练习。

2 烹饪练习

- 一共进行了5次练习。从制定菜单开始，通过做饭、做味噌汤、做主菜，逐渐提高烹饪难度，最终要求在规定时间内，制作出多道菜肴。通常右手使用菜刀，但在处理硬食材或需要细致操作的状况下，由于操作困难，因此**提出了必要的替代物品建议**。长筷子用得很笨拙，因此使用了夹子。通过事先准备并巧妙地利用各种物品，虽然与患病前相比需要更多时间，但判断其可以在回归家庭后继续烹饪。

3 购物练习

- 作为第1阶段，计划在医院小卖部，进行住院生活所需物品的购物练习。虽然在桌面计算任务中发现了错误，但在购物场景，实际金额与通过心算估算出的合计金额，均未出现错误，也没有发现纠正错误的情形，如在付款时因多买而退货。如果需要到小卖部购物，治疗师会在康复训练结束时，多次陪同患者前往。由于在医院小卖部购物，支付并没有时间限制，因此始终尝试以现金支付。
- 在医院内购物实现独立后，以家庭主妇为假想角色，进行了在超市的购物练习。为了在次日进行烹饪康复训练，而计划采买相关食材。与治疗师一起，在前一天确认所需材料与随身物品。由于使用现金支付需要时间，因此选择了无现金支付。在商店内，治疗师远远地看着，在需要援助或遇到困难的情形下，进行修正与支持，确保能够顺利进行。患者右手拿取商品的场景很少见，左手更优先，但在手推购物车或双手拿起商品等情形下，用到了右手。购物练习结束后，分享了患者本人的感想与治疗师的反馈内容，并确认了下一次购物练习的任务。在进行了3次超市购物练习，并且判断基本可以独立时结束练习。

4 外出康复

- 在转院后2个月，进行了旨在确认自家附近移动能力的外出练习。通过前一天的便条，模拟了换乘公交车与列车，直至自家的路线，并就相关内容与治疗师确认。乘坐公共汽车的费用采用无现金支付，因为用硬币支付需要时间。车站月台与列车内有些拥挤，却未失去平衡，未发现移动方面的问题。没有在检票或上下车方面花费时间，一切都很顺利。从本评估结果来看，判断可以独自前往医院，并就此向患者本人和家人进行了反馈。

5 复职

- 虽然患者希望能够回归护理专业，但由于重体力劳动与右手灵巧运动障碍，导致工作速度下降，因此并不希望在出院后立即回归。优先选择回归家庭主妇的角色，当有信心回归家庭主妇的角色时，再行考虑。家人也尊重患者本人的意愿，并未强行劝其复职，而是表示只需逐渐增加家庭内的角色即可。

6 出院后所需的社会服务调整

- 护理保险认定为“需要支援”2，由于不需要身体护理，因此不需要引入护理保险服务。考虑到仍处于工作年龄，也考虑到将来可能复职，因此提供了职业康复与咨询服务信息，患者随后出院。

文献

[1] 「脳機能の基礎知識と神経症候ケーススタディ 症例から学ぶリハビリテーション臨床思考 改訂第2版」（脳機能とリハビリテーション研究会/編），メジカルビュー社，2022.
[2] 永井知代子：頭頂葉損傷による神経心理学的症候：頭頂葉症候の診かた－こんな依頼がきたらどうするか－．神経心理学，31：160–168，2015.
[3] 「タッチ」（岩村吉晃/著，山鳥 重，他/編），医学書院，2001.
[4] 岩村吉晃：頭頂葉性行為障害の生理学的背景—肢節運動失行の本態をさぐる．神経研究の進歩，38：650–654，1994.
[5] Goldenberg, et al：Therapy of activities of daily living in patients with apraxia．Neurolpsychol Rehabil，8：123–141．1998.
[6] Wilson B：Single–case experimental designs in neuropsychological rehabilitation. J Clin Exp Neuropsychol, 9：527–544, 1987.

[7] Aguilar-Ferr á ndiz ME, et al：Effectiveness of a Functional Rehabilitation Program for Upper Limb Apraxia in Poststroke Patients: A Randomized Controlled Trial. Arch Phys Med Rehabil, 102：940-950, 2021.
[8] Smania N, et al：The rehabilitation of limb apraxia: a study in left-brain-damaged patients. Arch Phys Med Rehabil, 81：379-388, 2000.
[9] Smania N, et al：Rehabilitation of limb apraxia improves daily life activities in patients with stroke. Neurology, 67：2050-2052, 2006.
[10] Cantagallo A, et al：The cognitive rehabilitation of limb apraxia in patients with stroke. Neuropsychol Rehabil, 22：473-488, 2012.

9 认知症

学习目标

- 能够解释对认知症患者进行评估的内容与结果
- 能够解释对认知症患者的康复治疗、指导与协助内容及其结果

1 病例介绍（图1）

1）一般信息

病例 在对动作指示没有明显反应的基础上，出现了运动功能下降的重度认知症病例

75岁＋，男性，右利手

主要的诊断名称：阿尔茨海默病、高血压。

现病史：自入院至今已有9年，被观察到存在记忆力减退，7年前被诊断患有阿尔茨海默病，并接受门诊治疗。2年前开始，出现徘徊与不明行为，沟通困难。1年前因恶性综合征住院1个月后，生活完全依赖轮椅，在家接受口服治疗和日间护理服务（需护理级别4）。借妻子入院治疗的机会而入院，进行药物调整。

服药状况：盐酸美金刚5mg、帕利哌酮缓释片3mg、盐酸利马扎封1mg（失眠时顿服）。

家庭状况：妻子（70岁）、1个女儿（55岁、从事家务）与患者同住。

- 身为关键人物，妻子患有膝骨性关节炎，但能够进行起身与转移等轻度护理。然而，由于膝关节疼痛加剧，目前正在住院接受手术治疗。
- 女儿对护理很配合。转移动作，由妻子和女儿二人协助进行。

住宅状况：两层独栋住宅。

职业经历：前公司职员（已退休）。

教育背景：高中毕业。

患病前性格：稳重、沉默寡言。

兴趣爱好：散步、围棋。

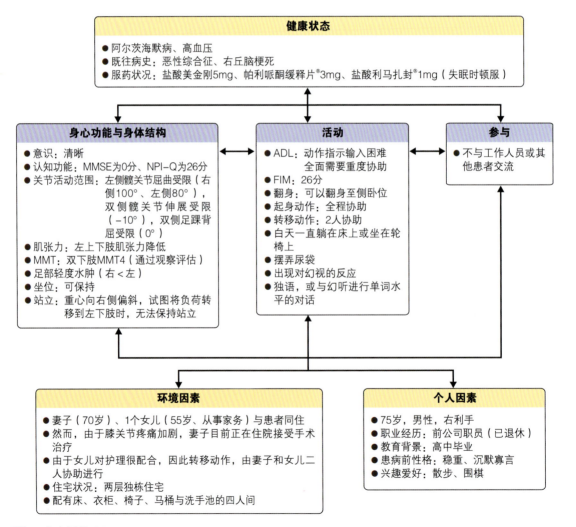

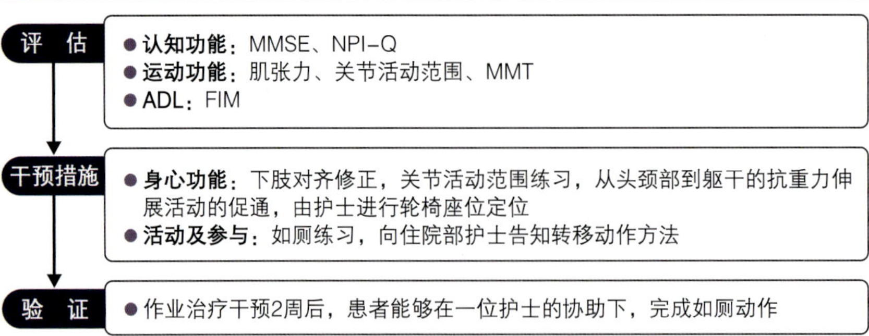

本病例的问题所在
●难以理解指示或状况，全面的ADL，尤其是如厕时的移动需要重度协助
评 估
●认知功能：MMSE、NPI-Q
●运动功能：肌张力、关节活动范围、MMT
●ADL：FIM
干预措施
●身心功能：下肢对齐修正，关节活动范围练习，从头颈部到躯干的抗重力伸展活动的促通，由护士进行轮椅座位定位
●活动及参与：如厕练习，向住院部护士告知转移动作方法
验 证
●作业治疗干预2周后，患者能够在一位护士的协助下，完成如厕动作

图1　本病例示意图

健康状态

- 阿尔茨海默病、高血压
- 既往病史：恶性综合征、右丘脑梗死
- 服药状况：盐酸美金刚5mg、帕利哌酮缓释片®3mg、盐酸利马扎封®1mg（失眠时顿服）

身心功能与身体结构

- 意识：清晰
- 认知功能：MMSE为0分、NPI-Q为26分
- 关节活动范围：左侧髋关节屈曲受限（右侧100°、左侧80°），双侧髋关节伸展受限（-10°），双侧足踝背屈受限（0°）
- 肌张力：左上下肢肌张力降低
- MMT：双下肢MMT4（通过观察评估）
- 足部轻度水肿（右<左）
- 坐位：可保持
- 站立：重心向右侧偏斜，试图将负荷转移到左下肢时，无法保持站立

活动

- ADL：动作指示输入困难　全面需要重度协助
- FIM：26分
- 翻身：可以翻身至侧卧位
- 起身动作：全程协助
- 转移动作：2人协助
- 白天一直躺在床上或坐在轮椅上
- 摆弄尿袋
- 出现对幻视的反应
- 独语，或与幻听进行单词水平的对话

参与

- 不与工作人员或其他患者交流

环境因素

- 妻子（70岁）、1个女儿（55岁、从事家务）与患者同住
- 然而，由于膝关节疼痛加剧，妻子目前正在住院接受手术治疗
- 由于女儿对护理很配合，因此转移动作，由妻子和女儿二人协助进行
- 住宅状况：两层独栋住宅
- 配有床、衣柜、椅子、马桶与洗手池的四人间

个人因素

- 75岁，男性，右利手
- 职业经历：前公司职员（已退休）
- 教育背景：高中毕业
- 患病前性格：稳重、沉默寡言
- 兴趣爱好：散步、围棋

图2　本病例的ICF

2）其他部门提供的信息

1 医师

- 头部CT所见，显示包括海马体在内的脑实质普遍性萎缩，尤其是额叶、颞叶萎缩明显。右丘脑存在陈旧性梗死灶，无急性病变。
- 生命体征（血压与脉搏）稳定，运动负荷没有受到限制。骶尾部有发红现象。

2 护士

- 在住院部进行的ADL，在轮椅座位水平，转移动作，均需要2名护士的协助。
- 因此，较少有引导到卫生间的机会，尿失禁与大便失禁较多。为了预防褥疮，计划增加引导至卫生间的次数。

2 评估（图2）

1）身心功能

A. 意识清晰。交流困难，只能说出一些词语，比如“妈妈”“好”“一点”，但说话不连贯，对情景没有反应。

B. **认知功能**：MMSE为0分，对指令没有适当的反应。

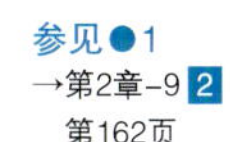
参见●1 →第2章-9 2 第162页

C. **认知症的精神行为症状（Behavioral and Psychological Symptoms of Dementia，BPSD）**●1：对幻觉、妄想、抑郁症等12个项目进行评估的神经精神量表（NPI-Q），得分为26分的高分，尤其是幻觉、兴奋与冷漠均为重度。平时只略微有些独语，显得沉默寡言，面对ADL协助与引导，就会惊呼连连“稍等一下”，显现出兴奋的样子。

D. **运动功能**。

- 观察到左侧髋关节屈曲受限（右侧100°，左侧80°）、双侧髋关节伸展受限（−10°）与双侧足踝背屈受限（0°）。
- 观察到左上下肢肌张力降低。由于对指令没有反应，因此通过观察来评估肌力，双下肢保持在MMT 4级水平。
- 足部观察到轻度水肿（右＜左），但患者没有反馈因手动压力或被动运动而感到疼痛。
- 患者能够保持坐姿，但站立时重心偏向右侧，当试图将体重移动至左下肢时，无法保持站立姿势。

2）活动及参与

- **入院时的ADL**：患者在输入动作指令时有困难，全面需要重度协助。
- 尤其是转移至轮椅或马桶座上时，需要2名护士的协助。
- 在需要较大的姿势变化的转移动作中，患者可能会出现推开护理人员的手，或者朝着护理人员的方向抵抗的现象，导致护理量增加。
- **功能独立量表**（Functional Independence Measure，FIM），其结果如表1所示。

表1 FIM得分

类别	项目	得分
自我护理	进食	3
	整理仪容	2
	擦拭	2
	更衣、上半身	2
	更衣、下半身	2
	如厕动作	2
排泄控制	排尿管理	1
	排便管理	2
转移	床、椅子、轮椅	1
	卫生间	1
	浴缸、淋浴	1
移动	步行、坐轮椅	1
	主要的移动手段	坐轮椅
	阶梯	1
交流	理解	1
	表达	1
社交认知	社交	1
	问题解决	1
	记忆	1
	总得分	**26/126分**

- **翻身**：对运动指令没有反应，但在时机合适时，可以通过用上肢拉住扶手的方式，来从仰卧位翻至侧卧位。在侧卧位时，从上胸椎到头颈部保持屈曲位，用一侧上肢支撑头部。
- **起身动作**：全程协助。由于在协助抬起躯干时，患者会用双下肢推床，并试图翻转躯干再次躺下，因此需要重度协助。
- **移动动作（轮椅↔马桶座）**
  - 由于移动动作需要2名护士提供重度协助，因此每天只引导上1次卫生间。
  - 患者没有排尿或排便的诉求，大部分排尿或排便，都是在床上或轮椅上完成的。
  - 在如厕场景，在从轮椅上站起来的动作中，患者可以在护理人员的协助下，抓住扶手，动作却就此停住，而不会尝试自己站立。
  - 患者对“要站起来哟”之类的口头指示，并无反应。患者在护理人员的引导下站起来，但其体重移动方向与引导相反，躯干向后弯曲，导致与护理人员发生拉扯对抗，从而增加了协助的难度。
  - 患者没有采用站立姿势，而是在2名护理人员的引导下，迅速坐到了马桶座上。在站立位时，由于左下肢肌张力低下、足部水肿与足踝背屈受限，左下肢支撑性较差。坐在马桶上时，排尿或排便均可。
- **每天的生活方式**
  - 白天，患者没有自己起身四下走动，而是一直躺在床上或坐在轮椅上[1]。
  - 有时，会观察到患者摆弄尿袋并（在空中）摸索，以应对轮椅下方出现的幻视。
  - 有时还会独语或幻听，进行单词水平的对话。

■1困难
→ 第34页 一览表②

3）环境

- 配有床、衣柜、椅子、马桶与洗手池的四人间。

3 问题与优点

1）问题

- 不能接受来自护理人员的动作指示输入。
- 对状况存在理解困难。
- 对外界刺激表现出回避性反应。
- 白天活动能力下降。
- 每天只能被引导上1次卫生间（如厕需要2名护理人员协助）。
- 由于左下肢肌张力低下、足部水肿与足踝背屈受限，左下肢支撑性较差。

2）优点

- 意识清晰。
- 生命体征稳定。
- 下肢肌力相对得以保留（MMT 4级）。

4 康复方法

1）目标

1 康复目标（2个月）

- 出院回家。

2 长期目标（long term goal，LTG）（2个月）

（1）可以在1人的协助下，在卫生间内移动。

（2）每天在轮椅上坐5h。

3 短期目标（short term goal，STG）（1个月）

（1）减轻足部水肿［LTG（1）］。

（2）左足踝背屈改善至10°［LTG（1）］。

（3）能够抓住扶手保持站立姿势10s以上［LTG（1）］。

（4）向住院部护士告知转移动作方法［LTG（1）］。

（5）由护士进行白天的轮椅座位定位［LTG（2）］。

2）对身心功能的干预（实施地点、目的与方法）

1 下肢对齐修正与关节活动范围练习［STG（1）（2）］

- **地点与姿势**：病房床上的仰卧位。
- **目的**：通过手动修正双侧小腿和足部的对齐，减轻足部水肿，改善左足踝的活动范围。
- **实施方法**：在手动修正小腿到足部的对齐时，通过压迫足部进行淋巴引流，然后进行足踝的关节活动范围练习，以促进足部水肿减轻和左足踝背屈角度改善。

- **频率**：每天10min，每周5d。

2 从头颈部到躯干的抗重力伸展活动［STG（3）］

- **地点与姿势**：从病房床上端坐位站立起来。
- **目的**：为了能够在上肢支撑下保持站立姿势数十秒，站立时头部、颈部与上躯干可以持续进行抗重力伸展活动。
- **实施方法**：抬高病床的高度，让患者采取接近站立姿势的端坐姿势，协助患者抬高双上肢，并引导患者站立，从而促进头颈部向躯干上部的抗重力伸展活动。
- **频率**：每天15min，每周5d。

3 由护士进行轮椅座位定位［STG（5）］

- **地点与姿势**：在食堂里的轮椅座位。
- **目的**：通过在进餐与白天休息时，保持肢体处于良好的肢体位置（上躯干的伸展位），这将改善白天的活动并减少立位与站立所需的协助量。
- **实施方法**：从轮椅脚踏板上放下双脚，让双脚跟着地。在轮椅前面放置一张桌子，将双前臂放在桌子上，通过上半身支撑身体，促使采取头颈部到上半身的抗重力伸展姿势。该体位已告知住院部护士并纳入护理计划，每天进食前1h执行。
- **频率**：每天1h，每周5d。

3）对活动及参与的干预

■ 如厕动作练习［STG（3）］

- **地点与姿势**：住院部的卫生间与轮椅（卫生间位于面对入口的右侧）。
- **目的**：在不愿尝试转移至马桶的病例中，减轻转移动作的协作量。
- **实施方法**：为了进行右下肢的方向转换，在入口处右侧选择马桶位置。轮椅至马桶的转移操作细分为以下步骤：引导手扶扶手→根据患者站起的时机，引导骨盆向前方转移重心→引导骨盆以右下肢为轴改变方向→鼓励患者在马桶上坐下。
- **频率**：每天15min，每周5d。

4）对环境的干预

■ 向住院部护士告知转移动作方法［STG（4）］

- **地点与姿势**：住院部的卫生间与轮椅。
- **目的**：向住院部护士，传达在卫生间场景中的转移动作方法。
- **实施方法**：要求患者在其面前观看轮椅至马桶的实际转移操作，并在复习流程与方法后，将其纳入护理计划，并每天执行。为了能够与传达信息的护士以外的工作人员共享信息，并将显示了转移动作协助流程的图片转交给护士。
- **频率**：每天10min，每周3d。

5 作业治疗的过程与解析

- 上述方案在1个月内执行，从3个方面着手，旨在减少对如厕动作的协助量。
  - （1）进行旨在改善水肿、关节活动范围、躯干功能等方面的练习。
  - （2）研究了在实际如厕场景下，通过反复试错（包括环境调整），能够引起自主反应的指导方法。
  - （3）转移方法每次都会传达给提供护理的护士。
- 如果缺少以上任何1项，导致患者在如厕时需要大量协助的状况，就很难得到改善。
- 在马桶至轮椅的转移操作现场，护士试图通过口头指导与动作引导来提供协助，但患者无法理解状况，所观察到的反应，是顺着引导方向相反的方向，向后弯曲躯干进行反抗，从而增加了协助量。在作业治疗中，通过探索手的放置位置与时机，引导患者做出自主反应，从而减少了辅助量。
- 作业疗法干预2周后，本病例能够在1名护士的协助下如厕。
- 在过程中，作业治疗师为改善水肿，引入了足浴，身为护理助手的员工主动表示："如果是这样，好像每天都能做，让我来试试。"于是，要求护理助手提供协助，并将足浴设定为下午轮椅坐姿起床时间的日常任务。
- 决定让护士引导患者如厕，时间设定为上午8点与下午1点。因为护士了解患者在这个时间段的失禁时间规律。通过作业治疗师、护士与护理助手，每天朝着相同目标努力的协作，最终实现了在一人协助下，完成如厕动作的目标。
- 对于认知症患者，在有限的康复时间内进行关怀，状态变化往往是困难的。在整个康复训练过程中，始终与其他职业分享康复目标，共享信息，与认知症患者周围的工作人员合作，是实现认知症患者变化的重要因素。

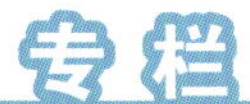

9. 内部障碍与认知功能

研究发现，肺部、心脏与肾脏疾病等内脏疾病的患者，其认知功能比同龄人差，罹患认知症的风险也更高[1,2]。此外，有报告称，与没有此类疾病的人相比，高血压、糖尿病与血脂异常的患者，更容易随着时间的推移，而出现认知能力下降[3]。这种机制被认为与大脑微循环紊乱有关，而最容易受其影响的额叶功能，如工作记忆和处理速度，被认为特别容易衰退。内脏疾病的患者需要根据疾病采取相应的自我管理措施，以防疾病恶化（例如内服管理、饮食调整、适当运动、精心安排日常生活，以避免过度负荷），然而，认知功能会对这种自我管理能力产生影响，可能导致再次入院或死亡。在人口老龄化日益严重的日本，内脏疾病的患者人数也在增加。因此，即使患者看起来能够进行正常对话，认知功能似乎正常的个体，也有可能存在认知功能下降的可能性。对于这些个体，判断他们是否能够进行自我管理非常重要。在与他们打交道时，需要持续关注这一点。

文献

[1] Xu H, et al：Kidney Function, Kidney Function Decline, and the Risk of Dementia in Older Adults: A Registry-Based Study. Neurology, 96：e2956-e2965, 2021.

[2] Dove A, et al：Cardiometabolic multimorbidity accelerates cognitive decline and dementia progression. Alzheimers Dement, 19：821-830, 2023.

[3] Song R, et al：Associations Between Cardiovascular Risk, Structural Brain Changes, and Cognitive Decline. J Am Coll Cardiol, 75：2525-2534, 2020.

第 4 章

高级脑功能测试的实际运用

1 智力评估测试

学习目标

- 能够解释科斯立方体组合测试概要
- 能够解释执行WAIS智力测试概要

1 科斯立方体组合测试[1,2] Movie 1

- 由Kohs于1920年开发的智力测试，并由大胁于1979年在日本实现了标准化（图）。
- 这是一项使用立方体积木，拼出与插图中所示图案相同图案的**行动能力测试**。
- 受试者通过模仿就能很好地理解指令，无须语言因素的干预即可进行测量，因此适用于**存在语言理解困难的人**。
- 原本是专为有语言发育障碍的儿童设计的，但由于其特性，也被应用于**老年人与认知症患者**。
- 任务是使用立方体积木（边长3cm的正方形。以对角线上为界线，分别涂上红色、白色、蓝色、黄色，涂上红色与白色；以对角线上为界线，分别涂上蓝色与黄色），并以最快的速度拼出与插图中所示图案相同的图案（图）。
- 插图由1个提问练习与难度依次递增的17个练习组成，任务1～9使用的立方体数量为4个，任务10与11使用的立方体数量为9个，任务12～17使用的立方体数量为16个，数量依次增加。
- 根据完成任务所需的时间，为每个任务评价分数（3个级别），并通过将这些分数相加，来计算原始分数。随着任务的进行，分数也会增加。
- 在练习任务中，如果连续3次均未成功，则将其排除在本次测试之外。
- 超过**规定时间**（4个立方体：90～120s；9个：180～210s；16个：210～240s）将被视为失败，连续2次回答提问失败，则结束测试。
- 通过参考获得的原始分数（2～131分）的心智年龄表，可以计算出心智年龄（MA）。还可以结合心智年龄与生活年龄，来计算IQ（智商）（老年人的IQ范围为37.5～124.5）。
- 测试的所需时间为20～50min，平均约为35min。
- 包含在科斯立方体组合测试的手册中，记录了正常人、轻度认知障碍（MCI）、阿尔茨海默病等各种认知症患者的平均值与标准偏差。

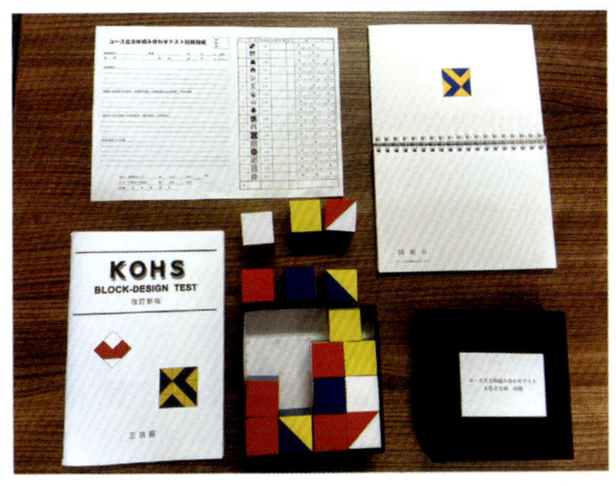

科斯立方体组合测试记录表格

测试者

管理编号 所属部门 年 月 日 测试

姓 名 男 女 年 月 日 出生日期

测试理由

与问题相关的成长史及家庭背景（耳聋原因与发生时间、学习成绩）

截至目前实施的测试结果（听力测试、语言能力）

在测试情景中采取的行动

MA（由换算表得出） 年龄 岁（ 月）

CA（如年龄超过13岁，则进行修正） 年龄 岁（ 月） × 100= IQ

评估 5 4 3 2 1

测试	图例	规定时间	所需时间	合格与否	得分
1		1.30	·		3: 0～0.20　2: 0.21～1.30
2		1.30	·		5: 0～0.30　4: 0.31～1.30
3		1.30	·		6: 0～0.20　5: 0.21～0.35　4: 0.36～1.30
4		2.00	·		6: 0～0.30　5: 0.31～1.10　4: 1.11～2.00
5		2.00	·		7: 0～0.35　6: 0.36～1.05　5: 1.06～2.00
6		2.00	·		7: 0～0.35　6: 0.36～1.00　5: 1.01～2.00
7		2.00	·		7: 0～0.40　6: 0.41～1.10　5: 1.11～2.00
8		2.00	·		8: 0～0.40　7: 0.41～0.55　6: 0.56～2.00
9		2.00	·		9: 0～0.55　8: 0.56～1.10　7: 1.11～2.00
10		3.00	·		9: 0～1.55　8: 1.56～2.10　7: 2.11～3.00
11		3.30	·		8: 0～1.45　7: 1.46～2.30　6: 2.31～3.30
12		3.30	·		9: 0～2.25　8: 2.26～2.40　7: 2.41～3.30
13		3.30	·		9: 0～2.20　8: 2.21～2.33　7: 2.34～3.30
14		4.00	·		9: 0～2.25　8: 2.26～2.40　7: 2.41～4.00
15		4.00	·		9: 0～2.40　8: 2.41～3.00　7: 3.01～4.00
16		4.00	·		10: 0～2.40　9: 2.41～3.05　8: 3.06～4.00
17		4.00	·		10: 0～2.40　9: 2.41～2.55　8: 2.56～4.00
計					

图　科斯立方体组合测试

转载自参考文献[1]。本测试的版权，归株式会社三工房所有。

2 WAIS-Ⅳ智力测试[3,4]

- 本测试由Wechsler于1939年提出，用于诊断个体的智力结构。日本版由上野等实现标准化，目前WAIS-Ⅳ作为最新版本，在临床中得到应用。
- 该临床测试，用于测量16岁0个月～90岁11个月的人群的智力。
- WAIS-Ⅳ由语言理解、感知推理、工作记忆与处理速度这4个指标组成。
- 为了计算每个指标的得分，需要对每个指标进行子测试。
  - **语言理解指数**（Verbal Comprehension Index，VCI）通过3个基本测试（相似性、词汇、知识）和1个辅助测试（理解），来测量运用推理、理解与概念化的语言能力。

- **知觉推理指数**（Perceptual Reasoning Index，PRI）通过3个基本测试（积木图案、矩阵推理、拼图）与2个辅助测试（平衡、图案完成），来测量非语言推理能力与知觉整合。
- **工作记忆指数**（Working Memory Index，WMI）通过2个基本测试（数数、算术）与1个辅助测试（语音排序），来测量工作记忆（尤其是同时处理与连续处理）、注意力与集中能力。
- **处理速度指数**（Processing Speed Index，PSI）通过2个基本测试（符号搜索、符号编码）与1个辅助测试（图案划消），来测量精神运动与书写运动的速度。

- 通过基本测试，得到指标分数，但如果基本测试得分无效，则通过辅助测试得分，计算指标分数。
- 通过10个子测试的结果，可以计算出**全量表IQ**（智商）（Full scale intelligence quotient，FSIQ）。
- 全量表IQ（智商）的得分以"平均"为基准，以10为增量，分为"极低（69以下）""边缘（70～79）""低于平均值（80～89）""平均值（90～109）""高于平均值（110～119）""较高（120～129）""极高（130以上）"。
- "语言理解""知觉推理""工作记忆"与"处理速度"这4项指数的分数，也与按照上述全量表IQ（智商）分数的分类方法相同。
- WAIS-Ⅲ中的语言性IQ与动物性IQ分类方法，已在WAIS-Ⅳ中被废除。

文献

[1] 「コース立方体組み合わせテスト使用手引」(Kohs SC/著，大脇義一/日本版作成)，三京房，1979.

[2] 花田利郎：コース立方体組み合わせテストを活用した知能検査の教育方法の検討. 西南学院大学人間科学論集，10：95-114，2015.

[3] 「日本版WAIS™-IV知能検査 理論・解釈マニュアル」(Wechsler D/著，日本版WAIS-IV刊行委員会/日本版作成)，日本文化科学社，2018.

[4] 唐津尚子：知能検査—ウェクスラー法から検討する心身の不調—. 心身医学，61：133-138，2021.

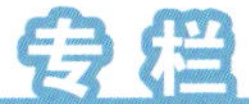

10. Flynn（弗林）效应

Flynn[1]于1984年，对35个国家的73项智商（IQ）研究，进行了荟萃分析。结果显示，1978年出生的人，其IQ（智商）高于1932年出生的人，每10年IQ（智商）上升约0.3分。后来，该效应被命名为Flynn（弗林）效应。据认为，其产生的因素包括营养改善、健康管理改善、教育效果与环境变化等。然而，对于该效应是否真实存在，尚存在争议[2]。此外，2018年，Bratsberg[3]等，对1962年到1991年出生的挪威人的IQ数据，进行了分析。结果显示，IQ在20世纪70年代中期达到峰值，此后持续下降。据推测，造成这一现象的因素，包括生活方式的改变。

对于人类的智力和IQ到底为何物，IQ测试是否真的能够评估人类的全部智力功能，时至今日，这些争议仍在持续。此外，关于IQ测试是相对评价的极限，也存在争议。作为治疗师，这是一个不断引起兴趣的讨论话题。

文献

[1] Flynn JR：The mean IQ of Americans: Massive gains 1932 to 1978. Psychol Bull, 95：29–51, 1984.

[2] 「なぜ人類のIQは上がり続けているのか？」（ジェームズ・R・フリン/著，水田賢政/訳），p199，太田出版，2015.

[3] Bratsberg B & Rogeberg O：Flynn effect and its reversal are both environmentally caused. Proc Natl Acad Sci U S A, 115：6674–6678, 2018.

第4章 高级脑功能测试的实际运用

2 认知功能筛查测试

学习目标

- 能够解释MMSE-J测试概要
- 能够解释HDS-R测试概要
- 能够解释MoCA-J测试概要

1 MMSE-J[1-3]

- 简易精神状态测试（Mini Mental State Examination，MMSE），是由Folstein等于1975年提出的认知功能测试。此后，人们尝试了多个日本版，于2006年开发了新版本MMSE-J，并于2019年发布了修订版。
- 测试由与时间相关的定向力，与地点相关的定向力、保持、注意力、计算（序列7）、回放、称呼、复述、理解、阅读、书写与绘图等11个项目组成。
- 测试时间可在5～10min的短时间内完成。
- 它是世界上使用最广泛的认知功能测试。
- 得分范围是0～30分，27分以下疑似MCI（敏感性83.9%，特异性83.5%），23分以下为轻度（敏感性68.7%，特异性78.8%），19分以下为中度，10分以下为疑似重度认知症。
- 就定向力、保持与计算等问题而言，MMSE与后述的HDS-R相似，但MMSE还包括阅读、书写与绘画等**运动项目**。
- MMSE具有筛查认知障碍及其严重程度的功能。此外，通过评估受试者认知功能的时变性，也可以用来判断治疗效果。
- 在测试期间，受试者犯错时，测试者不得纠正，也不能通过表情、给出线索或提示的方式，传达任何意图。
- 需要注意的是，应该避免根据MMSE的得分结果做出认知症的诊断，或者区分各种认知症疾病或认知症与其他障碍之间的区别。
- 在地点定向力方面，“哪个地方，哪个县，哪个市（区），建筑的名称或类型，几楼（房间类型或门牌号码）”等5个问题被提出，但也可以接受“地区”或“设施”作为正确答案。
- 在复述3个单词的即时记忆中，只在第1次计分，但该单词最多可以出现5次，以供后续的延迟回放。

- 在“序列7”中，不应在教学后进行额外的指导，比如说“请减去7”之类（在HDS-R中则为可行）。
- 在序列7中，即使中途出现错误，只要接下来的减法计算正确，则该答案可得1分。
- 在修订版中，如果被试者拒绝了序列7，则会执行“世界地图”的倒读任务。

2 HDS-R[4,5]

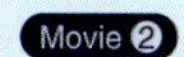

- HDS-R（长谷川式简易智力评估量表）于1974年由长谷川（長谷川）等创建，1991年被修订为“修订长谷川式简易智力评估量表”，涉及提问项目与评分标准等得到了修改。
- 其内容包括年龄、时间的定向力、地点的定向力、3个词的保持、计算、数字倒数、3个词的延迟回放、5个物品的保持，以及语言流畅性等9个项目。
- 这是一项可以在短时间内简便进行的测试，只要确认受试者的出生日期与准备好5个物品，就可以进行。
- 得分范围是0～30分，20分以下被认为疑似认知症（敏感性93%，特异性86%）。
- 由于HDS-R不包含像MMSE那样需要动作的检查，因此即使是年龄较大的受试者或脑梗死、帕金森等患者，也可以进行。
- 作为认知功能障碍筛查测试，HDS-R的历史最为悠久，被广泛应用于各种场合，包括医院与诊所、以养老院为代表的老年福利机构，以及流行病学研究中的认知功能障碍筛查。
- 在回答问题时，最好没有时间限制。

3 MoCA-J

- 日本版Montreal认知评估（MoCA-J），Nasreddine等[6]于2005年提出的Montreal认知评估（MoCA）的日本版，并由铃木（鈴木）、藤原等[7]于2010年发布日本版（图）。
- 它可用作轻度认知障碍（Mild Cognitive Impairment，MCI）的评估量表[6]。
- MoCA-J可以在约10min的短时间内，评估多领域的认知功能（包括视觉空间、执行、注意力、记忆、语言与定向力）[8]。
- 包括视觉/执行功能［Trail Making、图形复制（立方体）、时钟绘制］、命名、记忆、注意［正数、倒数、目标检测（Target Detection）与计算］、语言（句子复述、词汇回想）、抽象概念、延迟回放、定向力等8个项目，通过判断每项的正确与否，进行30分满分的评分[9]。
- MOCA-J报告显示，26分以上被认为是正常范围，25分以下被认为在轻度认知障碍（MCI）的筛查中有效（敏感性93%，特异性87%）[7,8]。

- 对于教育年限在12年以下的个体，应在检测结束后加1分，以进行校正[10]。
- 需要注意的是，在居住在社区的老年人中，即使得分在25分以下，也应在对社会活动、身体功能与心理健康状况进行综合考虑的基础上，进行解释[8,11]。

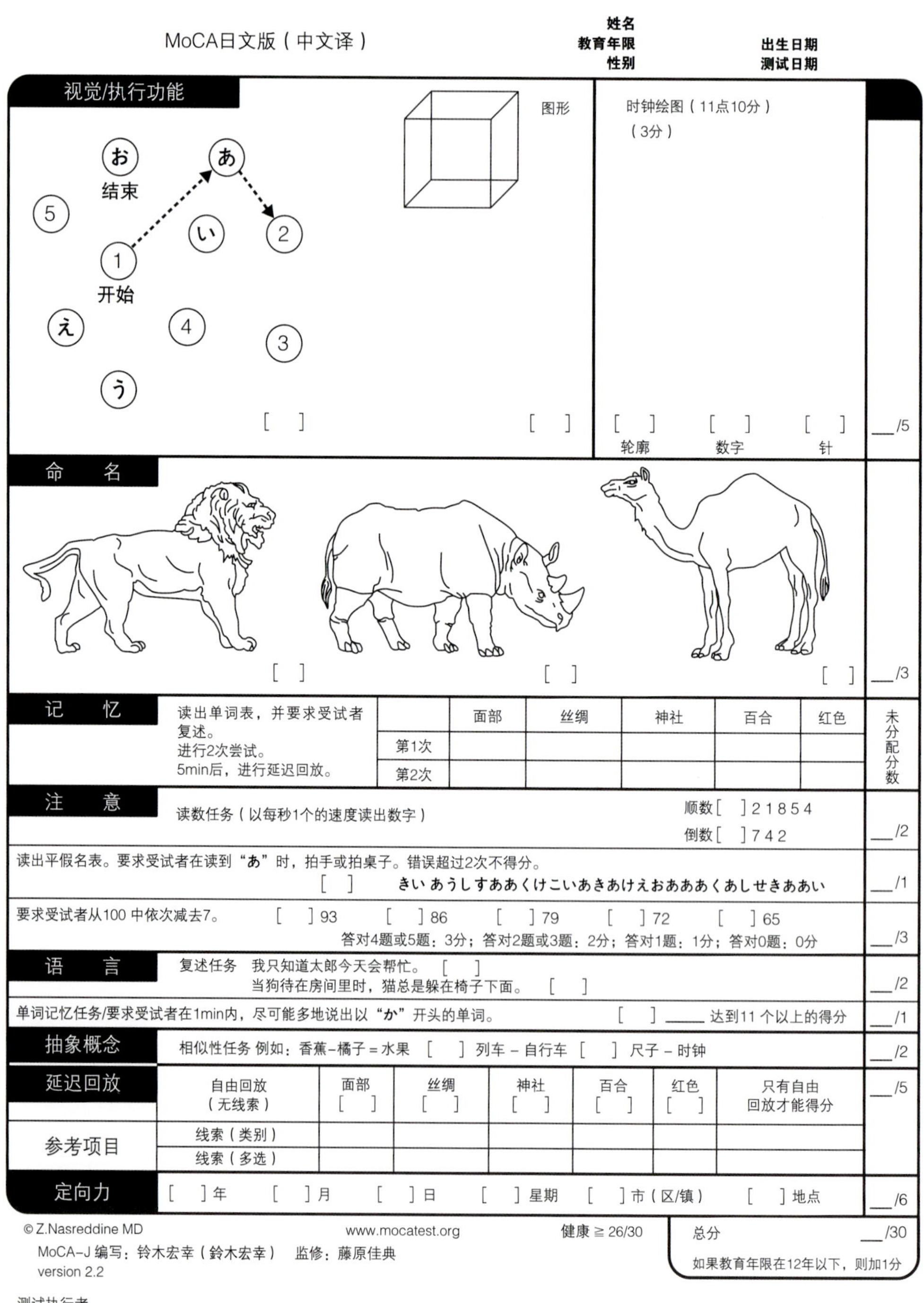

MoCA日文版（中文译）

姓名
教育年限　　　　出生日期
性别　　　　测试日期

视觉/执行功能

[ ]

图形 [ ]

时钟绘图（11点10分）（3分）

[ ] 轮廓　[ ] 数字　[ ] 针　___/5

命　名

[ ]　[ ]　[ ]　___/3

记　忆

读出单词表，并要求受试者复述。进行2次尝试。5min后，进行延迟回放。

	面部	丝绸	神社	百合	红色
第1次					
第2次					

未分配分数

注　意

读数任务（以每秒1个的速度读出数字）　顺数[ ] 2 1 8 5 4　倒数[ ] 7 4 2　___/2

读出平假名表。要求受试者在读到“あ”时，拍手或拍桌子。错误超过2次不得分。
[ ]　きいあうしすああくけこいあきあけえおあああくあしせきああい　___/1

要求受试者从100中依次减去7。　[ ] 93　[ ] 86　[ ] 79　[ ] 72　[ ] 65
答对4题或5题：3分；答对2题或3题：2分；答对1题：1分；答对0题：0分　___/3

语　言

复述任务　我只知道太郎今天会帮忙。[ ]
当狗待在房间里时，猫总是躲在椅子下面。[ ]　___/2

单词记忆任务/要求受试者在1min内，尽可能多地说出以“か”开头的单词。　[ ] ____ 达到11个以上的得分　___/1

抽象概念

相似性任务 例如：香蕉–橘子＝水果　[ ] 列车－自行车　[ ] 尺子－时钟　___/2

延迟回放

	面部	丝绸	神社	百合	红色	
自由回放（无线索）	[ ]	[ ]	[ ]	[ ]	[ ]	只有自由回放才能得分
参考项目 线索（类别）						
线索（多选）						

___/5

定向力

[ ] 年　[ ] 月　[ ] 日　[ ] 星期　[ ] 市（区/镇）　[ ] 地点　___/6

© Z.Nasreddine MD　www.mocatest.org　健康 ≧ 26/30
MoCA-J 编写：铃木宏幸（鈴木宏幸）　监修：藤原佳典
version 2.2

总分　___/30
如果教育年限在12年以下，则加1分

测试执行者 ________

图　MoCA-J
摘自文献[12]。

文献

[1] 「MMSE-J精神状態短時間検査 改訂日本版」(Folstein MF/著，杉下守弘/日本版作成)，日本文化科学社，2019.

[2] 柏原健一：今日からできる認知機能の評価．神経治療，36：198-202，2019.

[3] 「高次脳機能障害学 第3版」(石合純夫/著)，医師薬出版，2022.

[4] 加藤伸司，他：改訂長谷川式簡易知能評価スケール（HDS-R）の作成．老年精神医学雑誌，2：1339-1347，1991.

[5] 河月 稔：神経心理学的検査．医学検査，66：11-21，2017.

[6] Nasreddine ZS, et al：The Montreal Cognitive Assessment, MoCA: a brief screening tool for mild cognitive impairment. J Am Geriatr Soc, 53：695-699, 2005.

[7] Fujiwara Y, et al：Brief screening tool for mild cognitive impairment in older Japanese: validation of the Japanese version of the Montreal Cognitive Assessment. Geriatr Gerontol Int, 10：225-232, 2010.

[8] 鈴木宏幸：日本語版Montreal Cognitive Assessment（MoCA-J）の実施と解釈における留意点．老年精神医学雑誌，29：1145-1149，2018.

[9] 鈴木宏幸，藤原佳典：Montreal Cognitive Assessment（MoCA）の日本語版作成とその有効性について．老年精神医学雑誌，21：198-202，2010.

[10] 「日本語版 MoCA（MoCA-J）教示マニュアル version2.2」(鈴木宏幸/作成，藤原佳典/監)，東京都健康長寿医療センター研究所（東京都老人総合研究所）社会参加と地域保健研究チーム，2010.
https://s50b45448262f1812.jimcontent.com/download/version/1558490455/module/11363501891/name/MoCA-Instructions-Japanese_2010.pdf

[11] 「高次脳機能障害ビジュアル大事典：ナース・PT・OT・ST必携！（リハビリナース2020年秋季増刊)」(大沢愛子/監)，メディカ出版，2020.

[12] MoCA COGNITION（https://mocacognition.com）.

3 注意功能评估测试

学习目标

- 能够解释TMT-J测试概要
- 能够解释CAT测试概要

1 轨迹追踪测试（Trail Making Test，TMT）日本版

- TMT是一种注意功能测试，其基本形式创建于1994年，日本版 TMT（TMT-J）于2019年在日本发布。该测试在国内外广泛使用[1]。
- 关于任务内容，Part A要求受试者使用铅笔，在测试纸上从数字1到25，尽可能迅速地连接起来（左图），Part B要求受试者以数字与平假名的交替与顺序，尽可能迅速地连接起来，例如1–あ–2–い–3–う–4–え……（直到13）（右图）。测试者需要记录完成任务所需的时间与错误反应[1]。
- TMT的完成涉及以下方面：①基于空间性注意力的**视觉探索能力**。②在Part B中，还包括**工作记忆、分配性注意与认知灵活性**。③**持续性注意力**。要求在不离开纸面的状况下持续执行任务。④需要快速完成上述**认知处理的速度**等[1]。
- 受试者包括具有高级脑功能障碍的人，如脑损伤，MCI（轻度认知障碍）等。**如果存在失语症，则不适用于该项测试**[2]。
- TMT-J改善了TMT测试纸中指出的、Part B连接目标的轨迹长度比Part A长的问题[1]。
- TMT-J将受试者从20到80岁＋的年龄范围中，以10年为单位进行标准化，并明确了判断标准[2]。
- 在TMT-J手册中，以80岁以上老年人为例，Part A的平均得分为51.1s，标准差为

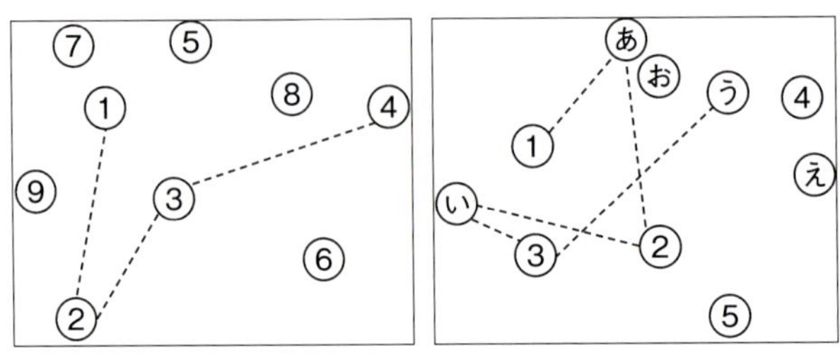

图 TMT示意图
左. Part A；右. Part B ※实际的布局与大小，数量有所不同。

9.2；Part B的平均得分为103.8s，标准偏差为24.3[1]。

- TMT的完成时间（TMT分数）可能因额叶、颞叶、尾状核、苍白球、顶叶、枕叶、小脑的障碍而延长[3]。此外，脑干的损害也可能导致注意障碍[4]，并可能使TMT分数升高[5]。
- Barker-Collo等研究了脑梗死发病后4周、6周与发病约6个月的TMT分数，报告了Part B分数随时间的改善[6]。
- 轻度脑梗死早期患者中，在发病后14d后，报告了TMT分数的改善[7]。
- 在日本高级脑功能学会的"脑卒中、脑外伤等导致的高级脑功能障碍疑似患者驾驶机动车时神经心理测试方法的适应证与判断"中，这是一种重要的测试方法[2]。
  - TMT可以检测出存在驾驶危险的患者[4]，例如Part B超过180s时，被视为危险[8]。

2 注意力临床评估（CAT）

- 注意力临床评估（Clinical Assessment for Attention，CAT），是日本高级脑功能障碍协会于2006年开发的注意力障碍标准化测试方法[9,10]。
- 注意分为泛化注意力与定向性注意力（半侧空间忽略症），CAT则是**专注于泛化注意力**的测试方法[11]。
- CAT由以下5个子项目组成。
  - （1）**记忆范围**（Span）用于研究简单注意的范围和强度，也是短时记忆（short-term memory）的代表性测试。该测试**数数**（正数、倒数）与**视觉范围**（正向、反向）[2,12]。
  - （2）**划消与检测任务**（Cancellation and Detection Test）是一种选择性注意力的测试，其中的**视觉划消任务**（Visual Cancellation Task）是用图形、数字和假名这3种模式相对简单的视觉性注意力的选择进行测试，而**听觉测试任务**（Auditory Detection Task）评估听觉选择性注意力[10]。
  - （3）**步态听觉连续加法测试**（Paced Auditory Serial Addition Test，PASAT）。（4）**记忆更新任务**（Memory Updating Task），用于评估注意力的分配能力、转换能力、注意力的控制功能以及与注意力相关的工作记忆[10,11]。
  - （5）**持续表现测试**（Continuous Performance Test，CPT）可评估与持续性注意力相关的能力[12]。
- 值得注意的是，虽然许多检查都是简便的书面检查，但在听觉测试任务（Auditory Detection Task）与PASAT中使用了录音的CD，在计算机化的CPT中需要计算机[10]。
- CAT中许多检查的成绩，是通过正确答案的数量或正确率进行评估的，得分越高代表注意力功能越好。
- 测试结果按年龄标准化、平均值、标准偏差与临界值显示在分项概况中。
- 记忆跨度，被认为是多个组成部分的选择性注意、分配性注意、注意力转换，通过注意力控制认知功能的转换功能，以及持续性注意的任意要素的障碍，可以进行分析。还可以检查工作记忆的受损状况[13]。

- 由于执行所有任务大约需要100min，因此需要**一定的耐力**。在数天内，可以分多日进行。
- CAT在复职与驾驶能力评估等**需要高度注意力功能性能的场合**非常重要[13]。
- 符号数字模态测试（Symbol Digit Modalities Test，SDMT）与位置斯楚普测试（Position Stroop Test）（上-中-下测试）曾是CAT的子项目，在2022年修订版（CAT-R）中被删除。

文献

[1] 「Trail Making Test 日本版（TMT-J）」（一般社団法人日本高次脳機能障害学会/編，一般社団法人日本高次脳機能障害学会 Brain Function Test 委員会/著），新興医学出版，2019.

[2] 「高次脳機能障害学 第3版」（石合純夫/著），医師薬出版，2022.

[3] MacPherson SE, et al：Processing speed and the relationship between Trail Making Test-B performance, cortical thinning and white matter microstructure in older adults. Cortex, 95：92-103, 2017.

[4] Fu X, et al：A Clinical Research Study of Cognitive Dysfunction and Affective Impairment after Isolated Brainstem Stroke. Front Aging Neurosci, 9：400, 2017.

[5] 吉岡美穂，他：軽症脳梗塞患者におけるTrail Making Test日本版（TMT-J）スコアの経時的変化．日本農村医学会雑誌，69：351，2020.

[6] Barker-Collo S, et al：Natural history of attention deficits and their influence on functional recovery from acute stages to 6 months after stroke. Neuroepidemiology, 35：255-262, 2010.

[7] Yoshioka M, et al：Serial changes in Trail Making Test score after minor ischemic stroke. J Rehabil Neurosci, 19：33-36, 2019.

[8] Roy M & Molnar F：Systematic review of the evidence for Trails B cut-off scores in assessing fitness-to-drive. Can Geriatr J, 16：120-142, 2013.

[9] 加藤元一郎：注意・意欲障害検査法（SCAA，SCAS）の開発．高次脳機能研究，23：215-218，2003.

[10] 加藤元一郎，注意・意欲評価法作製小委員会：標準注意検査法（CAT）と標準意欲評価法（CAS）の開発とその経過．高次脳機能研究，26：310-319，2006.

[11] 「高次脳機能障害ビジュアル大事典：ナース・PT・OT・ST必携！（リハビリナース2020年秋季増刊）」（大沢愛子/監），メディカ出版，2020.

[12] Milner B：Disorders of learning and memory after temporal lobe lesions in man. Clin Neurosurg, 19：421-446, 1972.

[13] 「リハビリテーションにおける評価 Ver.3」（上月正博，他/編著），医歯薬出版，2016.

4 执行功能与额叶功能的评估测试

学习目标

- 能够解释BADS测试概要
- 能够解释FAB测试概要
- 能够解释WCST测试概要

1 执行功能障碍综合征的行为评估（BADS）日本版

- 执行功能障碍综合征的行为评估（Behavioural Assessment of the Dysexecutive Syndrome，BADS）日本版，是Wilson等[1]于1996年提出的行为评估量表的日本版，由田渕等[2-5]翻译和修订（图1）。
- 这是**综合评估成套测试**，考虑到执行功能障碍的各个方面，而仅使用桌上测试，很难评估这些方面[6]。
- 该测试全面包含了贴近日常生活场景，并与生态环境相关的任务[7]。
- 受试者包括因脑血管疾病、头部外伤与缺氧性脑病导致的**脑损伤患者**。它特别针对额叶损伤患者，但也有报道称，可用于**精神障碍患者**。
- 按照一定规则，评估有效、高效地计划与执行的能力[8]。
- 具体来说，它包括使用卡片与工具进行的6项子测试，以及可捕捉相关行为与情绪变化的“DEX”问卷（DEX专供个人、家人与护理人员使用）。执行本测试，需要时间估计、随机应变的行为与行为矫正[8]。
- 6个子项目的内容，如下所示[7]。
  - **规则转换卡测试**：评估对规则的适应性。

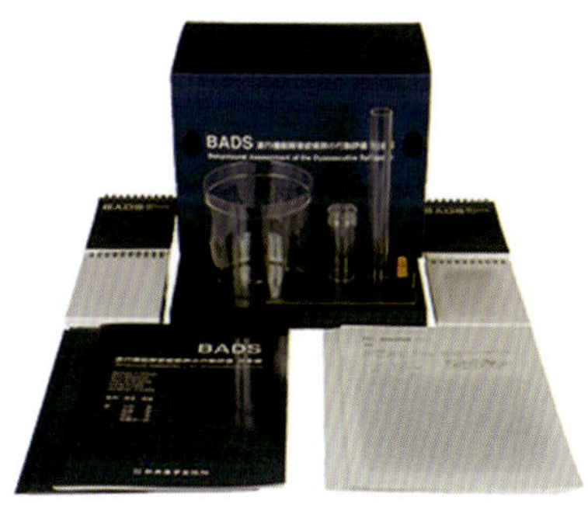

图1 BADS
鹿島晴雄，監訳：BADS遂行機能障害症候群の行動評価 日本版. 新興医学出版社，東京，2003より転載.

- **行为计划测试**：评估解决问题的规划有效性。
- **找关键测试**：评估计划与实施有效方法，以实现目标的能力。
- **时间判断测试**：评估对任务进行常识性时间预测的能力。
- **动物园地图测试**：评估遵守规则与自发行为的能力。
- **修改后的六要素测试**：评估计划行动与考虑时间期限的能力。

- 这6个子项目的测试，将根据任务完成度、反应时间等指标，进行0～4分的5级评分，并计算出总分为24分的“总体得分”。DEX的分数未包括在子项目测试的分数中[7]。
- DEX分数被转换成经年龄校正的“标准化分数”（平均值100、标准偏差15），并按照从“受损”到“极好”的7级评分标准进行评估[7]。

2 额叶功能评估量表（FAB）

- 额叶功能评估量表（Frontal Assessment Battery，FAB），是一项用于筛查额叶相关症状的综合测试，由6个子项目组成：相似性理解、语言流畅性、运动序列、冲突指令、去/不去任务与抓握行为。它还包括与执行功能障碍无关的项目[6]（图2）。
- 如果年龄在8岁以上，则可以在相对容易的难度下获得满分[6]。
- 6个子项目各占3分，总分为18分。得分越高，结果越好。
- 所需时间为5～10min，可以**在床边方便地进行**[6]。

3 Wisconsin卡片分类测试（WCST）

- Wisconsin卡片分类测试（WCST），是由Berg等于1948年提出的评估方法[10]（图3）。
- 在日本，基于鹿岛和加藤等设计的原始测试的基础上，使用了测试纸数量（测试次数）较少的庆应版[12]。此外，庆应版WCST，还可以通过下载小林等开发的计算机版应用程序来使用[13]（图3）。
- WCST通常被认为是一种额叶功能检测方法，据说会因为各种高级脑功能障碍，如失语症或半侧空间忽略症，而导致成绩下降[14]。
- 该任务是将卡片分为数字（1、2、3、4）、图形（三角形、四边形、十字形、圆形）、颜色（红、绿、黄、蓝）等3个属性×4种类别，并根据指定的属性，对卡片进行分类（排序）[15]。
- 受试者首先被要求根据颜色属性，对卡片进行分类，但不会被告知这一点。对于受试者所做的分类，只提供关于其是否正确的反馈。这一过程将被重复，当庆应版WCST中的正反应达到6次时，下一个分类属性将在没有预先通知的情形下更改，颜色、形状与数字也会重复[14]。
- 当指定的属性自动更改时，注意到能够转换分类的能力[6]。

额叶功能评估量表（Frontal Assessment Battery，FAB）

姓名：　　　　　　　　患者（　　岁　　男/女）疾病名称：　　　　　　　　　　　　　　　　　　病灶：右/左（　　）

	方法/流程	得分	评分标准	
相似性	◇概念化 “以下两者有什么相似之处？” ①香蕉与橙子　　　　　　　（水果） ②桌子与椅子　　　　　　　（家具） ③郁金香、玫瑰与雏菊（花） 只允许对①给出提示：如果答案完全错误或部分错误，如“有果皮”，给出提示“香蕉和橘子都是……”。②③无提示	3	3个均为正确答案	回答 ① ② ③
		2	2个为正确答案	
		1	1个为正确答案	
		0	无正确答案	
语句流畅性	◇灵活性 “请尽可能多地说出以‘**か**’开头的单词。但人名和专有名词除外” 时间限制为60s。如果最初的5s内，受试者未做出反应，则给出提示，“例如，纸”。如果对方再沉默10s，就给予新的刺激，“任何以‘**か**’开头的词都可以”。 不接受相同的单词重复或其变体（例如，雨伞、雨伞柄等），人名、专有名词不算正确答案	3	10个单词以上	回答
		2	6～9个单词	
		1	3～5个单词	
		0	2个单词以下	
运动序列	◇运动编程 “请仔细观察我是怎么做的” 测试者用左手，对于Luria序列，按照“拳头 fist －刀 edge －手掌 palm”的顺序，完成3次练习。“现在，请用右手做同样的事情。先和我一起做，然后自己单独做。”冲着受试者，测试者这样说道。 便条	3	受试者能够按照正确的序列，独自连续完成6次练习	
		2	受试者能够按照正确的序列，独自连续完成至少3次练习	
		1	虽然受试者无法独自完成，却可以和测试者一道，按照正确的序列，连续完成3次练习	
		0	即使和测试者一道，也无法按照正确的序列，连续完成3次练习	
冲突指示	◇对干扰刺激的敏感性 “我敲1次，您就敲上2次” 确认受试者理解指令后，尝试进行下一个序列：1－1－1 接着，“我敲2次，您就敲上1次” 确认受试者理解指令后，尝试进行下一个序列：2－2－2 接着，执行下一连串指令 1－1－2－1－2－2－2－1－1－2	3	无错误可以执行	便条
		2	出现1～2次错误，可以执行	
		1	出现3次以上的错误	
		0	受试者连续完成4次，就能像测试者一样敲击	
Go－No－Go	◇抑制控制 “我敲1次，您就敲上1次” 确认受试者理解指令后，尝试进行下一个序列：1－1－1 接着，“我敲2次，您就别敲” 确认受试者理解指令后，尝试进行下一个序列：2－2－2 接着，执行下一连串指令 1－1－2－1－2－2－2－1－1－2	3	无错误可以执行	便条
		2	出现1～2次错误，可以执行	
		1	出现3次以上的错误	
		0	受试者连续完成4次，就能像测试者一样敲击	
抓握行为	◇对环境的被影响性 “请不要握住我的手” 指示受试者将双手手掌朝上放在膝盖上。测试者不说话，或者不看受试者，然后将双手移到受试者手附近，触摸双手掌面。然后，观察受试者是否会主动握住测试者的手。如果受试者握住测试者的手，就说出“接下来，请别握我的手”，然后再次重复	3	受试者不握住测试者的手	
		2	受试者感到困惑，询问该做什么	
		1	受试者不犹豫地握住测试者的手	
		0	即使被警告别握，受试者仍然会握住测试者的手	
测试者：	合计	／18		

图2　FAB

摘自文献[9]。

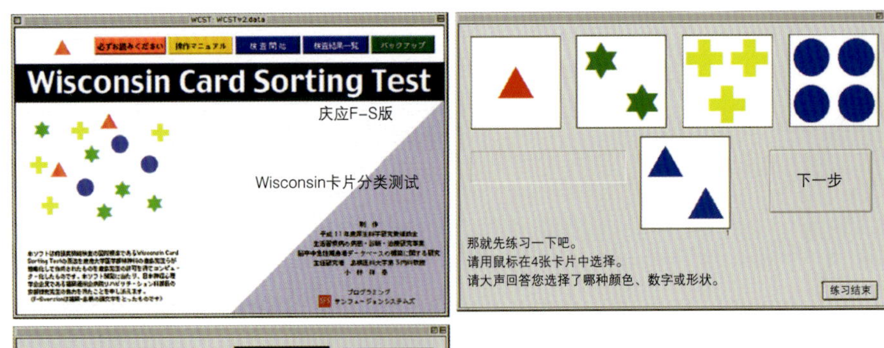

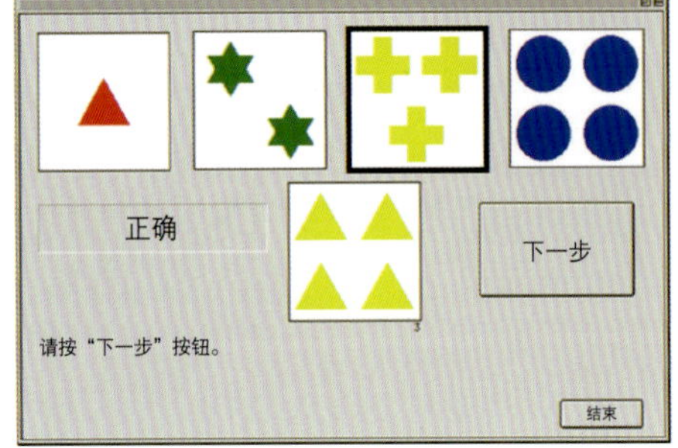

图3　PC版Wisconsin卡片分类测试Ver.2.0
摘自文献[11]。

- 庆应版WCST，使用24张卡片进行2次，总共使用48张卡片[15]。
- 6个连续正反应的次数即为“达成类别数”，代表测试成绩的总评估值。这表示概念转换能力的水平[15]。
- 错误反应分为继续进行前一次错误的相同属性分类的**纳尔逊型持续性失语症**与固执于前一次达成类别的**米尔纳型持续性失语症**，如果发现这些持续性失语症，则判断概念或设置的转换较困难[6]。

文献

[1] Wilson BA：Behavioural Assessment of the Dysexecutive Syndrome (BADS). J Occup Psychology, Employment and Disability, 5：33–37, 2003.
[2] 田渕　肇，他：遂行機能障害症候群の行動評価法．脳と精神の医学，8：439–444，1997.
[3] 田渕　肇，他：前頭葉損傷による遂行機能障害の行動評価表；検査バッテリーを用いた定量的評価の試み．失語症研究，18：29，1998.
[4] 田渕　肇，他：遂行機能障害の行動評価法（BADS）の検討．失語症研究，21：45，2001.
[5] 5）田渕　肇：遂行機能の評価．臨床精神医学，35：1517–1525，2006.
[6] 「高次脳機能作業療法学 第2版」（矢谷令子/監，能登真一/編），医学書院，2019.
[7] 「リハビリテーションにおける評価 Ver.3」（上月正博，他/編著），医歯薬出版，2016.
[8] 「高次脳機能障害ビジュアル大事典：ナース・PT・OT・ST必携！（リハビリナース2020年秋季増刊）」（大沢愛子/監），メディカ出版，2020.
[9] 小野 剛：簡単な前頭葉機能テスト．脳の科学，23：487–493，2001.
[10] Berg EA：A simple objective technique for measuring flexibility in thinking. J Gen Psychol, 39：15–22, 1948.
[11] 日本脳卒中データバンク（https://strokedatabank.ncvc.go.jp/archive/）.
[12] 鹿島晴雄，加藤元一郎：Wisconsin Card Sorting Test（Keio Version）（KWCST）．脳と精神の医学，6：209–216，1995.
[13] 小林祥泰：パソコンを利用した検査法．神経心理学，18：188–193，2002.
[14] 「高次脳機能障害学 第3版」（石合純夫/著），医師薬出版，2022.
[15] 「KWCST慶應版ウィスコンシンカード分類検査　KWCST　マニュアル」（Grant DA，Berg EA/原案，鹿島晴雄，加藤元一郎/編著），三京房，2013.

5 失语症、失认症、失用症等疾病的评估测试

学习目标

- 能够解释失语症、失认症、失用症等疾病的评估概要
- 能够解释执行评估失语、失认、失行等的测试时的注意事项

1 标准失语症检查（SLTA）[1]

在日本可用的标准失语症综合检查，包括标准失语症检查（Standard Language Test of Aphasia，SLTA），西方失语症成套测试（Western Aphasia Battery，WAB）日本版，以及老研版失语症鉴别诊断检测D.D.2000。其中，SLTA于1975年由韮山大会（失语症研究会）创建，经过日本高级脑功能障碍学会脑功能检查（Brain Function Test）委员会的多次修订，目前在日本得到广泛应用。

1）测试概要

- 涵盖了所有语言模式，包括听力（Ⅰ）、说话（Ⅱ）、阅读（Ⅲ）、写作（Ⅳ）、计算（Ⅴ）等5个测试领域，由26个子测试组成。为了进行不同语言模式的比较，子测试使用相同的单词与句子。
- 评分根据反应，进行6级评估（表1）。每个子项目均详细规定了反应与等级评估，执行测试需要熟练掌握。执行正误2级评估时，将6.5级视为正确答案，并将所有其他答案视为错误答案。强调不仅定量评估，还要描述具体反应。
- 值得注意的是，SLTA是一种**重视康复训练有效性**，而不是诊断失语症的类型，它不能直接从定量数据中诊断出失语症的类型（WAB失语症测试可从评估分数

表1 SLTA的主要评分方法

6级评估	反应评估
6	完全正确答案
5	延迟完全正确答案
4	不完全正确答案
3	提示正确答案
2	相关
1	错误答案

中诊断出失语症的类型）。失语的总体严重程度，可以通过SLTA综合评估法（满分10分），来进行评估。

2）评估要点

- 定性和定量地评估受试者的反应。关键在于通过测试，获得估计受试者障碍特征与障碍表现机制的线索。

3）注意事项

- 在传达测试目的并获得同意后开始，结果要易于理解等，一般的注意事项与其他测试相同。
- 此外，由于这是语言测试，应避开噪音较高与人流较多的地方。为了避免疲劳，测试可分几次进行，但不应在子测试内停止。此外，要注意认真执行示例，确保受试者正确理解方法。
- 必须事先评估视觉与听觉的划消功能，并考虑它们对测试的影响。

2 标准高级视觉感知测试（VPTA）

1）测试概要与组成

- 标准高级视觉感知测试（Visual Perception Test for Agnosia，VPTA），是一种关于**视觉失认症与视觉空间失认症**的标准检验方法。
- 前提测试，包括视力测试，视野测试与色盲测试。
- 大项目包括"视觉感知的基本功能""物体图像认知症""相貌认知症""颜色认知症""符号认知症""视觉空间认知症与操作""地形定向力"等7项。
- 大项目中包含44个中项目，涵盖了可进行综合评估，并可以进行视觉认知的对象（表2）[2]。
- 每个小项目中设定的各问题，均按3级评分，然后计算错误得分。
- 在各种项目中规定的反应时间内，给出正确回答的，即视为即时反应，得0分。
- 在各种项目中设定的延迟反应时间或不完全反应，视为延迟反应，得1分。
- 如果出现完全错误的反应，没有反应或在规定的延迟反应时间内的反应，超过了规定的时间，得2分。

2）测试特征、实用性与评估要点

- 对于疑似存在高级视觉感知障碍的病例，对于判断是否存在视觉失认症、临床类型与具体障碍内容，具有十分重要的意义。
- 在一般社团法人日本高级脑功能障碍学会制定的标准高级视觉感知测试手册的卷末，列出了数个事例，其测试结果可以作为实际高级视觉感知测试判断材料其中之一，而善加利用。
- 如果出现错误反应，则详细描述该反应。根据错误的类型与原因进行分类，例如

表2　VPTA的组成

1. 视觉感知的基本功能	4. 颜色认知症	6. 视觉空间认知症与操作
#1）视觉体验的变化	25）颜色命名	37）线段平分
2）线段长度的辨别	26）色相匹配	向左偏
3）数量的目测	#27）色相分类	向右偏
4）形状的辨别	28）颜色命名指示	38）线段划消　左上
5）线段的倾斜	29）语言——视觉任务	左下
6）复杂图	#30）语言——语言任务	右上
7）图形复制	31）涂色（选择彩色铅笔）	右下
2. 物体图像认知症	**5. 符号认知症**	39）复制
8）绘画的命名	#32）符号识别	花　左
# 9）绘画的分类	33）文字识别（朗读）	右
10）物品的命名	**イ**）片假名	40）朗读数字
#11）使用法的解释	**#ロ**）平假名	从右读　左
#12）物品的写生	**#ハ**）汉字	右
#13）依据使用法的物品指示	**#ニ**）数字	从左读　左
#14）依据触觉的命名	**ホ**）单词、汉字单词、假名	右
#15）听觉命名	#34）复制	41）自发绘画　左
16）状况图	#35）追踪阅读	右
3. 相貌认知症	#36）文字匹配	
		7. 地形定向力
熟知相貌		#42）关于日常生活的问题
17）名人相貌照片命名		#43）个人地形记忆
#18）名人相貌照片指示		#44）空白地图
19）家人相貌		
未知相貌		
20）未知相貌的异同辨别		
21）未知相貌的同时匹配		
22）表情叙述		
#23）性别判断		
#24）老幼判断		

带有#标记的任务（参考项目），并未用于测试标准化。不过，在了解临床症状时，都是有用的测试项目。「標準高次視知覚検査 改訂第1版」(日本高次脳機能障害学会/編，日本高次脳機能障害学会 Brain Function Test委員会/著)，新興医学出版社，2003**より**転載。

是由持续性失语症引起的，是由半侧空间忽略症引起的，是由错语引起的，还是由其他原因引起的，需要仔细考虑。

3）注意事项

- 根据测试结果进行诊断时，必须排除视觉以外因素导致障碍的可能性。
- 如果判断存在视觉失认症，应仔细审查受试者所需的目标，并判断是否需要进行测试。

3　半侧空间忽略症测试（BIT行为忽略症测试日本版）

行为忽略症测试（Behavioural Inattention Test，BIT），由英国的Wilson等于1987年制定。通常测试包括线段抹消、图形复制等，与日常生活相关的行为测试，由多个任务组成。1999年，根据日本正常人与脑损伤患者的数据，进行了正常值与有效性的评估，并出版了日本版。本测试结果，已被证明与日常活动能力评估与治疗存在相关性[3]。

1）测试概要（表3）

- 常规测试共有6个项目，是一种使用纸张进行的桌上测试。这是以前用于半侧空间忽略症测试的内容，由3项划消测试、1项复制测试、1项线段等分测试及1项绘图测试组成。
- 行为测试有9个项目，是一种使用照片与物品，反映日常生活的任务。

2）评估要点

- 每个任务都设有临界点，整体临界点则是各临界点的总和。除注意力明显不集中的病例外，如果总得分低于临界点，则判定患者患有半侧空间失认症[4]。
- 如果其中1项任务的得分低于临界点，则怀疑患者存在半侧空间忽略症，因此必须注意左右差异的遗漏与错误。

3）注意事项

- 除半侧空间忽略症外，还有其他一些疾病也可能会降低测试成绩，如以广泛性注意力障碍与巴林特综合征为代表的视觉注意障碍。在判定时，需要比较各项任务的左右差异，确认在瘫痪侧是否有遗漏或错误。
- 由于每项任务均无时间限制，经过仔细探索与时间的积累，结果超过临界值的状况也时有发生。虽然可以说患者在某种程度上，已经获得了补偿障碍的手段，但这却是检测时需要注意的事情。健康受试者常规测试划消试验所需的平均时间＋2SD，线段划消测试为60s，文字划消测试为2min40s，星号划消测试为1min40s，被视为正常的上限标准[5]。如果任务完成时间超过上述时间，则应仔细考虑半侧空间忽略症的存在，同时综合其他任务的表现进行评估。

表3　BIT测试项目与得分

常规测试	临界点	最高得分	行为测试	临界点	最高得分
1. 线段划消测试	34	36	1. 摄影任务	6	9
2. 文字划消测试	34	40	2. 电话任务	7	9
3. 星号划消测试	51	54	3. 菜单任务	8	9
4. 复制测试	3	4	4. 朗读任务	8	9
5. 线段等分测试	7	9	5. 时钟任务	7	9
6. 绘图测试	2	3	6. 硬币任务	8	9
合计得分	131	146	7. 书写任务	8	9
			8. 地图任务	8	9
			9. 扑克任务	8	9
			合计得分	68	81

- 归根到底，行为测试是在办公桌这一狭小空间内，进行的模拟任务。应该注意的是，现实生活中的日常环境，具有更大的空间与更多的刺激，且更具挑战性。

4 Gerstmann综合征的测试

Gerstmann综合征，由手指失认症、左右定向力障碍、失写症与失算症等4个症状组成。Gerstmann于1930年首次提出该综合征，但由于症状多样且典型病例非常少，因此在是否应将其作为综合征对待的问题上，仍存在争议。然而，1999年，Mayer等报告了一例单纯性Gerstmann综合征病例，该病例由局限于左侧角回的小梗死引起，并指出心理意象操作障碍，是4种症状的基础[6]。此后，在日本也发表了类似的报告。其中，永井等根据自己的病例分析结果，确定Gerstmann综合征的共同基础是：①在某个序列中，无法理解与操作物体按一定顺序排列的顺序和排列。②在没有视觉刺激的状况下，无法凭记忆描述物体[7]。

1）测试概要

- 虽然Gerstmann综合征没有标准测试，但表4所示、由種村提出的测试方法，可以简便地测试上述4种症状，并被认为在临床上可行[8,9]。
- 此外，还有使用现有测试的测试方法，例如WAB失语症测试与WAIS-IV[7]的部分内容，以及针对ADL/IADL进行试测试的评估图表[10]。

2）评估要点

- 单纯性Gerstmann综合征病例非常少见，许多病例缺乏所有4种症状或并发其他症状。有助于将其与其他症状区分开来的清单，如表5所示[7]。

3）注意事项

- 进行上述筛查测试后，应对日常生活中遇到的困难进行详细评估，以指导干预。
- 关于Gerstmann综合征在日常生活中的详细介绍，请参见参考文献[11]～[15]。

5 标准高级动作性测试（SPTA）

1）测试概要与组成

- 失用症标准高级动作性测试（Standard Performance Test of Action，SPTA），是与失用症相关的综合标准测试方法。
- 客观鉴别各种高级运动障碍的临床表现，开发它的目的，是提供详细记录以供分析。
- 作为大项目，设定有“面部动作”“使用物品做面部动作”“上肢（单手）的习惯动作”“上肢（单手）手指构成模仿”“上肢（双手）无物体动作”“上肢

表4　由種村提出的Gerstmann综合征相关症状测试

测试项目	得分
1. 手部定位“您现在触摸的是哪根手指？” 1 右手中指　2 右手拇指　3 右手食指　4 右手小指　5 右手无名指 6 左手中指　7 左手拇指　8 左手食指　9 左手小指　10 左手无名指	/10
2. 手指的肢体位置模仿 1 用右手食指按键　6 右手玩石头剪刀布 2 将左手拇指与小指尖并拢　7 左手玩石头剪刀布 3 将左手中指与右手小指尖并拢　8 右手打出OK的手势 4 将左手食指与中指并拢　9 左手打出OK的手势 5 转动右手拇指　10 双手呈现蝴蝶状	/10
3. 手指识别“我扎的是哪根手指？” 1 右手中指　2 左手小指　3 左手无名指　4 右手食指　5 右手拇指	听觉 /5 听觉 /5
4. 左右辨别力测试（Ayres的左右辨别） 1 请伸出右手　6 请触摸自己的右眼 2 请触摸左耳　7 请让我看看您的左脚 3 请用右手拿起这支铅笔　8 这支铅笔在您的右侧吗？左侧？（右） 4 请将那支铅笔放在我的左手　9 请用左手拿起这支铅笔 5 请问这支铅笔在您的右侧吗？ 左侧？（左）　10 请将那支铅笔放回我的左手	/10
5. 身体部位认知症 1 左手　2 左脚　3 右肘　4 右耳　5 右脚踝 6 右眼　7 左肩　8 左膝　9 左手腕　10 右手拇指	听觉 /10 听觉 /10
6. 空间概念 1 将铅笔放在线条的右边　4 翻转杯子 2 将铅笔放在线条的左边　5 将铅笔放在杯子上面 3 将铅笔放在杯子的另一侧	/5
7. 计算 1　笔算 ① 65 + 2　② 193 + 78　③ 58 − 14　④ 263 − 74 ⑤ 32 × 4　⑥ 218 × 73　⑦ 2）24　⑧ 12）252	/8
2　心算　① 100－7　② 93－7　③ 5＋3　④ 10＋24	/4
3　九九乘法表　① 5×2　② 3×5　③ 6×7　④ 9×9	/4
4　使用计算机　允许　不允许　　使用算盘　允许　不允许	
8. 书写 1　听写　① 书本　② 工作　③ 教科书　④ 小提琴　⑤ 今天下雨了 2　抄写　① 书本　② 工作　③ 教科书　④ 小提琴　⑤ 今天下雨了	听写 /5
3　自发书写	复印 /5

摘自文献[8]。

表5　Gerstmann综合征清单

检查要点	除Gerstmann综合征以外需要考虑的症状
1. 4种症状是否同样存在	如果只有失写症与运算很严重，例如单纯性失写症与单纯性失算症
2. 手指失认症是否仅限于手指	如果还有其他身体部位的认知障碍，则为身体部位失认症
3. 是否存在传导性失语症或Wernicke（韦尼克）失语症	如果有错语（尤其是语音性错语）或复述障碍，则可能为失语症
4. 是否存在意念性运动失用症或意念性失用症	如果有强烈的动作倒错与运动持续性失语症，无法模仿，则可能以失用症为主体
5. 是否存在构成障碍或视觉空间认知障碍	如果在复制或追踪中存在障碍，则可能以构成障碍或视觉空间认知障碍为主体

摘自文献[7]。

（单手）连续动作”“上肢（单手）穿衣动作”“上肢使用物品”“上肢连续动作”“下肢使用物品的动作”“上肢和绘画（自发）”“上肢和绘画（模仿）”与“积木测试”等13个项目（表6）[16]。

- 对于作为小项目设定的每个问题，都要考察以下3点：错误得分、反应分类以及失语症与瘫痪的影响。

2）测试特征、实用性与评估要点

- 高级运动功能分为以下6类“按身体部位分类的行为”“按有无心理意义分类的动作”“按有无物品使用分类的动作”“按方向分类的动作”“按统一或系列分类的动作”与“其他分类”。
- 该分类法涵盖了高阶运动障碍的所有要素，是设置测试项目的基础（图）[16]。
- 其中，“面部动作”“上肢（单手）手指构成模仿”与“上肢和绘画（模仿）”等项目，对判断失语症/非失语症特别有用，这些项目设计为筛查测试，可在床边轻松使用。

3）注意事项

- 根据测试结果做出的诊断，必须排除运动瘫痪、失语症，或因视力和听力以外的因素造成障碍的可能性[17]。
- 应尽可能具体地记录受试者的反应。如果难以确定受试者的反应，建议在检查过程中给受试者拍照记录，并在稍后阶段进行复查。

文献

[1]　「標準失語症検査マニュアル 改訂第2版」（日本高次脳機能障害学会/編，日本高次脳機能障害学会　Brain Function Test委員会/著），新興医学出版社，2003.

[2]　「標準高次視知覚検査 改訂第1版」（日本高次脳機能障害学会/編，日本高次脳機能障害学会 Brain Function Test委員会/著），新興医学出版社，2003.

[3]　「BIT 行動性無視検査 日本版」（BIT日本版作製委員会，石合純夫/代表），新興医学出版社，1999.
（p319へつづく）
[4]　「高次脳機能障害のリハビリテーション」（武田克彦，他/編），pp210–219，医歯薬出版，2018.

[5]　小泉智枝，他：半側空間無視診断における抹消試験遂行時間の意義—BITパーソナルコンピューター版による検討．神経心理学，20：170–176，2004.

[6]　Mayer E, et al：A pure case of Gerstmann syndrome with a subangular lesion. Brain, 122 (Pt 6)：1107–1120, 1999.

[7]　永井知代子：Gerstmann症候群．臨床精神医学，44：175–182，2015.

表6 SPTA的组成

测试的主要项目和次要项目，其组成如下。

大项目	小项目
1. 面部动作	1. 吐舌头 2. 咂嘴 3. 咳嗽
2. 使用物品做面部动作	将火吹灭
3. 上肢（单手）的习惯动作	1. 行军礼（右） 2. 招手（右） 3. 石头剪刀布中的剪刀（右） 4. 行军礼（左） 5. 招手（左） 6. 石头剪刀布中的剪刀（左）
4. 上肢（单手）手指构成模仿	1. 卢里亚的下巴、手 2. Ⅰ Ⅲ Ⅳ戒指（ring） 3. Ⅰ Ⅴ戒指（ring）（移送）
5. 上肢（双手）无物体动作	1. 8的文字 2. 蝴蝶 3. 勾手交替试验
6. 上肢（单手）连续动作	卢里亚屈伸环与伸展拳
7. 上肢（单手）穿衣动作	穿着
8. 上肢使用物品 （1）使用上肢与物品做动作（无物品）	1. 模仿刷牙（右） 2. 模仿梳头（右） 3. 模仿用锯子锯木头（右） 4. 模仿刷牙（左） 5. 模仿梳头（左） 6. 模仿用锯子锯木头（左） 7. 模仿用铁锤敲钉子（左）
（2）使用上肢与物品做动作（有物品）	1. 刷牙（右） 2. 用梳子梳头（右） 3. 用锯子锯板材（右） 4. 用铁锤敲钉子（右） 5. 刷牙（左） 6. 用梳子梳头（左） 7. 用锯子锯板材（左） 8. 用铁锤敲钉子（左）
9. 上肢连续动作	1. 泡茶并喝下 2. 点燃蜡烛
10. 下肢使用物品的动作	1. 踢球（右） 2. 踢球（左）
11. 上肢和绘画（自发）	1. 画三角形 2. 画日本国旗
12. 上肢和绘画（模仿）	1. 画变形的万字符 2. 画立方体
13. 积木测试	制作指定图案

筛查与测试用项目

大项目	小项目
1. 面部动作	1. 吐舌头 2. 咂嘴 3. 咳嗽
2. 上肢（单手）手指构成模仿	1. 卢里亚的下巴、手 2. Ⅰ Ⅲ Ⅳ戒指（ring） 3. Ⅰ Ⅴ戒指（ring）（移送）
3. 上肢和绘画（模仿）	1. 画变形的万字符 2. 画立方体

测试项目及筛选测试项目，转载自《以标准高级动作性测试 第2版修订版（Standard Performance Test for Apraxia，SPTA）失用症为中心》（日本高次脳機能障害学会/編，日本高次脳機能障害学会 Brain Function Test委員会/著，新興医学出版社，1999。）

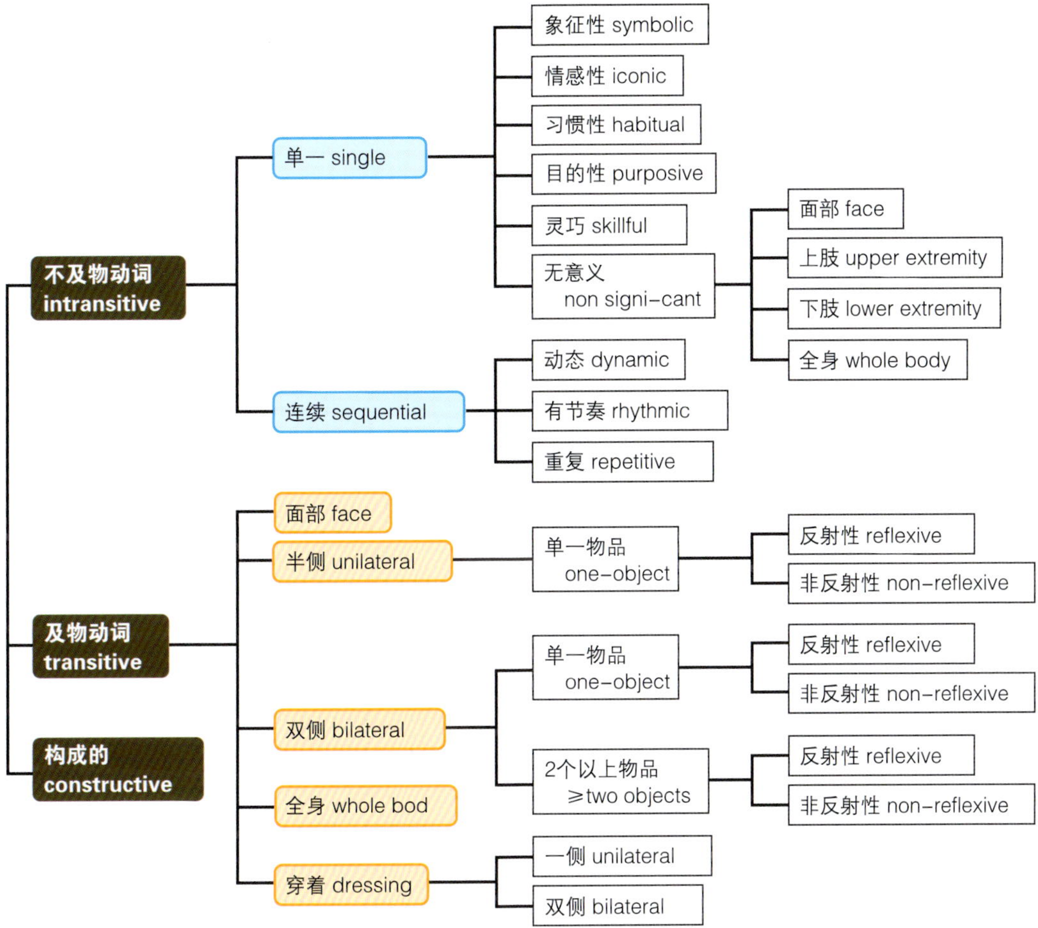

图 高级动作与行为功能分类

「改訂第二版 標準高次動作性検査（Standard Performance Test for Apraxia：SPTA）失行症を中心として」（日本高次脳機能障害学会/編，日本高次脳機能障害学会Brain Function Test委員会/著），新興医学出版社，1999より転載。

[8] 大滝恭子：数に関する障害等を有する人の評価と介入．作業療法ジャーナル，40：667–671，2006.

[9] 種村留美，他：高次脳機能評価のコツ（4）身体失認の評価―Gerstmann症候群の症例を中心に．作業療法ジャーナル，31：1135–1139，1997.

[10] 青柳陽一郎，他：Gerstmann症候群様の症状を呈した1例のリハビリテーションの経験－アプローチのための評価スケールの工夫－．J clin rehabil，6：1040–1044，1997.

[11] 永井知代子，岩田 誠：心的イメージの操作障害としてとらえたGerstmann症候群．失語症研究，21：16–23，2000.

[12] 鎌倉矩子：失行・失認症患者の治療例―あるゲルストマン症候群患者の場合．理学療法と作業療法，5：514–520，1971.

[13] 大滝恭子，鎌倉矩子：ゲルストマン症候群,構成障害等を呈した一主婦への作業療法プログラムとその効果．作業療法，10：300–309，1991.

[14] 山田裕子，他：ゲルストマン症候群を心的イメージの操作障害と捉えた作業療法．作業療法，29：352–362，2010.

[15] 村山幸照，他：Gerstmann症候群に対するリハビリテーションの試み．認知リハビリテーション2003：83–89，2003.

[16]「改訂第二版 標準高次動作性検査（Standard Performance Test for Apraxia：SPTA）失行症を中心として」（日本高次脳機能障害学会/編，日本高次脳機能障害学会 Brain Function Test 委員会/著），新興医学出版社，1999.

[17] 河村 満，斎藤聖子：行為 標準高次動作性検査（SPTA）．老年精神医学雑誌．31：628–636，2020.

6 应用于精神疾病的测试

学习目标

- 能够解释应用于精神疾病的测试概要
- 能够描述用于精神障碍患者的测试特征与相关注意事项

1 精神分裂症认知功能简易评估量表日本版（BACS-J）

1）测试概要与组成

- **认知功能障碍**，被认为是严重影响精神分裂症患者回归社会功能的一大因素[1-3]。
- 精神分裂症认知功能简易评估量表日本版（Brief Assessment of Cognition in Schizophrenia Japanese version，BACS-J），是由美国的Keefe等于2004年开发的精神分裂症认知功能简易评估量表（BACS）的日本版。
- 其开发旨在对精神分裂症患者的认知功能，进行**广泛而简单的评估**[4,5]。
- 测试项目包括“语言记忆与学习”“工作记忆”“运动功能”“语言流畅性”“注意力与信息处理速度”以及“执行功能”这6个方面（表1）[4,5]。
- 测试的所需时间约为30min[4,5]。

2）测试特征、实用性与评估要点

- 根据标准化的人口统计学数据，可以将个人的认知功能，与年龄和性别相近的群体进行比较[5]。
- 认知功能领域之间也可进行比较，如比较“工作记忆”与“执行功能”的程度[5]。

3）注意事项

测试前，有必要针对测试的内容与方法，进行充分的学习[5]。

表1　精神分裂症认知功能简易评估量表日本版（BACS-J）

语言记忆与学习
语言记忆任务。向患者提示15个单词，然后要求尽可能多地回想这些单词。重复5次。分为A/B共2个版本，单词各不相同 评估指标：回想起的单词数量
工作记忆
数字顺序任务。向患者讲述一组数字，数字的位数逐渐增加（如936），要求患者按照从小到大的顺序，回答测试者的问题 评估指标：正确反应的次数
运动功能
代币运动任务。给患者100枚塑料代币，要求其在60s内，尽可能快地将代币塞入容器中 评估指标：60s内塞入容器中的代币数量
语言流畅性
语义（类别）流畅性任务。要求患者在60s内，尽可能多地说出属于某一类别的单词 评估指标：回答的单词数量 文字流畅性任务。患者在2次独立尝试中，被要求在60s内，尽可能多地列举（以某个特定字母开头）单词 评估指标：想起的单词数量
注意力与信息处理速度
符号任务。患者会收到一份样本，解释一个独特符号与1～9各数字之间的对应关系，并被要求尽快在一系列符号下，写出相应的数字，时间限制为90s 评估指标：正确的项目数
执行功能
伦敦塔测试。患者同时看到2张图片。每张图片中都有3个不同颜色的球，放在3根棍子上，但每张图片中，球的排列方式与另一张图片中的不同。患者需要回答1张图片中的球，需要移动至少多少次，才能与另一张图片中的球排列相同。共有A/B共2个版本，插图各不相同 评估指标：正确反应的次数

摘自文献[4]。

2　阳性及阴性症状量表（PANSS）日本版

1）测试概要与组成

- 阳性及阴性症状量表（Positive and Negative Syndrome Scale，PANSS），是一种针对精神分裂症患者的症状量表[6,7]。
- 该量表由Kay等于1991年编制，用于评估精神分裂症患者的一般精神症状[6,7]。
- 该量表已被广泛用于精神分裂症的各种**症状评估与药效评估**[8-10]。
- 它包括**阳性量表与阴性量表**各7个项目，以及一般**精神病理量表**16个项目（表2）[6,7]。
- 症状的严重程度采用7级量表进行评估[6,7]。

表2 PANSS子测试及其评估项目

阳性量表（P）	P1 妄想	P2 概念整合障碍	P3 幻觉导致的行为	P4 兴奋
	P5 夸大性	P6 猜疑心	P7 敌意	
阴性量表（N）	N1 情绪扁平化	N2 情感隔离	N3 沟通能力障碍	N4 由被动性/主动性降低导致的社交隔离
	N5 抽象思维困难	N6 谈话缺乏自发性与流畅性	N7 定型思维	
一般精神病理量表（G）	G1 疑病症	G2 焦虑	G3 负罪感	G4 紧张
	G5 怪癖及其姿势	G6 抑郁症	G7 运动能力减退	G8 非协调性
	G9 不自然的思考内容	G10 定向力丧失	G11 注意力障碍	G12 缺乏判断力与疾病认知程度
	G13 意志障碍	G14 冲动性的调节障碍	G15 沉浸感	G16 自主型社会回避

参考文献[7]编写。

2）测试特征、实用性与评估要点[7]

- 评估受试者从上周至今1周内的信息。
- 评估方法以临床访谈为基础，必要时还会参考家人与支持人员提供的信息。
- 分别按照阳性症状、阴性症状与一般精神病理症状这3个领域的量表，来进行评估。
- 评分范围为30~210分，得分越高，病情越重。
- 根据计算所得的分数，可将患者分为阳性症状为主的阳性类型与阴性症状为主的阴性类型。

3）注意事项

- 为了获得最大的可靠性，建议尽可能由2名或更多熟练的测试者，基于相同的访谈结果，进行同时且独立的评估。

3 精神障碍患者社会生活评估量表（LASMI）

1）测试概要与组成

- 精神障碍患者社会生活评估量表（Life Assessment Scale for the Mentally Ⅲ，LASMI），由障碍患者劳动医学研究会精神障碍分会编制，主要用于全面评估慢性精神分裂症患者的生活障碍[11,12]。
- 通过测试者直接观察及可以直接观察到受试者生活的人，获取信息[11,12]。
- 它包括12个日常生活项目、13个人际关系项目、10个工作或任务项目、2个持续性/稳定性项目以及3个自我意识项目（表3）[11,12]。
- 生活障碍的严重程度采用5级量表进行评估（表4）[11,12]。

表3　LASMI评估项目

1. D（Daily living）/ 日常生活	
（1）个人护理	
D-1	确立日常生活节奏
D-2	注意个人仪表- 整理仪容
D-3	注意个人仪表- 服装
D-4	打扫与整理卧室（自己的房间）
D-5	均衡的饮食
（2）善用社会资源	
D-6	交通机构
D-7	金融机构
D-8	购物
（3）自我管理	
D-9	重要物品的管理
D-10	理财
D-11	用药管理
D-12	自由时间的支配方式
2. I（Interpersonal relations）/ 人际关系	
（1）交谈	
I-1	发声清晰
I-2	自发性
I-3	状况判断
I-4	理解力
I-5	主张
I-6	拒绝
I-7	回应
（2）集体活动	
I-8	协调性
I-9	礼仪
（3）人际交往	
I-10	主动交往
I-11	与支持人员的交往
I-12	与朋友的交往
I-13	与异性的交往
3. W（Work）/ 执行任务或工作	
W-1	角色意识
W-2	对任务的挑战
W-3	任务完成的展望
W-4	对流程的理解
W-5	更改流程
W-6	任务执行的自主性
W-7	持续性与稳定性
W-8	改变节奏
W-9	处理模棱两可的问题
W-10	压力耐受性
4. E（Endurance & Stability）/ 持续性与稳定性	
E-1	当前的社会适应能力
E-2	持续性与稳定性的趋势
5. R（self-Recognition）/ 自我认知	
R-1	对障碍的理解
R-2	高估/低估自我
R-3	脱离现实

参考文献[11]编写。

表4　社会生活能力障碍的严重程度评估

0	没有问题
1	有一些问题，但尚未达到需要建议或帮助的程度
2	偶有问题。需要建议（口头激励或信息提供）
3	问题经常出现。需要强烈建议（说服或指导）或支持（一起来做）
4	问题非常严重。拒绝建议或援助，改善困难

摘自文献[11]。

2）测试特征、实用性与评估要点

- 以臺弘提出的“生活困难”[13]作为参照，测试包括评估**生活过程不稳定的项目**，这也是精神障碍的特征之一。
- 它评估的不是ADL技能的掌握程度，而是**ADL技能的适当性**。
- 即使通过直接观察来评估实际生活状况，“工作速度”也被排除在评估项目之外，因为需要考虑到患者个人的保护环境与所需标准的差异，这可能会导致难以确定任务状况。
- 通过总计各分量表的得分，再除以项目数（排除不明项），然后计算出各项目的平均得分。
- 评估结果以雷达图剖面表示，可以全面了解其特征。

3）注意事项

- 由于LASMI评估观察期为1个月，因此LASMI只限用于测试者在能够直接观察对象之后，经过1个月以上的对象。
- 在初次评估中，受测者被假定为测试者最了解其生活的人，以便对评估内容有一个概括的了解。
- 如有可能，同一受试者应由多名测试者进行评审，以确认不同测试者得出的评审结果，是否存在差异。

文献

[1] Gebreegziabhere Y, et al：Cognitive impairment in people with schizophrenia: an umbrella review. Eur Arch Psychiatry Clin Neurosci, 272：1139-1155, 2022.

[2] Hasan A, et al：Schizophrenia. Dtsch Arztebl Int, 117：412-419, 2020.

[3] Masuzawa T, et al：Subjectively-assessed cognitive impairment and neurocognition associations in schizophrenia inpatients. Schizophr Res Cogn, 27：100218, 2022.

[4] 兼田康宏，他：統合失調症認知機能簡易評価尺度日本語版（BACS-J）. 精神医学，50：913-917，2008.

[5] 兼田康宏，他：統合失調症認知機能簡易評価尺度日本語版（BACS-J）標準化の試み. 精神医学，55：165-175，2013.

[6] Kay SR, et al：The positive and negative syndrome scale (PANSS) for schizophrenia. Schizophr Bull, 13：261-276, 1987.

[7] 「陽性・陰性症状評価尺度（PANSS）マニュアル」（Kay SR，他/著，山田 寛，他/翻訳），星和書店，1991.

[8] Hasan A, et al：Schizophrenia. Dtsch Arztebl Int, 117：412-419, 2020.

[9] Wang N, et al：Paroxetine combined with olanzapine in the treatment of schizophrenia. Pak J Med Sci, 36：516-520, 2020.

[10] Yang L & Qi X：Effect of olanzapine combined with risperidone in the treatment of schizophrenia and its influence on cognitive function. Pak J Med Sci, 37：646-650, 2021.

[11] 「LASMI（精神障害者社会生活評価尺度）マニュアル」（きょうされん障害者労働医療研究会精神障害部会/著），きょうされん，1995.

[12] 岩崎晋也，他：精神障害者社会生活評価尺度の開発 信頼性の検討（第1報）. 精神医学，36：1139-1151，1994.

[13] 臺 弘：生活療法の復権. 精神医学，26：803-814，1984.